中医调养膏方丛书

丛书主编 巴元明

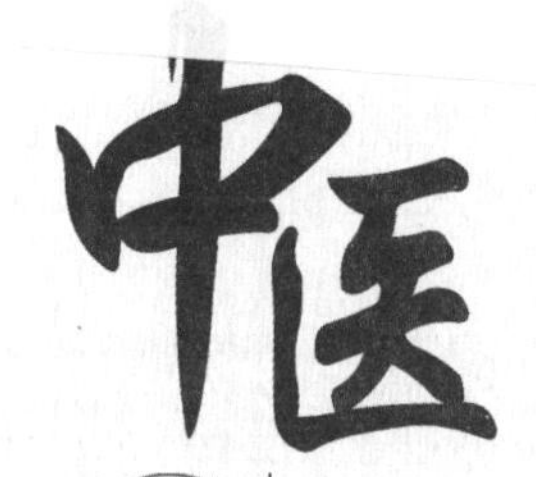

中医调养膏方
妇产科病证

主　编 姜惠中
副主编 周忠明 邓阿黎

长江出版传媒
湖北科学技术出版社

图书在版编目（CIP）数据

中医妇产科病证调养膏方 / 姜惠中主编. -- 武汉 : 湖北科学技术出版社, 2021.8
（中医调养膏方丛书 / 巴元明主编）
ISBN 978-7-5706-0954-3

Ⅰ. ①中… Ⅱ. ①姜… Ⅲ. ①中医妇产科学一膏剂一方书 Ⅳ. ①R289.53

中国版本图书馆CIP数据核字(2020)第233657号

策　　划：赵襄玲 兰季平 王小芳
责任编辑：陈中慧　　封面设计：曾雅明

出版发行：湖北科学技术出版社　　电话：027-87679468
地　　址：武汉市雄楚大街268号　　邮编：430070
（湖北出版文化城B座13-14层）
网　　址：http：//www.hbstp.com.cn

印　　刷：武汉邮科印务有限公司　　邮编：430205

700×1000　1/16　17.75印张　220千字
2021年8月第1版　2021年8月第1次印刷
定价：48.00元

“中医调养膏方丛书”编委会

《中医妇产科病证调养膏方》
编委会

主　编　姜惠中

副主编　周忠明　邓阿黎

编　委（以姓氏笔画为序）

王　敏　王林群　巴元明　吴　双　张　馨　徐　静

总序

世界卫生组织（WHO）在《迎接21世纪的挑战》报告中指出：“21世纪的医学，不应继续以疾病为主要研究对象，而应以人类健康作为医学研究的主要方向。”当今医学发展的趋势已由“以治病为目的的对高科技的无限追求”，转向“预防疾病与损伤，维持和提高健康水平”。对于我们每个人来说，健康是根本，是实现自我价值和社会价值的基石，拥有健康就拥有希望、拥有未来、拥有幸福，失去健康就失去了一切。随着医学目的和医学模式的转变，以及人们的健康意识进一步增强，“治未病”的理念与实践被提到前所未有的高度。

“治未病”是中医学重要的预防思想，体现了中医学先进和超前的医学理念，在几千年来的中医药防治疾病实践中，始终焕发着活力和光辉。中医学理论奠基之作《黄帝内经》中有这样一段著名的论述：“圣人不治已病治未病，不治已乱治未乱，此之谓也。”这里的“治”，并不单纯指治疗，还含有管理、治理、研究等内容。“治未病”的理念，重在指导人们做到防患于未然，平时就要防病，有了小病就要注意阻止其酿成大患，在病变来临之际要防止其进一步恶化，这样才能掌握健康的主动权，即所谓“消未起之祸，治未病之疾，医之于无事之前，不追于既逝之后”。

在中医学漫长的发展进程中，“治未病”实践一直贯穿始终，总结了大量的养生保健和预防疾病的方法及手段，具有鲜明的特色和显著的优势。历代医家均强调以养生为要务，认为养生保健是实现“治未病”的根本手段，“与其救疗于有疾之后，不若摄养于无疾之先”，形成了独具特色的中华养生文化。对此，英国学者李约瑟说：“在世界文化当中，唯独中国人的养生学是其他民族所没有的。”在药物养生方面，从古至今亦积累了丰富的经验。我国最早的药物专著《神农本草经》中载有大量延缓衰老的药物。以后葛洪的《肘后备急方》、孙思邈的《备急千金要方》等，都载有许多益寿延年的方剂。

鉴于此，为确保本丛书质量，我们组织了编委会，分为10个分册出版，各分册主编都是该领域的权威和专家，编写人员也都是经验丰富的临床工作者。

我衷心地希望此丛书对广大读者能有所帮助，是为序。

巴元明

前言

《中医妇产科病证调养膏方》一书集合了湖北省中医院妇产科数位专家、教授多年的妇产科临床经验。主编姜惠中教授在长期的妇产科临床实践中，对妇女的生理病理特点研究深入，形成了自己独特的辨证、立方、用药的风格，她认为妇产科疾病的产生主要在于气血失调，责于肾、肝、脾、心等脏腑功能的失常。其辨证以脏腑、气血、冲任为中心，尤以肝、肾、脾为重，认为妇人以血为用，经、带、孕、产、乳皆耗血、伤血，膏方用药处处以固护精血为核心思想，一般较慎用大辛大热、大苦大寒之药。苦寒之品易损伤阳气，亦能化燥伤阴，辛热之品伤阴、耗液、损血，主张妇人用药不宜过于苦寒，补益不宜过于温燥。

本书分为六部分。首先介绍膏方的起源及主要作用，膏方药物的选取，其中重点介绍了膏方中道地药材的选择及膏方配伍原则。

另外从经、带、产、乳四个方面来仔细阐述妇女的生理特点，按女性各年龄阶段生理特征，指出肾气的盛与虚，天癸的至与竭，主宰着女子的生长、发育、生殖与衰老的过程。

本书还介绍了湖北省中医院妇产科各位教授的主要学术思想，采取一病一案的形式，每案内容，大多先述病机，再剖析所用方剂，特别着重对膏方的用药特点进行精细分析。常言道："不管黑猫白猫，只要抓住老鼠就是好猫。"在选药方面，我科专家用药精当，最忌庞杂，对每味药物的性味、功用了如指掌。对同类药物间的微妙差异和配伍，也有独到体会。

在膏方药物分析中，全面展示了湖北省中医院妇产科教授是如何辨证施药的，哪些药能物尽其用，哪些药须谨慎规避。虽然所及病种有限，但论一病不为一病所拘，明一方可得众方之用，游于方中，超乎方之外，触类旁通，全以活法示之，可使学者有理可凭，有法可循，有方可施，有药可用。

临证时不仅中医药知识渊博，且重古而不泥古，还不断更新现代医学知识。最后杂病部分，以现代女性常见病及多发病为出发点，在辨证用药时，在不违背中医理论的基础上把辨证与辨病结合起来。对不孕症女性患者，提倡优生优育，孕前应进行相应的优生优育筛查，针对现代女性工作、生活压力较大易“肝郁”，辨证时注重疏肝解郁，进行周期性中医药调节，提高受孕率及活产率。对于“多囊卵巢综合征”的治疗，以“肾虚血瘀”为中心，在排卵期针对卵巢包膜增厚、排卵障碍，选加补肾填精、软坚散结的活血类药物，从而促进卵泡生长、发育，并促进卵泡破裂，提高排卵率。

在用药原则上，一是忌庞杂，处方精要，使药力专一；二是熟悉药物性味，对同类药物的微妙差异要有自己的体会。用药如用兵，主攻方向虽明确，但用药不当亦不能取胜，必须知能善任，才能药到病除。因此，临证处方遣药常深思熟虑，择其善而从之，十分注重药物配伍，不轻易加减一味药，以发挥药效而制其弊。

编者

2021 年 8 月

目录

MULU

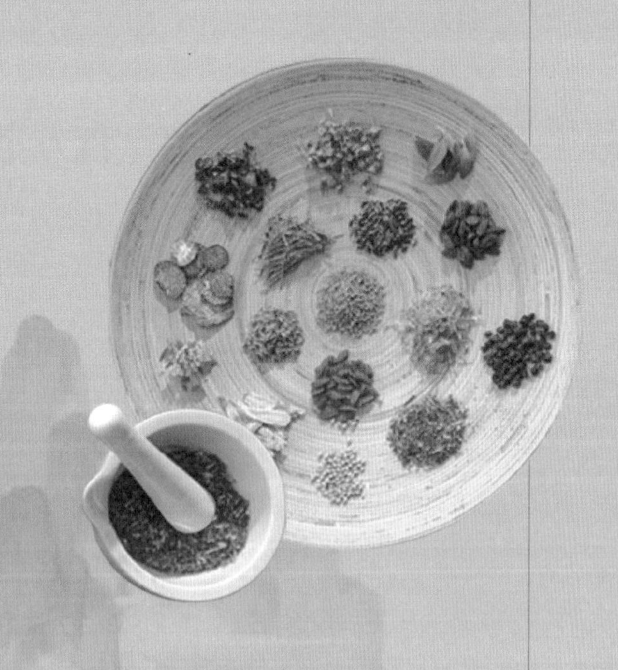

第一章

膏方简述

第一节　膏方定义及起源

一、膏方定义及作用

膏方，又称“煎膏”“膏滋”，是最古老的方剂剂型之一。外用膏剂，即今骨伤科、外科常用的软膏及硬膏药，古代称为“薄贴”，常用于外科疮疡疾患或风寒痹痛等证，其效甚佳。内服膏剂，是将饮片再三煎熬，去渣浓缩，加冰糖或蜂蜜收膏，可长期服用。滋补药多采用膏剂，故又称膏滋药，有滋补强身、抗衰延年、治病的作用。秦伯未尝谓，“膏方者，盖煎熬药汁成脂液，而所以营养五脏六腑之枯燥虚弱者，故俗亦称膏滋药”“膏方非单纯补剂，乃包含救偏却病之义”，诠释揭示膏方之本。

膏方作用包含“救偏却病”的双重作用。因病致虚、因虚致病，可用膏方；慢性、顽固性、消耗性的疾患，亦可用膏方调养，所以膏方不同于其他补药、补方，它具有补中寓治，治中寓补，补治结合的特点。随着人们对疾病实质的深入了解、认识，对“进补”意义更深层次的拓展，许多医家提出膏方并非单纯之补剂，故辨证选药需视患者体质，施以平补、温补、清补、涩补、调补之剂。还需根据疾病施治，需要时可配以祛邪软坚等药，万不可认为膏方为专门补品，贸然进服。

膏方在上千年的发展过程中，其剂型配伍、药味多少、辅料选择、调治病种、适应人群变化颇大，在妇科方向，主要可归纳为三个方面：①配伍。早期立方用药功用专一，药味较少，以攻为主，由于妇科疾患大多有以虚为主、虚实夹杂的特点，逐渐向攻补兼施发展；

②辅料。早期膏方或无辅料，有则以猪脂为主，逐渐又发展为以白蜜为主，到后世则以诸药胶为主；③治疗范围。妇科膏方最早多借猪脂滑利之性，下瘀血，利胎产，后期治疗范围逐渐扩大到“经带胎产杂”各方面。

二、膏方起源发展

内服膏方是由汤药（煎剂）浓缩演变发展而来，凡汤丸之有效者，皆可熬膏服用，故有相当漫长的发展历史。早在《五十二病方》中就有膏剂三十余方，制作时加用膏糊剂而称为“膏之”。胶类药汤药配成剂型应用。

凡称膏者，一般含有动物类药，但亦有用枣肉等烂如腻膏之物的。而“煎”的范围较广，凡煎煮黏稠度较高的药物，如蜜、酥、饴糖、滋腻药汁、枣膏、动物脂肪及皮骨等都可称为煎。《黄帝内经》记载有豕膏、马膏。

现代膏滋药常用阿胶收膏，阿胶虽始载于东汉时期的《神农本草经》，但当时并不常应用于膏方中，这一时期的膏方多用猪脂或醇酒收膏，用白蜜者极少，用途也以外用膏居多。据《本草备要》记载，猪脂“甘，寒。凉血润燥，行水散风，解毒。……杀虫，故疮药多用之。利肠，滑产。煎膏药主诸疮，古方用之最多”。可以看出，猪脂性味甘寒，偏行走滑利，适用于外敷膏药，在外用膏占了绝大比例的发展早期，内服膏也受其影响，多有应用。古书记载，阿胶“甘，平。清肺养肝，滋肾益气，和血补阴。治……腰酸骨痛，血痛血枯，经水不调，崩带胎动”，适宜妇科虚症。随着膏方这一剂型的发展，到后世才逐渐应用阿胶作为辅料。

两汉时期妇科膏方特点有二：一是药味少，通常不超过十味，制备方法也较简略，很少使用收膏辅料，如《中藏经》记载的治妇人血闭方，用干漆二两、生地黄汁五升，熬膏酒送服用。二是作用单一，多以药物配合猪脂的滑利之性治疗生产不利、瘀血难下等症，如丹参膏养胎易生、消血理中膏堕落积瘀血，无攻补兼施之效，但也体现了“膏方并非单纯补剂”。其中出自《深师方》之丹参膏，以“丹参四两，人参两分，当归四分，芎䓖二两，蜀椒二两，白术二两，猪膏一斤”共煎成方，治疗“妊娠七月，或有伤动见血；及生后余腹痛”，可称女科第一膏。另外，据《医方类聚》引《肘后方》之益母煎，以益母草单味煎清膏酒服，主治“一切血病，产妇及一切伤损”，即是至今仍为广大群众接受并使用的益母草膏雏形。

隋唐时期妇科内服膏方较之前代发展变化不大，药味仍然较少，收膏也仍以苦酒、猪脂为主或无收膏辅料，但蜂蜜收膏已较为常见，如《子母秘录》中记载治疗难产的苏膏，配方中即有“好蜜半升”。治疗范围仍以难产为主，但也较前代有所发展。《千金要方·卷二十七》载有黄精膏一料，以黄精和少量干姜、桂心煎膏，治“花容有异，鬓发更改”，是一首悦颜美容的膏方。

宋元时期的膏方逐步走向成熟。《圣济总录》《太平惠民和剂局方》等大型方书中收录了不少膏方，药味多在十余味上下，制备方法也逐渐完善，或煎清膏，或用蜂蜜收膏，猪脂已较少应用。如《御药院方·卷六》记载的太和膏，制法中有“膏成滴水中凝结不散”之句，已与现代一致。在治疗方面也向多样化的方向发展：①功专滋阴调血的妇科补膏出现较多。今人以膏方为补剂，实则直到宋元时期，膏方补益之功才有较大发展。《丹溪心法附余》载有地黄膏、膏子药二则，前者以地黄单味成膏，后者二冬、知柏、归芍、术草合菖蒲成方，一补血虚，一补阴虚；②前代膏方多以养胎易生为用，这一时期逐渐扩大到调理生产前后诸症，如《陈素庵妇科补解》三才固本膏疗妊娠胎瘦不长，《太平圣惠方》琥珀膏治产后气血上攻、呕逆烦闷，《是斋百一选方》百花膏疗产后虚羸，《如宜方》宁中膏治产后心志不宁，心血耗散，狂乱见鬼；③调经方也占半壁江山。《鸡峰普济方》养阴膏以生地黄、当归、赤芍、牡丹皮、红花、水蛭等入药，蜂蜜收膏酒服，调理室女气血相搏，经脉不行；柏叶膏以柏叶单味煎膏，疗崩漏血之证。《经验秘方》二益双补膏温阳益肾，通治男妇下焦虚寒不孕。《保命集》牛黄膏治疗妇人热入血室，狂不认人。可见这一时期的妇科膏方不仅调理经水不至或难止、月事不调不孕，连经行情志病症并可调治。

这一时期的女科调经膏方代表之作可推《陈素庵妇科补解》，此书成书于宋代，并非膏方专著，但载方数则，并括胎产经水之治，而以调经为重，极具特色。大补二天膏用六味地黄丸合归脾汤意，滋肾补脾，治室女天癸已至，复止不来。回天大补膏以“人参六两，白术四两，白茯苓三两，当归四两，白芍四两，川芎二两，生地一斤，熟地一斤，天冬五两，麦冬五两，知母三两，八制香附八两，红花一两，山药二两，自制龟胶四两，清阿胶四两，鳖胶四两，玄参二两，牡丹皮三两，柴胡三两，人乳两碗，牛乳半斤，羊乳半斤，梨汁一碗，柿霜三两”，益气养血，滋阴清火，润燥生津，治疗虚损血枯，阿胶、龟胶、鳖胶并用，是第一则三胶并用的妇科膏方，但用其滋阴养血之功，并非收膏之意。三才固本膏大补气血，治妊娠胎瘦不长。宁志膏“补心血，安心神，定心气，兼消瘀祛痰清火”，疗产后心血不足之恍惚惊悸。四则膏方均用药二十种上下，煎清膏服用，明确体现出“救偏却病”“缓缓图之”之意旨。

明清时期是膏方的成熟时期，其制备与剂型基本奠定了现代膏方的基础，冬季以膏方进补也成为民间风尚。这一时期的膏方药味众多，辅料较为齐全，配伍上攻补结合、升降相因，收膏虽仍以白蜜为主，药胶收膏也有了较多运用。膏方制剂在妇科临床的运用范围也大大增加，以膏方调理经水诸症已成为常见手段，治疗范围也扩大到经带胎产诸症。其中《重庆堂随笔》引薛雪之参香八珍膏，以“丹参四两，制香附四两，熟地三两，炙黄芪三两，白芍三两，蒸熟白术三两，当归身三两，茯苓三两”熬清膏调服，用八珍汤意，加香附以舒郁，增丹参以涵濡，去川芎之温窜，减甘草之缓腻，称为“女科调理方之首选”。另外如《饲鹤亭集方》玫瑰膏治月汛不调，《普济方》宁志膏治疗妇人经血过多、心神不宁；《摄生秘剖》杞圆膏疗妇人血虚经少；《产乳备要》地黄膏疗妇人血气衰乏，经气不调，虚烦发热；《仙拈集》花鞭膏以水红花、马鞭草为主药，疗妇女月经闭结，腹胁胀痛欲死；《丹台玉案》大黄膏子、《良朋汇集》无极膏均以大黄单味入药，疗妇人经闭；《医宗金鉴》夏枯草膏以夏枯草、乌药、浙贝、昆布、陈皮、抚芎、香附、红花等药煎膏，治疗妇人忧思气郁、肝旺血燥、瘸瘕积聚之症，等等，并括经行种种病症。其余杂病可见《赤水玄珠》地榆膏疗赤白带下，《济阴纲目》地黄膏治妇人乳少，《墨宝斋集验方》人参鹿角膏益气种子，等等。名方《医便》龟鹿二仙胶也出现在这一时期，填精益髓，大补气血，并治男妇虚损不孕。另外，膏方专著虽不多见，但逐渐开始在方书中占有一席之地。其中晚清《张聿青医案》第十九卷专论膏方，载妇科病案数则，常以阿胶、鹿角胶、龟板胶入膏，对后世影响很大，基本奠定了后世膏方习用药胶收膏的格局。

到近现代时期，妇科膏方组方配伍、辅料选用、临床运用都已发展完备，在广泛的群众基础上，呈现出百花齐放的局面。甘仁、祝味菊、蔡香荪、严苍山、秦伯未、程门雪、陈道隆、黄文东、颜亦鲁、张泽生、颜德馨等名家均有不少妇科膏方医案传世。

其中以名医董漱六编著的《秦伯未先生膏方选集》为佼佼者，其中妇科病案占半壁江山，重视辨证，虚实兼顾，攻补得当，为近现代膏方之先驱，后世学膏用膏者或多或少都受其影响。《颜德馨膏方精华》一书亦论及妇科，组方精当。沪上妇科门派朱氏妇科有朱氏奇经膏、健壮补力膏调理经带等疾，尤以奇经膏从奇经八脉论治，治疗诸般带下虚损之证，临床每见奇效。《朱南孙膏方经验选》则为一人一方一案，药更精专。李祥云《妇科膏方应用指南》更涉及疗效反馈，为膏方发展过程中一大创新。另外，还涌现出一批指导性膏方书籍，如《中国膏方学》《中医膏方治病百问》等。

膏方宜主收藏之令的冬季服用，效果更佳，但也并非局限于冬令季节，只要于病有利，一年四季皆可。既可在无病时单独服用，又可在病中与煎药同服或病后服用调养身体，以促进病后恢复健康。膏方调治方法，实为我国传统医药学之瑰宝，古为今用，我们应当继承、整理、研究和发展，使其对人类的健康和长寿发挥更大的作用。

第二节　妇科膏方药物选择

一、胶类药物的选用

根据调查所知，妇科膏方中清膏只占极少数，超过 95% 处方加入阿胶。阿胶为驴皮熬制而成的胶状物，属补血药类别，味甘，性平，入肺、肝、肾经，具补肝血、滋肾水、润肺燥、止血等功效。阿胶在李时珍《本草纲目》记为上品，强调能“补血与液”，叶天士《临证指南医案》更推崇本品是“血肉有情之品，滋补最甚”，说明阿胶具良好补血作用，加上味厚质腻，有助收膏，故为妇科膏方要药。

其次为龟板胶，由龟的腹甲、背甲熬制而成的胶状物，属补阴药类别，味甘咸，性寒，入肝、肾、心经，具滋阴潜阳、益肾健骨、养血补心功效，多用于阴虚内热引起的骨蒸潮热、盗汗、眩晕、耳鸣、腰膝酸软、心烦不寐等症。

鹿角胶，为梅花鹿或马鹿等雄鹿头上已骨化的鹿角熬制而成的胶状物，属补阳药类别。其味甘咸，性微温，入肾经，有“温补肾阳、养益精血、强壮筋骨”等功效，多用于肾阳不足的畏寒肢冷和崩漏等。另外，鳖甲胶和黄明胶也是妇科膏方中曾出现的药材胶类药，两者分别为鳖的背甲和黄牛皮熬制而成的胶状物，均为滋阴类药材。在功能上，鳖甲胶味咸性平，其滋阴清热力较强，多用于阴虚阳亢较

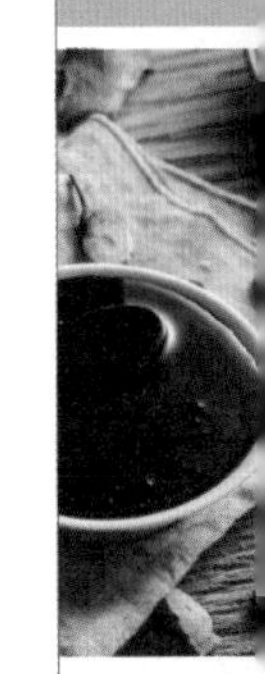

甚，见潮热盗汗、颜面潮红；或借其软坚散结之功，治疗癥瘕积聚之症……黄明胶味甘性平，有滋阴益精，止血消肿之功效。李时珍曰："真阿胶难得，牛皮胶亦可权用，其性味皆平补，宜于虚热之人，"形容黄明胶某种程度作为阿胶的代替品；《本草汇言》说明黄明胶有较优胜的止血功效，是"止诸般失血之药也"。除了动物类的胶类药外，偶见成品膏亦入药，例如金樱子膏、补力膏、益母草膏、霞天胶、龟鹿二仙胶、鸡血藤膏等。其中"龟鹿二仙胶"是经典方，由鹿角胶、龟板胶、枸杞子和人参组成，龟板胶通任脉，鹿角胶通督脉，龟鹿两味相须使用，能阴阳并补，补肾填精，合人参大补元气。而"补力膏"为朱南孙老中医之经验方，由太子参、菟丝子、覆盆子、金樱子、五味子、桑寄生、石龙芮、仙鹤草，加上饴糖、红糖熬膏而成，有补肾气、固冲任之功，可见不同医师有其不同用药特色。

二、糖类药的选用

从本研究调查所得，超过80%妇科膏方以冰糖（又名白文冰）矫味和收膏。冰糖不但清甜，且有健脾、和胃、润肺，补中益气之功效，更重要的是本身为收干水分的结晶体，协助浓缩汤液收水成膏，此方面比其他糖类药优胜。另外，约有25%的膏方也有选用蜂蜜或饴糖（即麦芽糖）收膏，均有调补脾胃、润肺止咳、缓急止痛之功，蜂蜜更可润肠通便、润肤生肌。

另外，因糖尿病人不宜摄取过多糖分，少部分之膏方选用甜味剂代替糖类矫味，如木糖醇、甜菊糖、阿斯巴甜、元贞糖、甜蜜素等。其中木糖醇可在稻草、稻壳、甘蔗渣、玉米芯等天然植物提炼加工出来，可增强益菌在人体肠道的活动，又可促进肝糖原合成，并且有吸湿性好，不易返砂的优点。元贞糖集多种代糖，包括阿斯巴甜、甜菊糖、罗汉果糖于一身，甜度却为蔗糖10倍，但热量极低。但这些甜味剂的长远服用之安全问题到目前仍有待考证，建议还是少用为妙。

三、细料药的选用

细料药的来源可分为以下七类：人参类药、贵重动物药、贵重植物药、贵重菌藻药、贵重矿物药、药食两用补益药和成药类，前五类的价格较昂贵，故常统称为“细贵药材”。细料药一般在制备膏方的后期阶段，即在进入浓缩和收膏过程，才直接兑入搅动混合，如人乳、牛乳、梨汁、鹿茸、琥珀粉。部分需要煎煮的细料药，如人参、西洋参、三七、川贝母，为避免在与普通饮片共煎时被药渣吸去有效成分造成浪费，则宜另炖、另煎、烊冲等独立处理，或研成细粉，才投入已过滤的浓药汁中。药食两用补益药，如将胡桃肉和黑芝麻炒香碾碎，将枣、莲子肉和芡实先煮烂再碾成泥状，以便混和浓液当中，可谓相当讲究。至于成药类入药极少，不另行详细分析。

（一）细贵药材

根据调查，细贵药材中人参的使用率为冠，当中包括生晒参、吉林白参、红参、边条参、移山参等。现代研究指出，人参含有 26 种人参皂苷，多种糖类，有机酸，多种维生素、矿物质、微量元素等。人参有助维持精神安定、神经组织生化代谢、抗疲劳等功效，并对中枢神经和血压有双向调节作用，也有促进促性腺激素分泌的作用。

其他参类药，如西洋参和高丽参，因其药性有所不同而另行统计。在选用上，高丽参和红参（包括石柱参和边条参）多适用阳虚型体质，如症见消瘦、精神萎靡、畏寒肢冷、面色苍白、性欲淡漠、夜尿频、舌淡苔白、舌虚胖、脉弱无力；西洋参多用于阴虚型体质，如症见身热、手足心热、盗汗、颧红、口干不欲饮、心烦失眠、大便干结、舌红苔少、脉细；而生晒参等则适用于病情相对较轻的气血虚弱型，如症见疲乏、四肢无力、少气懒言、手足冰冷、自汗眩晕、易感冒、唇舌爪甲色淡、舌淡、舌苔薄白或白、体胖、脉沉细或虚大。另外服用热性较强之参类会引起燥热不适之患者，临床上亦宜先用生晒参等补气。

其余特色之细贵药材举例如下：

石斛，以铁皮石斛为优，又称枫斗；若加以详细分类，可因产地品种不同，基本分金钗（茎扁）和石斛（茎圆）两大类；又因商品规格和加工方法有异，使用上可拟分为鲜金钗、干金钗、鲜石斛（包括铁皮石斛、铜皮石斛及爪兰石斛）及干石斛（包括枫斗、黄草斛、霍斗等）。论质量，味苦淡，嚼之汁液黏性重为佳，味苦且汁液不粘较劣，一般以鲜品药效较佳。石斛属养阴药，味甘，性微寒，归胃、肾经。据《全国中草药汇编》所载，石斛能益胃生津，滋阴清热。用于阴伤津亏，口干烦渴，食少干呕，病后虚热，目暗不明。《本草再新》记载本品："理胃气，清胃火，除心中烦渴，疗肾经虚热，安神定惊，解盗汗，能散暑。"《别录》："益精，补内绝不足，平胃气，长肌肉，逐皮肤邪热痱气，脚膝疼冷痹弱，定志除惊。"

紫河车和坎燕，同为峻补精血之药材。紫河车多为羊的胎盘（又叫衣胞、胎衣），味甘、咸，性温，归心、肺、肾经。据《药性解》所载："紫河车，味甘，性大温，无毒，入心、脾、肾三经。主诸虚百损、五劳七伤、骨蒸潮热、体弱气短、吐衄来红、男子精衰、妇人无孕。"《本经逢原》更形容本品禀受精血结孕余液，得母之气血居多，故能峻补营血。现代药理研究，指本品含有多种促性腺激素和抗体等，对不孕症、卵巢早衰、青春期功血、先兆流产均有疗效。至于坎燕，就是连接胎盘和母体的脐带，又名脐、肚、带、脐肠、命蒂、坎气，归肺、肾经，性味同紫河车，具益肾、纳气，敛汗之效，有治疗虚劳羸弱，气血不足，具有治疗肾虚喘咳，盗汗之功。《本草汇言》形容本品能："补肾命，解胎毒，化痘毒"，《本草通玄》也云能"充养血气"。

灵芝，别名仙草、长生草、灵芝草，以赤芝质量最好。根据《中华药典》所载，本品"味甘，性平，归心、肺、肝、肾经，能补气安神，止咳平喘。用于眩晕不眠，心悸气短，虚劳咳喘"。而根据《中华本草》所载，本品还可"健脾胃，主虚劳、心悸、失眠、头晕、神疲乏力、

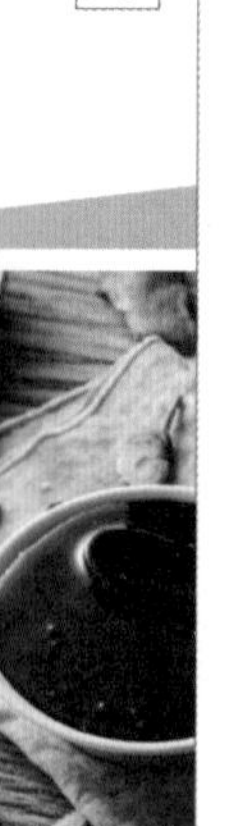

久咳气喘、冠心病、硅肺、肿瘤”。现代药理显示其主要有效成分包括多糖类、三萜类、肽类，还含有多种氨基酸、寡糖、脂肪酸以及微量元素，有抗肿瘤、抗炎、保肝、降血脂血糖、调节免疫等作用。至于灵芝孢子粉为灵芝成熟期从菌盖弹射出来的种子细胞，一般认为其有效成分高于灵芝，功效更强。

藏红花，又名西红花、番红花，味甘，性平，入心、肝经。据《本草纲目拾遗》所载，藏红花能“活血化瘀，散郁开结。治忧思郁结，胸膈痞闷，吐血，伤寒发狂，惊怖恍惚，妇女经闭，产后瘀血腹痛，跌扑肿痛”。《本草正义》补充本品“与川红花相近，而力量雄峻过之”。

冬虫夏草，简称虫草，性甘、平，归肺、肾经。据《全国中草药汇编》所载，本品能补肺益肾，止血化痰，常用于久咳虚喘、劳嗽咯血、腰膝酸痛。又据《中药大辞典》所载，虫草能“补虚损，益精气，止咳化痰。治痰饮喘嗽、虚喘、痨嗽、自汗盗汗、阳痿遗精、腰膝酸痛、病后久虚不复”。《重庆堂随笔》：“冬虫夏草，具温和平补之性，为虚疟、虚痞、虚胀、虚痛之圣药，功胜九香虫。凡阴虚阳亢而为喘逆痰嗽者，投之悉效，不但调经种子有专能也。”现代研究揭示虫草多糖为虫草的活性物质，有免疫调节、抗肿瘤、保护肾脏和肝脏、抗氧化、降血脂、降血糖、抗放射、推迟衰老等功效，应用相当广泛。

三七，别名田七、滇七、参三七、汉三七，其味甘、微苦，性温，归肝、胃经。三七虽属活血祛瘀药，但同时亦具止血作用，《本草新编》推崇本品为“止血之神药也。无论上、中、下之血，凡有外越者，一味独用亦效，加入于补血补气药中则更神。盖此药得补而无沸腾之患，补药得此而有安静之休也”。据《全国中草药汇编》所载：“三七其植物之块根能活血祛瘀、止血、消肿止痛。用于衄血、吐血、咯血、便血、功能性子宫出血、产后血瘀腹痛、跌打损伤。”《本草纲目》提示本品在妇科方面，有治疗“崩中、经水不止、产后恶血不下、血运、血痛”等作用。故此，一些现代妇科著名成药，如治疗痛经的“田七痛经胶囊”以田七入药。

（二）药食两用补益药

膏方以调补见长，常加入部分具有药效的食物，起到食补和矫味的作用。以下介绍较高频使用之材料。

胡桃肉，使用最广，《中华本草》记载本品“味甘，性温，入肾、肺经，能补肾固精、温肺定喘”，《神农本草经》将本品列为“轻身益气、延年益寿”之上品，而《本草纲目》记述本品能“通命门，利三焦，益气养血……令人肥健、能食、润肌、黑发、固精、治燥、调血之功”，但补充“惟虚寒者宜之，而痰火积热者，不宜多食”。“美国饮食协会”指出胡桃肉含有丰富的精氨酸、油酸、抗氧化物质等，有助预防冠心病、中风、老年痴呆等心脑血管疾病，有抗衰老作用，建议将近绝经的女士及中老年人多食用。

大枣，也是经常入药之品，枣的品种很多，部分膏方医案喜选取“大红枣”作为细料之用。事实上，大枣本身也是复方的常用“佐使药”，临床喜与生姜及甘草配伍。另外，本品有健脾养血之疗效，《中国药典》指出，“果（大枣），味甘，性温，归脾、胃经，能补中益气，养血安神”；《中药大辞典》又认同大枣补脾、胃之功，更谓能“调营卫，解药毒……（治疗）气血津液不足，营卫不和，心悸怔忡，妇人赃躁”，可见适合脾、胃化源不足，引致气虚弱之妇女服用。

黑芝麻，味甘，性平，归肝、肾、大肠经。在《中国药典》描述本品：“能补肝肾，益精血，润肠燥。用于头晕眼花，耳鸣耳聋，须发早白，病后脱发，肠燥便秘。”《神农本草经》对本品的功效做了总结，云其“主伤中，虚羸，补五内，益气力，长肌肉，填脑髓”，是“久服，轻身不老”之品。可见本品对于肝、肾精血不足引起的便秘、耳鸣目眩、脱发有一定疗效。

莲肉，又名莲子肉、莲米，味甘、涩，性平，归心、脾、肾、胃、肝、膀胱经。按《中国药典》指出，莲肉能“补脾止泻，益肾涩精，养心安神”。用于脾虚久泻，心悸失眠。《本草纲目》记载：“莲之

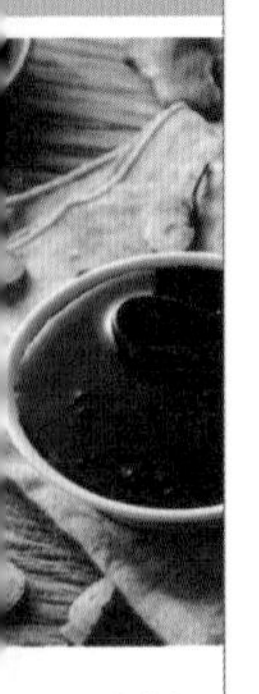

味甘，气温而性涩，禀清芳之气，得稼穑之味，乃脾之果也。土为元气之母，母气既和，津液相成，神乃自生，久视耐老，此其权舆也。昔人治心肾不交，劳伤白浊，有清心莲子饮：补心肾，益精血，有瑞莲丸，皆得此理。”

（三）辅料

按照《江南中医妇科流派膏方精选》一书的材质分类，黄酒是膏方中唯一的辅料，上乘者叫陈酒，作用为透过浸泡阿胶、龟板胶等动物类药胶蓝加热，使其软化（称之为烊化），以助投入药汁共同收膏；同时黄酒也能辟除胶类药之腥臊味。黄酒本身甘、辛、大热，有活血通络、散寒之效。

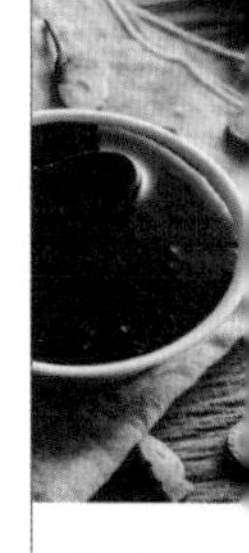

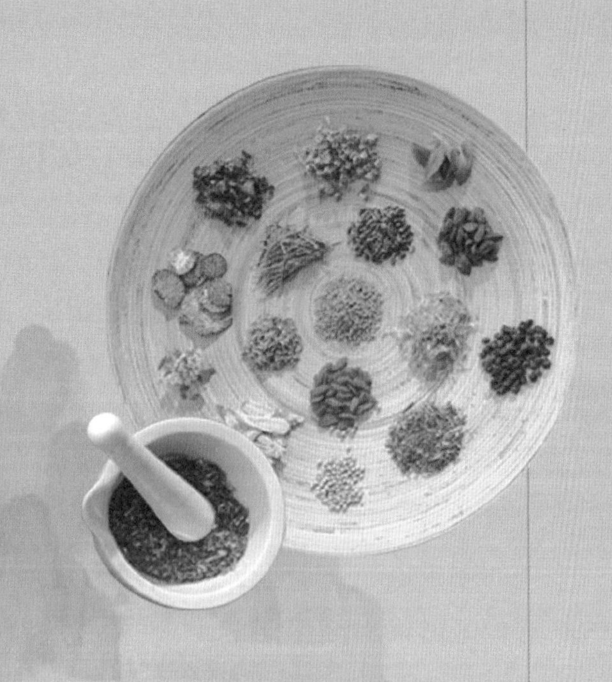

第二章

女性与膏方调理

第一节　女性生理特点

《素问·上古天真论》明确指出:“女子七岁，肾气盛，齿更发长;二七而天癸至，任脉通，太冲脉盛，月事以时下，故有子；三七，肾气平均，故真牙生而长极；四七，筋骨坚，发长极，身体盛壮；五七，阳明脉衰，面始焦，发始堕；六七，三阳脉衰于上，面皆焦，发始白；七七，任脉虚，太冲脉衰少，天癸竭，地道不通，故形坏而无子也。”这是以 7 岁为律，按女性各年龄阶段生理特征分期的最早记载，并指出肾气的盛与虚，天癸的至与竭，主宰着女子的生长、发育、生殖与衰老的过程。

女性的特殊生理现象，包括月经、带下、妊娠、产育与哺乳。认识女性的特有生理现象及其产生与调节的机理，才能知常达变，有效地防治经、带、胎、产、乳等女性特有疾病。

一、月经生理

月经是指有规律的、周期性的子宫出血，月月如期，经常不变，故有称“月信”“月事”“月水”，以示月经有“月节律”的周期性。月经是女性最显著的生理特点，月经初潮，标志着青春期的到来，已具有生殖功能。西医认为月经是指随卵巢的周期性变化，子宫内膜周期性脱落及出血，是生殖功能成熟的标志之一。

妇女一生中第一次月经来潮，称为初潮，初潮年龄一般为 13 ~ 15 岁，平均 14 岁，即“二七”之年。月经有月节律的周期性，出血的第一天为月经周期的开始，两次月经第 1 天的间隔时间称为一个月经周期，一般 21 ~ 35 天，平均 28 天，周期长短因人而异。月经持续时间，正常为 3 ~ 7 天，多数为 3 ~ 5 天。月经量一般以每月 20 ~ 60mL 适中。经色暗红，经质不稀不稠，不凝固，无血块，无特殊臭气。行经前可出现胸乳略胀，小腹略坠，腰微酸，情绪易激动，一般经来自消，不作病论，大多数妇女可自我调节而无特殊症状。

妇女一生中最后 1 次行经后，停闭 1 年以上，称为绝经。一般为 45 ~ 54 岁，平均 49.5 岁。此外，尚有身体无病而定期 2 个月来潮一次者，称为并月；3 个月一潮者，称为“居经”或“季经”；一年一行者称为“避年”；还有终生不潮而却能受孕者，称为“暗经”；受孕初期仍能按月经周期有少量出血而无损于胎儿者，称为“激经”，又称“盛胎”或“垢胎”，均是个别的特殊生理现象，若无不适，不影响生育，可不作病论。若伴有发育不良，或影响生育者，则要及早诊治。

月经有行经期、经后期、经间期、经前期四个不同时期的生理节律，形成月经周期，阐述如下：

行经期：行经第 1 ~ 4 天，此期子宫泻而不藏，排出经血。既是本次月经的结束，又是新周期开始的标志，呈现“重阳转阴”特征。

经后期：指月经干净后至经间期前，为周期的第 5 ~ 13 天，此期血海空虚渐复，子宫藏而不泻，呈现阴长的动态变化。阴长，是指肾水、天癸、阴精、血气等渐复至盛，呈重阴状态。

经间期：周期第 14 ~ 15 天，也称“氤氲之时”，或称“的候”“真机”时期（即西医所称的“排卵期”）。此期正值两次月经之间，是重阴转阳，阴盛阳动之际，正是种子的时候。

经前期：即经间期之后，月经周期的第 15 ~ 28 天，此时阴阳俱盛，以备种子育胎。若已受孕，经血聚以养胎，月经停闭不潮，如未受孕，则去旧生新，血海由满而溢而为月经。

脏腑、天癸、气血、冲、任、督、带与胞宫，是月经产生的生理基础，其中肾、天癸、冲任、胞宫是产生月经的中心环节，各环节之间互相联系，不可分割，称之为“肾 – 天癸 – 冲任 – 胞宫生殖轴”。

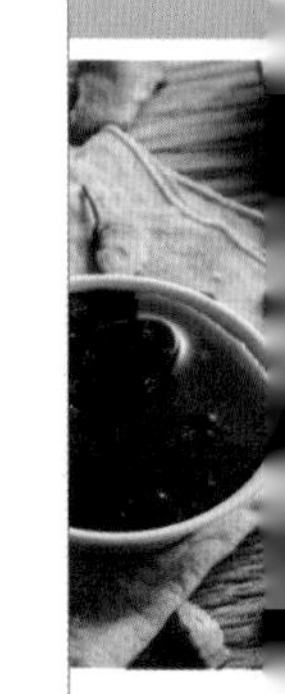

二、带下生理

健康女性阴道排出的一种阴液，色白或无色透明，其性黏而不稠，其量适中，无特殊臭气，津津常润，是正常生理现象，称生理性带下，俗称白带。如《沈氏女科辑要》引王孟英说："带下，女子生而即有，津津常润，本非病也。"虽说生而即有，但要在发育成熟后才有明显的分泌，并有周期性变化。

带下的产生是脏腑、津液、经络协调作用于胞宫的结果。带下属津液；就生理性带下的性状和作用而言，属液为多，故又称"阴液"或"带液"，以区别病理性带下。带下有周期性月节律，随肾气和天癸的调节，带下呈现周期性的变化并与生殖有关，在月经前后、经间期带下的量稍有增多，经期间带下质清，晶莹而透明，具韧性可拉长；其余时间略少。带下量随妊娠期增多，妊娠后阴血下聚，使冲任、胞宫气血旺盛，故带液较未孕时略多。带下生而即有，发育成熟后与月经同步有周期性月节律，经断后肾气渐虚，天癸将竭，带下亦明显减少，但不能断绝。若带下减少不能濡润阴道则阴中干涩，发为带下过少病症。

三、产育生理

妊娠全程 40 周，即 280 天。现代推算的公式是：从末次月经的第一天起，月数加 9（或减 3）日数加 7（阴历则加 14）。

分娩结束后，产妇逐渐恢复到孕前状态，约需要 6 ~ 8 周，此期称为"产褥期"，又称"产后"。产后一周称"新产后"，产后一月称"小满月"，产后百日称"大满月"，即所谓"弥月为期""百日为度"。由于分娩时的产创与出血和产程中用力耗气，产妇气血骤虚，因此，新产后可出现畏寒怕冷、微热多汗等"虚"象；又分娩后子宫缩复而有腹痛及排出余血浊液等"瘀"候，故产褥期的生理特点是"多虚多瘀"。相关研究证实了分娩后产妇存在"虚、瘀"状态，服用"补虚化瘀"的中药复方，"虚、瘀"状态明显改善，能提高产褥生理复旧功能。

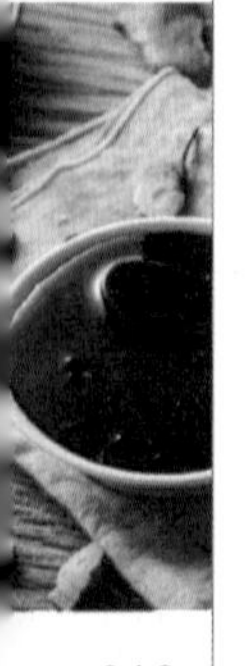

恶露是产后子宫排出的余血浊液，先是暗红色的血性恶露，也称红恶露，持续 3 ~ 4 天干净；后渐变淡红，量由多渐少，称为浆液性恶露，7 ~ 10 天干净，继后渐为不含血色的白恶露，2 ~ 3 周干净。如果血性恶露 10 天以上仍未干净，应考虑子宫复旧不良或感染，当予以诊治。

四、哺乳生理

顺产者，产后 30 分钟即可在产床上开始哺乳，令新生儿吮吸乳头，以刺激乳头尽早泌乳，促进母体宫缩，减少产后出血，建立母子亲密的感情，并让婴儿吸吮免疫价值极高的初乳，增强抗病能力，促进胎粪排出。

乳汁由精血、津液所化，赖气以行。精血津液充足，能化生足够的乳汁哺养婴儿，哺乳次数按需供给。哺乳时间一般以 8 个月为宜，3 个月后婴儿适当增加辅食。哺乳期大多月经停闭，少数也可有排卵，月经可来潮，故要采取工具避孕法避孕。必须指出的是，在停止哺乳后，务必用药物回乳，以免长期溢乳发生经、乳疾病。

月经、带下、妊娠、产育、哺乳都是妇女的生理特点，其中，经、带、孕、产、乳更是女性一生中阴阳气血自我调节不可缺少的健康环节。其产生与调节的机理都与脏腑、天癸、气血、经络、胞宫有密切关系。

第二节　女性病理特点

一、病因

妇科疾病病因，包括导致经、带、胎、产、乳和杂病发生的原

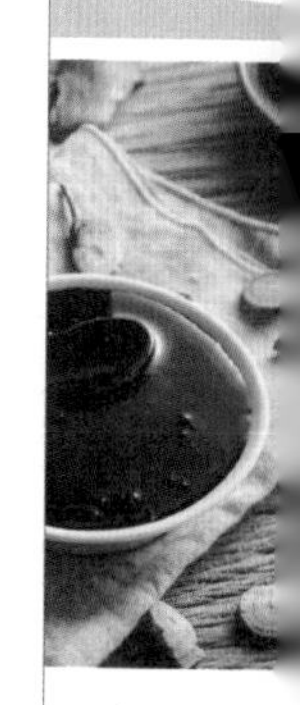

因和条件、致病因素的特性、致病特点、规律及其所致病症的临床表现。妇科常见的病因有寒热湿邪、七情内伤、生活失度和体质因素。

（一）寒、热、湿邪

风、寒、暑、湿、燥、火（热），在自然界气象正常的情况下称六气。当自然界气候反常，六气则成为异常气象变化，而成为致病因素，合称为“六淫邪气”。由于六淫是致病邪气，故又称其为“六邪”。淫，有太过和浸淫之意。六淫致病为外感病范围。

此外人体阴阳的盛衰，气血津液，脏腑功能的失常，五行的胜复，也表现出类似六淫邪气的特点。这种邪从内生，又以五脏病变为主，故称之为“内生五邪”。妇科疾病多属内伤脏腑、气血、天癸、经络，进而影响生殖系统的病变，故“内生五邪”，较外感六邪更为多见。为区分二者，常冠“内”“外”二字以别。六淫与五邪中与妇科关系最大的是寒、热、湿邪，因寒、热、湿邪易与血相搏而发生妇科病。

1. 寒邪

寒为阴邪，易伤阳气；寒性收引，主凝滞，易使气血阻滞不通。寒邪致病，有外寒、内寒之分。外寒是指寒邪由外及里，伤于肌表、经络、血脉、或经期、产后血室正开、寒邪由阴户上客，入侵冲任、子宫，进而发生经行发热、经行身痛、痛经、月经后期、月经过少、闭经、产后身痛、不孕症等病症。内寒，是机体阳气虚衰，命火不足，或阴寒之气不散，故内寒的产生，与肾脾阳虚关系最大。内寒致病一是由于失于温煦，因而出现各种虚寒之象和血脉收缩、血流减慢之征象；二是由于气化功能减退，阳不化阴，代谢障碍，阴寒性病理产物如水湿、痰饮堆积，阳气的温煦和气化功能减退，常导致闭经、多囊卵巢综合征、月经后期，痛经、带下病、子肿、宫寒不孕。

2. 热邪

热为阳邪，其性炎上，故热邪伤人，以高热恶寒、出血、扰乱神明等上部症状多见；又热邪易耗气伤津，损伤正气，津液亏乏，故出现功能减退之证；热邪易生风动血，所谓“热极生风”，可出

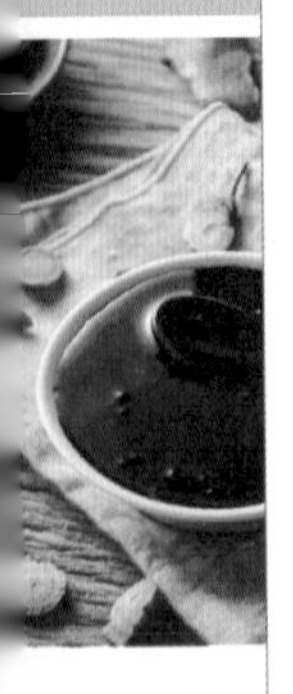

现抽搐；热迫血行，故可出现出血之证。热邪致病，也有外热、内热之异。外热为外感火热之邪，尤其是月经期、孕期、产褥期，热邪易乘虚而入，损伤冲任，发为经行发热、经行头痛、月经先期、月经过多、崩漏、妊娠小便淋痛、产后发热等病症；热邪结聚冲、任、胞中，使气血壅滞，“热盛则肿”“热盛肉腐”，则发为产褥热、盆腔炎或盆腔脓肿、阴疮、孕痈等病症。内热又称“火热内生”。若伤及冲任，迫血妄行，可发为月经先期、月经过多、经行吐衄、经行头痛、经行情志异常、恶阻、胎漏、子烦、子痫、产后发热、阴疮等病症。

3. 湿邪

湿为阴邪，其性黏滞，患部重着，病情缠绵；湿性趋下，易袭阴位。湿邪致病，也有内湿、外湿之分，外湿多与气候环境有关，如气候潮湿，或久居湿地，或经期、产后冒雨涉水。湿留体内日久，又可随体质的阴阳盛衰而发生寒化或热化，导致带下、阴痒或盆腔炎等。内湿，又称湿浊内生，主要是由脾的运化和输布津液的功能下降引起的水湿痰浊在体内蓄积停滞致病。湿为有形之邪，随着湿邪留滞的部位、时间不同，分别发生经行浮肿、经行泄泻、闭经、多囊卵巢综合征、带下病、子肿、子满、产后身痛、不孕症等。内湿与外湿，病理不同，又互相影响。

（二）七情内伤

七情，是指喜、怒、忧、思、悲、恐、惊七种情志变化，是人类对外界刺激因素在精神情志的反映，也是脏腑功能活动的情志体现。七情太过，如突然、强烈、持久地作用于人体，超过了机体抗御或自我调节范围，则导致脏腑、气血、经络的功能失常，属病理上的七情内伤。妇人以血为本，经、孕、产、乳均以血为用。气为血之帅，血为气之母，故血病及气，气病又可及血。肝藏血，主疏泄，七情内伤最易导致肝的功能失常和气血失调，发生妇产科疾病。《素问·阴阳应象大论》曰：“二阳之病发心脾，有不得隐曲，女子不月。”最早指出了七情内伤可导致闭经。汉代《金匮要略·妇人杂病脉证并治》指出：“妇人之病，因虚、积冷、结气”，把“结气”列为三大病因之一。《妇人秘传》又指出“七情过极，肝气横逆，木强土弱，脾失健运，因而带下绵绵，色黄或赤”。《傅青主女科》更全面地论述了因于七情内伤，导致经、孕、产、乳、杂病，列有“郁结血崩”“多怒堕胎”“大怒小产”“气逆难产”“郁结乳汁不通”“嫉妒不孕”等证治。

七情内伤导致妇科病，以怒、思、恐为害尤甚。怒，抑郁忿怒，使气郁气逆，可致月经后期、闭经、痛经、不孕、癥瘕；思，忧思不解，每使气结，发为闭经，月经不调、痛经；恐，惊恐伤肾，每使气下，可致月经过多、闭经、崩漏、胎动不安、不孕。妇科疾病或脏腑功能失常也可导致情志的异常。例如：闭经、崩漏、习惯性流产、不孕症等常引起情绪低落、焦虑、悲伤；妇人脏阴不足导致喜悲伤欲哭。

社会心理因素引起的各种刺激对人的精神和身体造成的危害也日益增多，而良好的心理素质和平静的心理状态在疾病的发生、发展和转归上的积极作用也越来越为人们所认识，中医七情学说阐明了心身统一的整体观，并较客观地、科学地反映了精神情志与心身的辨证关系及情志致病的相对性和个体差异。由于七情内伤可使人致病，或使病情反复甚至加重变化，尤其是妇人为情所伤，故《景岳全书·妇人规》云：“妇人之间不易治也此其情之使然也。”女子七情内伤的另一个特点，反映在女性一生各个不同的生理阶段中，因青春期、月经期、妊娠期、产褥期、围绝经期以及老年期特殊内环境的差异，在病因作用下更易发生情志异常，如经行情志异常、子烦、产后抑郁、脏燥等。

（三）生活失度

祖国医学向来重视养生防病益寿。生活失度导致的妇产科疾病主要是房劳多产、饮食不节、劳逸失常、跌扑损伤等。

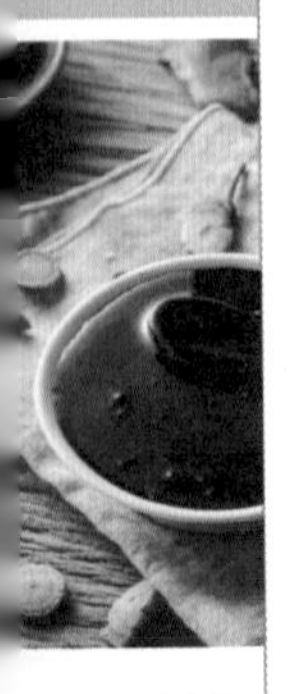

1. 房劳多产

房事与五脏的功能密切相关，尤以肾为主。房劳是指因房室不节，淫欲过度或过早结婚，耗精伤肾以及经期产后余血未尽，阴阳交合所产生的病理状态；多产是指过多的产育，足以耗气伤血，损伤冲任、胞宫、胞脉、胞络以及耗精伤肾。中医认为精、气、神是“人生三宝”，三者各司其职，但以精为根基。若孕期房劳可致流产、早产或产褥感染。此外，还有不少在经期、产后，余血未净而阴阳交合，精浊与血相结为邪，影响冲任、胞宫，发生妇科疾病者，如《女科经纶》云：“若经适来而不禁房室，则败血不出，积精相射，致有诸证，此人之最易犯者。”若多次人工流产，易致宫腔受损，而致月经不调，甚至闭经。

2. 饮食不节

凡过食寒凉生冷、辛辣燥热、暴饮暴食、偏食嗜食均可导致脏腑功能失常。尤其在青春期、月经期、妊娠期、产褥期、围绝经期、老年期，这些特殊的时期有不同的生理特点和生理内环境，需要有不同的饮食要求，若饮食不节，更易发生月经过少、闭经、胎萎不长、妊娠贫血等。

3. 劳逸失常

妇女在月经期、孕期、产褥期特别要注意劳逸结合。《素问·举痛论》说“劳则气耗”，故过劳足以伤气，损伤心、脾、肾的功能，导致月经过多、经期延长、崩漏；孕期过劳可致流产、早产；产后过劳可导致恶露不绝、缺乳和子宫脱垂。过于安逸又影响气血的运行，“逸则气滞”发生月经不调或难产。

4. 跌仆损伤

妇女在月经期，尤其是孕期生活不慎，跌仆损伤、撞伤腰腹部，可致堕胎、小产或胎盘早期剥离；若撞伤头部，可引起经行头痛、闭经或崩漏；若跌仆损伤阴户，可致外阴血肿或撕裂。

此外，嗜烟酗酒或经常夜生活影响生物钟的调节均可致月经失

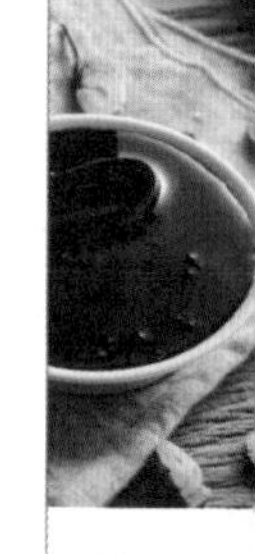

调、闭经、流产、不孕。不健康、不科学的生活方式和环境因素所造成的疾病，被称为“生活方式病”。

（四）体质因素

体质形成于胎儿期，受之于父母。明代张景岳称之为“禀赋”。到了清代的《通俗伤寒论》才出现了“体质”一词。历代名称虽异，但所指相同，已经认识到体质受之于父母，并受后天影响。体质在疾病的发生、发展、转归以及辨证论治中有着重要的地位。体质体现了中医形神统一观，精神面貌、性格、情绪等对体质的识别具有重要的意义。作为病因学说之一的体质因素在妇产科疾病中甚为重要。因女性有特殊的体质特点缘故。《灵枢·五音五味》篇所指：“妇人之生，有余于气，不足于血，以其数脱血也。”就是对女性体质特点的高度概括。后世据此而不断深化，如宋代《妇人大全良方》强调“妇人以血为基本”，治疗需时时固护阴血即属其例。

妇产科疾病与体质关系密切。如妇女先天肾气不足，在青春期常发生肾虚为主的子宫发育不良、月经迟发、原发性闭经、崩漏、痛经、月经过少、多囊卵巢综合征；在生育期容易发生月经稀发、闭经、崩漏、胎动不安、滑胎、不孕症；更年期易出现早发绝经的早衰现象。又如素性忧郁，性格内向者，易发生以肝郁为主的月经先后不定期、经前诸证、痛经、经断前后诸证、子晕、子痫、不孕、阴痛等。如素体脾虚气弱，又常导致脾虚为主的月经先期、月经过多、崩漏、带下病、子肿等病症。虽感同样的湿邪，体质不同，可以寒化或热化，表现为不同的证型。可见体质因素实际上对外界某些致病因素存在极大的易感性和患病后证型的倾向性。妇女的体质因素又可影响后代。

此外，在现代社会中又出现了一些新的病因，如免疫因素、生物因素、环境因素等都可以导致妇科疾病。同时一些病理产物如瘀血、痰饮在一定条件下又转变为致病因素，从而导致妇科疾病的发生和发展。

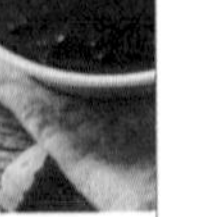

二、病机

病机，即疾病发生、发展与变化的机遇。由于妇女特殊的解剖生殖器官，其月经、妊娠、分娩、哺乳等特殊生理活动均以血为主，以血为用，并受肾－天癸－冲任－胞宫生殖轴的调控。因此，妇科疾病的主要病机，最终多直接或间接损伤冲任、胞宫，导致妇科疾病的发生。《医学源流论》说："凡治妇人，必先明冲任之脉……冲任脉皆起于胞中，上循背里，为经脉之海，此皆血之所从生，而胎之所由系，明于冲任之故，则本源洞悉，而后所生之病，则千条万绪，以可知其所从起。"可以说脏腑、气血、经络为主体，突出奇经之冲、任、督、带和胞宫、胞脉、胞络，是妇科不同于其他学科的病机特点。现今，中医病机学得到较大发展，也促进了中医妇科学病机的深化研究，妇科疾病的主要病机：脏腑功能失常，气血失调，冲任督带损伤，胞宫受损，以及肾－天癸－冲任－胞宫生殖轴失调。

（一）脏腑功能失常

人体是以五脏为中心的有机整体，脏腑生理功能的紊乱和脏腑气血阴阳的失调，均可导致妇产科疾病，其中关系最密切的是肾、肝、脾三脏。

1. 肾的病机

肾藏精、主生殖，胞络系于肾。肾有阴阳二气，为水火之宅。五脏的阴阳，皆以肾阴肾阳为根本。肾阴肾阳又互相依存，互相制约，以保持相对的动态平衡，维持机体的正常功能。若先天肾气不足或房劳多产，或久病大病"穷必及肾"，导致肾的功能失常，冲任损伤，致发生妇产科疾病。临床上分为肾气虚、肾阳虚、肾阴虚及阴阳两虚。

（1）肾气虚：肾气，乃肾精所化之气，概指肾的气化封藏、摄纳功能减退的病理状态。肾气的盛衰与天癸的至与竭，直接关系到月经与妊娠。冲任之本在肾，若先天肾气不足或后天损伤肾气，致精不化血，冲任血海匮乏，可发生闭经、月经迟发、月经过少、不孕等；肾气虚，封藏失职，冲任不固，可致月经先期、月经过多、崩漏、产后恶露不绝；肾气虚，胎失所系，冲任不固，可致胎漏、胎动不安、滑胎；肾气虚，摄纳或系胞无力，则致胎动不安、子宫脱垂。

（2）肾阳虚：肾阳，即命门之火。肾阳虚是指全身功能低下，温煦、气化及兴奋施泻作用减弱的病理状态。肾阳虚，命门火衰，冲任失于温煦，下不能暖宫，胞宫虚寒，可致妊娠腹痛、产后腹痛、宫寒不孕；肾阳虚，命门火衰；上不能暖土，水湿下注，发为经行浮肿、经行泄泻、子肿、子满；肾阳虚，气化失司，水液代谢失常，湿聚成痰，痰浊阻滞冲任、胞宫，可致月经后期、闭经、不孕；肾阳虚，气化失常，水湿下注任、带，使任脉不固，带脉失约，发为带下病；肾阳虚，兴奋施泻功能减退，可出现性冷淡、闭经、无排卵性不孕症；肾阳虚，血失温运而迟滞成瘀，血瘀阻碍生机加重肾虚，而发生肾虚血瘀，导致子宫内膜异位症、多囊卵巢综合征等更为错综复杂的妇产科病症。

（3）肾阴虚：主要指肾所藏的阴精不足及由此发生的病理变化。多因先天不足、素体阴虚或青春期天癸初至或更年期将竭，或房劳多产，或久病、热病、大病耗伤肾阴。肾阴虚精血不足、冲任血虚，血海不能按时由满而溢，可致月经后期、月经过少、闭经；肾阴虚，冲任、胞宫胞脉失养，可致痛经、妊娠腹痛或不孕症；若肾阴虚，孕后阴血下聚冲任以养胎元，致令阴虚益甚，肝失所养，肝阳上亢，发为妊娠眩晕，甚或子痫等。

阴损及阳，阳损及阴，若病程日久，往往可导致肾阴阳两虚，上述病症可以夹杂出现。

2. 肝的病机

肝藏血，主疏泄。性喜条达，恶抑郁。肝体阴而用阳，具有贮藏血液和调节血流、血量的生理功能，肝又有易郁、易热、易虚、易亢的特点。妇人以血为基本，若素性忧郁，或七情内伤，或他脏

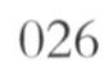

病变伤及肝木，则肝的功能失常，表现为肝气郁结、肝郁化火、肝经湿热、肝阴不足、肝阳上亢和由此而出现的相关病机，影响冲任，导致妇产科疾病。

肝气郁结：肝气郁结，则血为气滞，冲任不畅，发生月经先后无定期、痛经、经行乳房胀痛、闭经、妊娠腹痛、缺乳、不孕症、盆腔炎；肝郁化热化火，火热之邪下扰冲任血海，迫血妄行，可致月经先期、月经过多、崩漏、胎漏，产后恶露不绝；气火上炎，则发为经行头痛、经行吐衄、经行情志异常、乳汁自出；肝郁犯胃，经前、孕期冲脉气盛，挟胃气上逆，可发生经期呕吐、妊娠恶阻。

肝经湿热：肝郁乘脾，脾失健运，湿从内生，湿郁化热，湿热之邪下注任、带，使任脉不固，带脉失约，可发生带下病、阴痒。湿热蕴结胞中，或湿热瘀结，阻滞冲任，冲任不畅，发生不孕、盆腔炎、癥瘕等。

肝阴不足：肝藏血，体阴而用阳。若素体肝肾阴虚，或失血伤阴，或热病伤阴，肝阴不足，冲任失养，血海不盈，可致月经过少、闭经、不孕症等；肝血不足，经前、经时、孕期阴血下注冲任血海，阴血益虚，血虚生风化燥，发生经行风疹块、妊娠身痒。

肝阳上亢：肝血素虚，经前或孕后阴血下聚冲任、胞宫，阴血益亏，肝阳偏亢，出现经前头痛、经行眩晕、子晕；阴虚阳亢，阳化风动，肝火愈炽，风火相煽，发为子痫。

3. 脾的病机

脾为后天之本，气血生化之源，脾又主中气而统血。脾的病机主要是脾失健运、脾失统摄及脾虚下陷。

脾失健运：脾气素虚，或饮食不节、劳倦过度伤脾，或木郁侮土，脾虚气弱，健运失常，气血生化不足而脾虚血少，冲任失养，血海不盈，可出现月经后期、月经过少、闭经、胎萎不长、产后缺乳；或素体阳虚，或寒凉生冷、膏粱厚味损伤脾阳、脾阳不振，运化失职，水湿流溢下焦，湿聚成痰；痰湿壅滞冲任、胞宫，可出现月经过少、

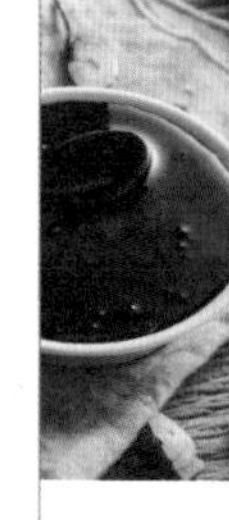

闭经、不孕、癥瘕、多囊卵巢综合征等；脾失健运，湿邪内生，损伤任、带，失于固约，发生带下病。

脾失统摄：脾气虚弱，中气不足，统摄无权，冲任不固，可出现月经过多、经期延长、崩漏、胎漏、产后恶露不绝，乳汁自出。

又脾与胃互为表里，脾虚可影响胃的功能，如脾胃虚弱，孕后经血不泻，冲气偏盛，循经上逆犯胃，胃失和降，发为恶阻。

4. 心的病机

“心主神明”“心主血脉”“胞脉者属心而络于胞中”。若忧愁思虑，积想在心，心气不得下通于肾，胞脉闭阻，可出现闭经、月经不调，不孕；心火偏亢，肾水不足，则水火失济，出现脏燥、产后抑郁等。

5. 肺的病机

肺主气，主肃降，朝百脉而输精微，通调水道。若阴虚火旺，经行阴血下注冲任，肺阴益虚，虚火灼伤肺络，则出现经行吐衄；若肺失宣降、不能通调水道，则引起子嗽或妊娠小便异常、产后小便异常。

人是一个有机的整体，脏腑是相生相克，互相影响的，与妇科关系最密切的肾、肝、脾之间更是难以分割，常出现肾虚肝郁、肝郁脾虚、肾脾两虚、肾虚血瘀、肾虚肝郁脾虚等复杂的病机。

（二）气血失调

《灵枢·五音五味》篇所说：“妇人之生，有余于气，不足于血，以其数脱血也。”说明气血失调是妇产科疾病的重要病机。由于气和血是相互依存，相互滋生的，气为血之帅，血为气之母，气病可以及血、血病可以及气，所以临证时既要分清在气在血的不同，又要注意气和血的相互密切关系。

1. 气分病机

气分病机有气虚、气陷、气滞、气逆的不同。

（1）气虚：指气的能量不足及由此引起的气的功能减退的病理

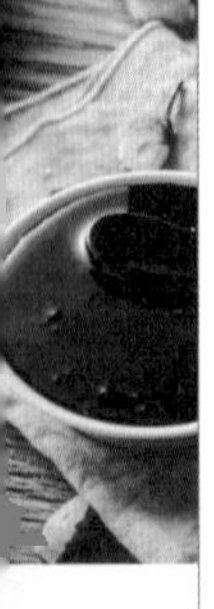

状态。素体虚弱，或劳倦过度伤气，或久病大病正气受损，或肺、脾、肾的功能失常，影响气的生成，而致发生妇科诸疾。如肺气虚，卫外不固，易出现经行感冒、产后自汗、产后发热；中气虚或肾气虚，均可致冲任不固，发生月经先期、月经过多、崩漏、胎漏、乳汁自出。

（2）气陷：指中气虚而下陷的病理，可发生子宫脱垂，崩漏。

（3）气滞：指气推动血和津液的运行不畅，导致相应脏腑、气血、经络的生理功能失常的病理状态。

（4）气逆：指气升降失常，上升太过的病理。肺主气主肃降，肺气上逆，可发生子嗽。胃气宜降，若胃气上逆，可致经行呕吐、恶阻。

2. 血分病机

病在血分，有血虚、血瘀、血热、血寒之分。

（1）血虚：指阴血匮乏，血的营养与滋润功能不足的病理状态。导致血虚的原因常见三个方面：一是耗血出血过多，尤其是月经过多、血崩或孕期、产时、产后大出血，致使机体处在血虚状态；二是气血生化不足，脾胃虚弱或营养不良，可致气血来源匮乏；三是肾精不足。精血同源，各种原因导致的血虚，致冲任血海匮乏不能由满而溢，或失于濡养，可发生月经后期、月经过少、闭经、痛经、妊娠腹痛、胎动不安、滑胎、胎萎不长、产后缺乳、产后身痛，产后血劳、不孕。

（2）血瘀：指血液停积、血流不畅或停滞，血液循环障碍的发生、发展及继发变化的全部病理过程。血寒、血热、血虚、气滞、气虚、出血、久病、肾虚等均可导致血瘀，进而发生痛经、闭经、崩漏、月经过多、经期延长、胎动不安、异位妊娠、产后腹痛、恶露不绝、产后发热、不孕、癥瘕等。

（3）血热：指血分伏热，使脉道扩张，血流加快，甚至迫血妄行的病理状态。若因素体阳盛或血热，过食辛热或误服助阳暖宫之品，热伏冲任，迫血妄行而出现月经过多、月经先期、崩漏、经行吐衄、胎漏、产后发热；若肝郁化热、热性炎上，可致经行头痛、

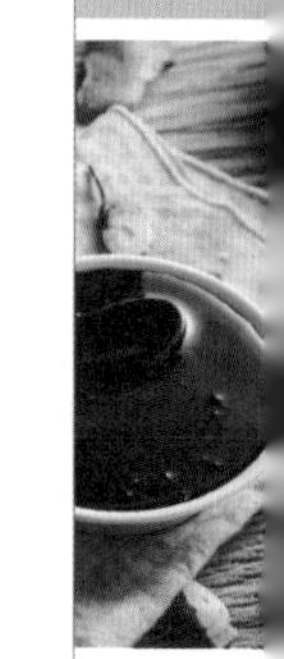

经行情志异常；若素体阴虚，经、孕、产、乳数伤于血，阴血益亏，阴虚生内热，热扰冲任，冲任不固，发生月经先期、崩漏、胎动不安、产后恶露不绝。

（4）血寒：指血脉凝滞收引、机体功能减弱的病理状态。血寒常因经期、产后正气不足、感受寒邪，寒邪客于冲任、胞宫，或素体阳虚，寒从内生，血为寒凝，冲任失畅，功能减退，发生痛经、月经后期、月经过少、闭经、妊娠腹痛、产后腹痛、产后身痛、宫寒不孕等。

气血互相滋生，互相依存，故在病机上往往气病及血，血病及气，气血不和，气血同病，虚实错杂，常见气滞血瘀，气虚血瘀，气血两虚等。

（三）冲、任、督、带损伤

1. 冲任损伤

任通冲盛才有正常的月经与妊娠。冲、任二脉皆起于胞中，环绕唇口。“冲为血海”“为十二经脉之海”能调节十二经的气血；“任主胞胎”，为阴脉之海，与足三阴经肝、脾、肾会于曲骨、中级、关元，因此任脉对人身的阴经有调节作用；天癸对人体的生长、发育与生殖功能的影响，主要通过冲任二脉以实施，因此冲任损伤必然导致妇产科诸疾。冲任损伤主要表现为冲任不固、冲任不足、冲任失调、冲任血热、冲任寒凝和冲任阻滞等。

2. 督脉虚损

督脉与任脉同起于胞宫，二脉协同调节人身阴阳脉气的平衡，维持胞宫的生理功能。如外感六淫邪毒，内伤脏腑气血，损伤督脉，致督脉虚损，则发生疾病，如《素问·骨空论》所言：“督脉……此生病……其女子不孕，”以及阴阳平衡失调所致的闭经、崩漏、经断前后诸证、绝经妇女骨质疏松症。

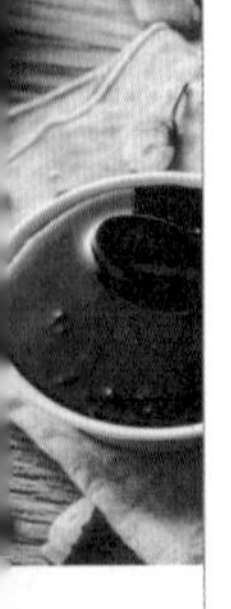

3. 带脉失约

带脉束腰一周，约束诸经。《血证论》指出："带脉下系胞宫……属于脾经。"从循行路径看，横行之带脉与纵行之冲、任、督间接相同并下系胞宫。带脉的功能主要是健运水湿，提摄子宫，约束诸经。故带脉失约可导致带下病、胎动不安、滑胎、子宫脱垂等。

（四）胞宫、胞脉、胞络受损

胞宫借经络与脏腑相连，完成其生理功能，妇科疾病，多在胞宫中表现出来。

（1）子宫形质异常即子宫的形态、位置及质地的异常变化导致妇科疾病的机理。子宫形质异常多由先天发育不良和后天损伤所致，可出现幼稚子宫、子宫畸形、子宫过度屈曲、子宫肌瘤或手术损伤子宫等，致发生月经不调、痛经、滑胎、癥瘕、不孕等病症。若手术损伤子宫可致急腹症，须及时治疗，必要时做手术修补。

（2）子宫藏泻失司。子宫具有脏"藏"的功能，具有腑"泻"的功能，且藏泻有序。若先天肾气不足或房劳多产，久病大病失血伤精，精血不充，使冲任不能通盛，子宫蓄藏阴精匮乏，藏而不泻可发生月经后期、闭经、带下过少、胎死不下、滞产、难产、过期妊娠；若肾气不固，肝气疏泄太过、或脾虚不摄，导致子宫藏纳无权，泻而不藏，可发生流产、早产、经期延长、带下病、恶露不绝。

（3）子宫闭阻是指病邪客于子宫后，使子宫闭塞或阻滞而产生妇科疾病的病机。《金匮要略》首先提出"妇人经水闭不利，脏坚癖不止，中有干血""血结胞门"等妇科特有的病机；《诸病源候论》认为"妇人月水不通……风冷邪气客于胞内，伤损冲任之脉……致胞络内绝，血气不通故也"；《傅青主女科》论肥胖不孕时亦指出"肥胖者多气虚，气虚者多痰涎……且肥胖之妇，内肉必满，遮隔子宫，不能受精，此必然之势也"。说明瘀、痰有形之邪使子宫闭阻是妇科常见的病机之一。此外，人工流产术后、子宫内膜息肉、宫腔操作术后粘连受损，均可瘀阻生化之机，导致月经过少、闭经、崩漏、

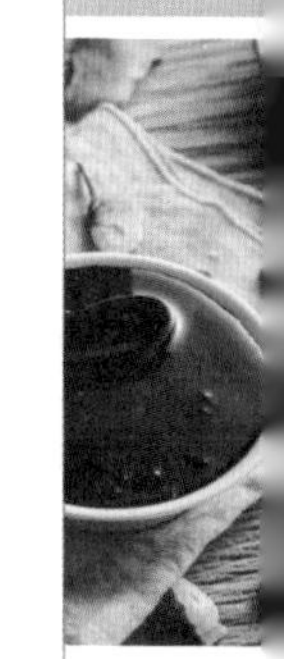

不孕症等。

胞脉、胞络是脏腑联系胞宫的脉络。若胞脉胞络受损，同样可发生闭经、痛经、崩漏、不孕等病症。胞宫、胞脉、胞络虽各有自身受损的病机，但它们之间又是互相联系不可分割的整体，常相互影响。

（五）肾－天癸－冲任－胞宫生殖轴失调

肾－天癸－冲任－胞宫生殖轴，以肾气为主导，由天癸来调节，通过冲任的通盛、相资，由胞宫体现经、带、胎、产的生理特点。其中任何一个环节失调都会引起生殖轴功能失调，发生崩漏、闭经、迟发或“早发”绝经、流产、不孕症等妇科病。而调经、种子、安胎的关键就是肾－天癸－冲任－胞宫生殖轴的功能及其相互间的平衡协调。

妇科疾病的病机是错综复杂的，既有脏腑功能失常和气血失调的病机间接影响冲任、胞宫或生殖轴为病；又有冲任督带、胞宫、胞脉、胞络直接受损，以及肾－天癸－冲任－胞宫生殖轴失调发为妇产科病症，因此，必须“辩证求因”“审因论治”“谨守病机，各司其属”，把握主要病因病机的关键所在，才能做出正确的判断。

第三节　女性膏方调理原则

女性膏方原则。膏方中的中药饮片配伍最能体现中医治病“因人而宜”的中医特色，且药物的量要满足一料膏滋药服用时间（30～60日）的剂量。通常情况下，一剂膏方的重要部分重量大约在5～10千克。太少了，不能满足服用的需要，难以达到满意的

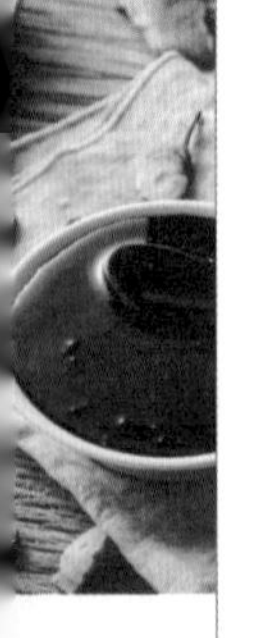

疗效；太多了，盲目追求大处方，既浪费药材，又可能品种驳杂，主治不明，且容易导致药味之间配伍不当而出现不良的反应。所以在处方时一定要辨证论治、全面考虑，应遵循中药组方原则。

“急则治其标，缓则治其本”是中医治疗学基本原则之一，妇科疾病中，以血崩症、急腹痛症、高热症、厥脱症为代表的危急重症，应掌握“急则治其标”的原则，应及时采用急治法。对于月经病、带下病等病程较长、反复发作的病症，应在治疗原发疾病基础上，扶正益气，达到阴平阳秘，精神乃至的目的。

女性膏方治疗原则如下。

（一）调补脏腑

1. 滋肾补肾

（1）补益肾气：常从肾阴阳两方面着手调补，阳生阴长，肾气自旺。常用方如寿胎丸、肾气丸、归肾丸、加减苁蓉菟丝子丸、补肾固冲丸。若先听不足，天癸不能至期成熟、泌至，又常于补益肾气方药中，佐以健脾养血、益胃生津之品，先后天共养育之。

（2）温补肾阳：常用药物如附子、肉桂、巴戟天、肉苁蓉、仙灵脾、仙茅等。代表方如右归丸、右归饮、温胞饮等。因“妇人之生，有余于气，不足于血”，恐有燥烈伤阴之虑。

（3）滋肾益阴：常用地黄、枸杞子、黄精、女贞子、旱莲草等。方如左归丸、补肾地黄汤、六味地黄丸。若先天禀赋不足肾精未实或多产房劳耗损肾精不足之证者，又当滋肾填精。继以血肉有情之品养之，可酌选加紫河车、阿胶、鹿角胶共奏填精益髓之功。滋肾补肾时，临证用药应注意滋阴不忘阳，补阳不忘阴，阴阳双补要点在于分清虚实的主次关系而调治之，或滋肾益阴佐以温肾助阳，或温肾助阳佐以滋肾益阴。《景岳全书》所论“善补阳者，必于阴中求阳，则阳得阴助而生化无穷；善补阴者，必于阳中求阴，则阴得阳升而泉源不竭”。

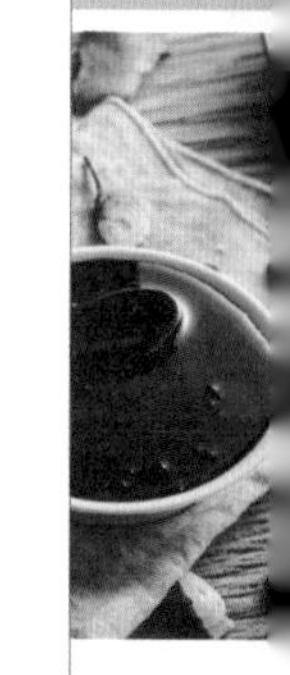

2. 疏肝养肝

（1）疏肝解郁：常用柴胡、郁金、川楝子、香附、青皮、枳壳等药物。方如柴胡疏肝散、逍遥散、乌药汤等。

（2）疏肝清热：常用川楝子、牡丹皮、栀子、黄芩、桑叶等药物；方如丹栀逍遥散、宣郁通经汤。

（3）养血柔肝：常用地黄、白芍、桑葚子、女贞子、玉竹、山茱萸等药物；方如一贯煎、杞菊地黄丸等。

（4）疏肝清热利湿：常用龙胆草、车前子、柴胡、黄芩等药物；方如龙胆泻肝汤、四逆四妙散等。

3. 健脾和胃

（1）健脾养血：常用人参、白术、茯苓、莲子肉、山药等药物；方如八珍汤、人参养营丸等。

（2）健脾除湿：常用党参、茯苓、苍术、白术、陈皮等药物；方如白术散、完带汤、参苓白术散。

（3）补气摄血：首当健脾益气以治其本，配伍止血之品，如炮姜炭、艾叶、茜草、仙鹤草等药物；方如固本止崩汤、安冲汤等。

（4）健脾升阳：常用人参、黄芪、白术、升麻、桔梗等；方如补中益气汤、举元煎。

（5）和胃法：和胃降逆，常用香砂六君子汤、苏叶黄连汤；清胃泻热：方如瓜石汤、玉女煎。

（二）调理气血

“妇人之生，有余于气，不足于血”“妇人以血为基本”，经、孕、产、乳均以血为用，女性机体常处于气血相对不平衡的状态之中，故调理气血称为治疗妇科疾病的常用大法。

1. 理气法

①理气行滞：常用荔枝核、乌药、木香、香附、枳壳、陈皮等。②调气降逆：因气逆致妇科疾病，多涉及肝、胃及冲脉，表现为肝气上亢、胃失和降、冲气上逆，前两者已于肝、胃治法中论及，至

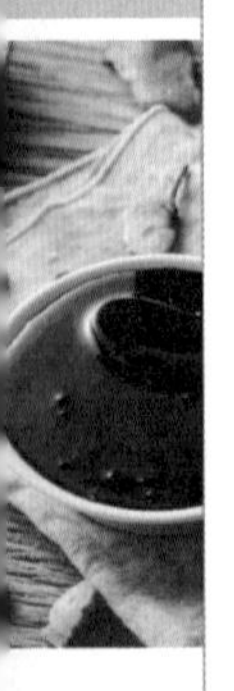

若平降上逆之冲气，习惯上多遵循“冲脉隶于阳明”“降胃气以平冲气”之经验，主以和胃降逆之品治之。③补气升提：气虚者补之。

2. 调血法

①补血养血：常用当归、熟地、何首乌、枸杞子、阿胶、白芍等药物；方如四物汤、人参养营汤、滋血汤等。②清热凉血：常用玄参、生地、知母、黄檗、地骨皮、牡丹皮、青蒿等；方如知柏地黄汤、清经散等。③清热解毒：常用银花、连翘、紫花地丁、野菊花、红藤、败酱草等；方如五味消毒饮、银甲丸、银翘红酱解毒汤等。④活血化瘀：常用桃仁、红花、当归、川芎、丹参、益母草、泽兰、蒲黄等药物；方如桃红四物汤、少腹逐瘀汤、生化汤、大黄蟅虫丸。

（三）温经散寒

寒邪客于冲任、胞络，诱发月经后期、月经过少、闭经、痛经、妊娠腹痛、产后腹痛、恶露不下、癥瘕等病症，常用肉桂、桂枝、吴茱萸，小茴香等药物；方如温经汤、少腹逐瘀汤、艾附暖宫丸等。

（四）利湿除痰

湿邪为患，如与寒并，则成寒湿；与毒邪相合，则为湿毒；湿郁日久而化热，则为湿热；湿聚成痰，则属痰湿。湿热者，方如止带方、龙胆泻肝汤、四逆四妙散等；寒湿者，方如启宫丸、苍附导痰丸。

（五）调治冲任督带

（1）调补冲任：常用菟丝子、肉苁蓉、鹿角胶、枸杞子、杜仲等药物；方如固冲汤、补肾固冲丸、大补元煎。

（2）温化冲任：常用吴茱萸、肉桂、艾叶、小茴香等；方如温冲汤、温经汤、艾附暖宫丸。

（3）清泄冲任：常用牡丹皮、黄檗、黄芩、桑叶等；方如清经散、保阴煎等。

（4）疏通冲任：常用桂枝、吴茱萸、乌药、牡丹皮、赤芍、苍术、

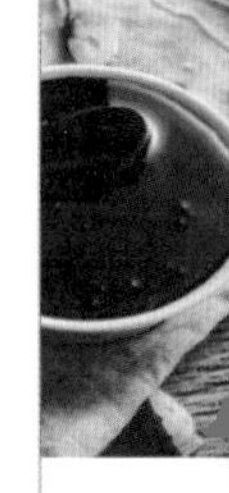

枳壳、柴胡、香附等；方如少腹逐瘀汤、四逆四妙散、桃红四物汤等。

（5）和胃降逆：常用紫石英、紫苏、法半夏、陈皮、竹茹等，方如小半夏加茯苓汤。

（6）扶阳温督：常用鹿茸、补骨脂、仙茅、仙灵脾、巴戟、附子等，方如二仙汤、右归丸。

（7）健脾束带：常用党参、升麻、苍术、白术、茯苓等，方如完带汤、补中益气汤。

（六）调养胞宫

（1）温肾暖宫：常用紫石英、附子、肉桂、艾叶等；方如艾附暖宫丸、温胞饮。

（2）补肾育宫：常用熟地、制首乌、菟丝子、枸杞子、肉苁蓉、紫河车等药物；方如加减苁蓉菟丝子丸、五子衍宗丸、育宫片。

（3）补血益宫：常用枸杞子、覆盆子、当归、熟地、白芍等药物；方如四二五合方。

（4）补肾固胞：方如大补元煎，寿胎丸。

（5）益气举胞：方如补中益气汤、升麻汤。

（6）逐瘀荡胞：常用益母草、莪术、桃仁、红花、川牛膝、丹参、大黄、水蛭等；方如桂枝茯苓丸，生化汤，桃红四物汤，脱花煎等。

（7）泻热清胞：常用黄檗、黄芩、牡丹皮、赤芍、红藤、连翘等；方如清经散、清热调血汤、清热固经汤等。

（8）散寒温胞：常用肉桂、桂枝、吴茱萸、干姜、小茴香等药物；方如温经汤、少腹逐瘀汤、艾附暖宫丸。

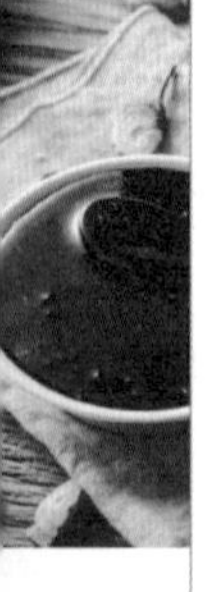

第四节　女性膏方运用特点及优势

膏方的作用主要是补益，同时也可以治疗多种慢性、虚弱性疾病。妇女因其特有的经带胎产生理特点，特别是每月有经血排出，产后失血等使得女子在气血方面易不足，故中医称“女子，以血为主”。汉代张仲景著《金匮要略》中将妇女病的病因归纳为“虚、积冷、结气”三大类，其中虚占首位，说明补虚是妇科中常用的治法，而膏方恰好在这方面有其特长，可以补益脏腑精气血的不足，同时通过配伍以达祛病养生的目的，其特点及优势主要体现在以下方面：

一些慢性妇科疾病的患者，如月经不调、闭经者，多因机体气血不足、气机紊乱而致病，服用膏方可通过调补气血而使病自愈。带下病患者，多因脾肾亏虚，带脉失约，湿邪下注所致，服用膏方可补益脾肾，固涩止带。不孕、滑胎者多为肾虚肝郁挟痰湿余血，膏方可起到补肾填精，疏肝活血化瘀的作用。而一些急性病如崩漏、产后大出血、大失血的病人，气血耗损，气血不足，身体虚弱，且生产后妇女气血骤虚，且气血为乳汁生化之源，产后调摄更是膏方的优势所在。

凡女性因气血阴阳亏虚，五脏亏损所引起的妇产科诸疾，均可服用膏方，适应证：经、带、胎、产、杂诸疾病。其中，膏方在治疗过程中，通过补气养血，调整阴阳，调动机体内在因素，激发与提高机体的自卫和抗病能力，达到扶正祛邪，祛病强身、抗衰益寿的目的，故“阴平阳秘，精神乃治”。

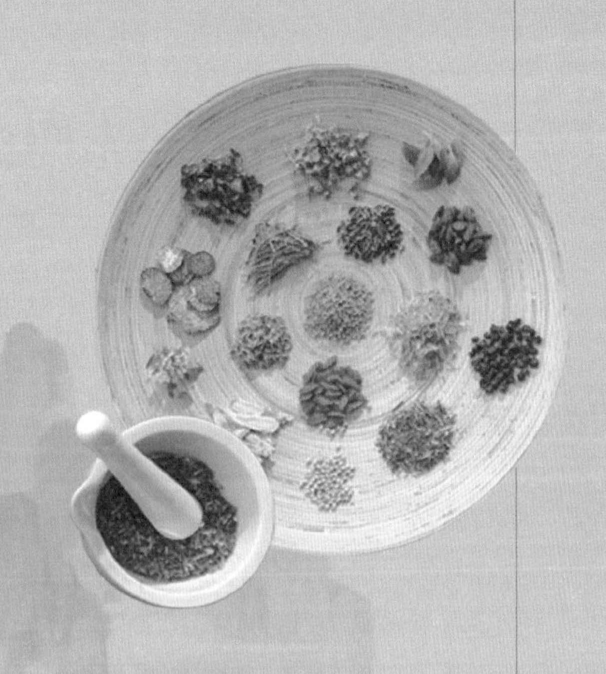

第三章

月经病调理膏方

第一节　总　　论

凡月经的周期、经期和经量发生异常，以及伴随月经周期出现明显不适症状的疾病，称为月经病，是妇科临床的多发病。

常见的月经病有月经先期、月经后期、月经先后无定期、月经过多、月经过少、经期延长、经间期出血、崩漏、闭经、痛经、经行发热、经行头痛、经行吐衄、经行泄泻、经行乳房胀痛、经行情志异常、经断前后诸症、经断复来等。

月经病发生的主要机理是脏腑功能失调，气血不和，导致冲任二脉的损伤。其病因除外感邪气、内伤七情、房劳多产、饮食不节之外，尚须注意身体素质对月经病产生的影响。

月经病的辨证着重月经的期、量、色、质及伴随月经周期出现的症状，同时结合全身症候，运用四诊八纲进行综合分析。

月经病的治疗原则重在治本以调经。论治过程中，首辨他病、经病的不同。如因他病致经不调者，当治他病，病去则经自调；若因经不调而生他病者，当予调经，经调则他病自愈。次辨标本缓急的不同，急则治其标，缓则治其本。如痛经剧烈，应以止痛为主；若经崩暴下，当以止血为先。缓则审证求因治其本，使经病得到彻底治疗。再辨月经周期各阶段的不同。经期血室正开，大寒大热之剂用时宜慎；经前血海充盛，毋滥补，宜予疏导；经后血海空虚，勿强攻，宜于调补，但总以证之虚实酌用攻补。这是月经病论治的一般规律。

月经病的治本大法有补肾、扶脾、疏肝、调理气血等。“经水出诸肾”，故调经之本在肾。补肾在于益先天之真阴，以填精养血

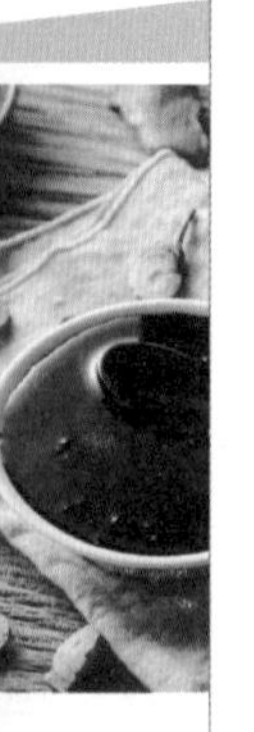

为主，佐以助阳益气之品，使阳生阴长，精血俱旺，则月经自调。即使在淫邪致病的情况下，祛邪之后，也以补肾为宜。扶脾在于益气血之源，以健脾升阳为主，脾胃健运，气血充盛，则源盛而流自畅。然而用药不宜过用甘润或辛温之品，以免滞碍脾阳或耗伤胃阴。疏肝在于通调气机，以开郁行气为主，佐以养肝之品，使肝气得疏，气血调畅，则经病可愈。调理气血当辨气病、血病；病在气者，治气为主，治血为佐；病在血者，治血为主，治气为佐。气血来源于脏腑，其补肾、扶脾、疏肝也寓调理气血之法。上述诸法，又常以补肾扶脾为要。如《景岳全书》说："故调经之要，贵在补脾胃以资血之源，养肾气以安血之室，知斯二者，则尽善矣。"此外，不同年龄的妇女有不同的生理特点，治疗的侧重点也不同，应予考虑。

总之，月经病是常见病，病变多种多样，病症虚实寒热错杂，必须在充分理解肾主司月经的基础上，注意脾、肝以及气血等对月经的影响，全面掌握其治法，灵活运用。

第二节　月经先期调理膏方

月经周期提前 1 ~ 2 周者，称为"月经先期"，亦称"经期超前"或"经早"。

本病相当于西医学排卵型功能失调性子宫出血病的黄体功能不全和盆腔炎症所致的子宫出血。月经先期伴月经过多可进一步发展为崩漏，应及时进行治疗。

1. 临床表现

（1）症状：月经提前来潮，周期不足 21 天，且连续出现两个月经周期以上，经期基本正常，可伴有月经过多。

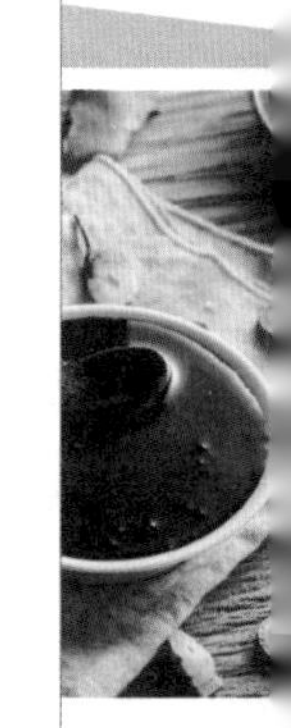

（2）妇科检查：盆腔无明显器质性病变者，多属黄体功能不足之排卵性月经失调；有盆腔炎症体征者，应属盆腔炎所引起的月经先期。

2. 理化检查

（1）影像学检查：子宫附件 B 超。

（2）月经来潮 12 小时内诊刮子宫内膜组织送病理检查；月经来潮第 2 ～ 4 天空腹查性激素全套及 AMH 和甲状腺功能。

3. 辨证膏方

本病主要机理是冲任不固，经血失于制约，月经提前而至。常见的症型有气虚和血热。辨证主要辨其属气虚或血热，治疗以安冲为大法，或补脾固肾益气，或清热泻火，或滋阴清热。

一、气虚型

（一）脾气虚症

【主要症候】　经期提前，或兼量多，色淡质稀，神疲肢倦，气短懒言，小腹空坠，纳少便溏，舌淡红，苔薄白，脉缓弱。

【症候分析】　脾气虚弱，统血无权，冲任不固，故月经提前而至，量多；气虚血失温煦，则经色淡而质稀；脾虚中气不足，故神疲肢倦，气短懒言，小腹空坠；运化失职，则纳少便溏。舌淡红，苔薄白，脉缓弱，也为脾虚之证。

【治疗法则】　补脾益气，固冲调经。

膏方：补中益气膏

【来源】　本方来源于《脾胃论》。原文：“气高而喘，身热而烦，其脉洪大而头痛，或渴不止，其皮肤不任风寒而生寒热。内伤脾胃，乃伤其气；外感风寒，乃伤其形。伤其外为有余，有余者泻之；伤其内为不足，不足者补之。内伤不足之病，苟

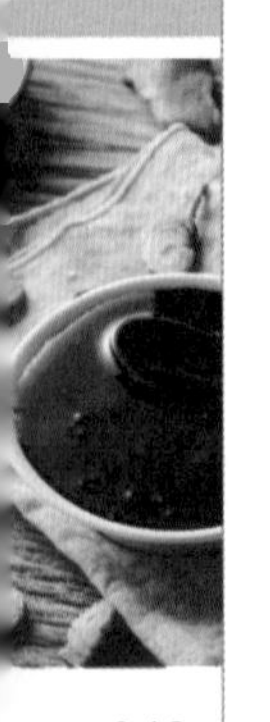

误认作外感有余之病而反泻之，则虚其虚也。惟以甘温之剂，补其中而升其阳。”

【组成】 黄芪200克、人参100克、甘草50克、当归200克、陈皮50克、升麻50克、柴胡50克、白术100克。

【方解】 方中黄芪味甘微温，补中益气，升阳固表，人参、炙甘草、白术，补气健脾，当归养血和营，协人参、黄芪补气养血；陈皮理气和胃，使诸药补而不滞，少量升麻、柴胡升阳举陷，协助君药以升提下陷之中气，炙甘草调和诸药。

【图解】

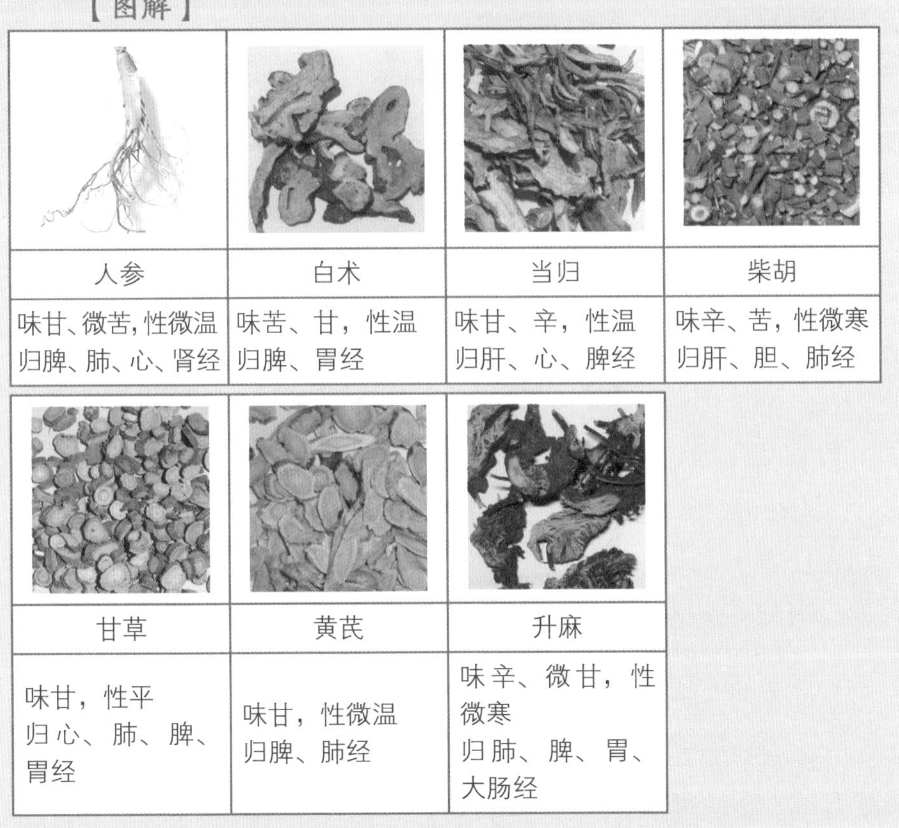

人参	白术	当归	柴胡
味甘、微苦，性微温 归脾、肺、心、肾经	味苦、甘，性温 归脾、胃经	味甘、辛，性温 归肝、心、脾经	味辛、苦，性微寒 归肝、胆、肺经

甘草	黄芪	升麻
味甘，性平 归心、肺、脾、胃经	味甘，性微温 归脾、肺经	味辛、微甘，性微寒 归肺、脾、胃、大肠经

【制法】 将膏方药物放入铜锅或不锈钢锅内，加水适量，浸泡12小时，先用武火煮开，再以文火煎煮90分钟后取汁，上法连续煎煮3次，去渣，合并药汁，用文火浓缩熬糊，再加入胶类和糖

收膏，以滴水成珠为度。糖一般用冰糖为宜，胃病者用麦芽糖，妇女产后用赤砂糖（红糖），糖尿病者用蛋白糖，便秘者加用蜂蜜。胶类首选阿胶，胶应先以绍兴酒浸泡而后入药汁内溶化。

【功效】 滋肾益阴，清热利湿。

【用法】 每日早晚各服30克（约1汤匙），开水冲服；早晨与晚上睡前1小时空腹服用为好；1周后可增至1.5汤匙。

【注意事项】

① 服药时忌食萝卜、浓茶、咖啡，如遇感冒发热、咳嗽、大便溏薄或胃口不佳时，暂停数日，待病愈后再进服。饮食忌生冷油腻，以免阻碍脾胃运化，影响膏药吸收。

② 若冲服时有微量沉淀（为药粉），请搅匀再服。

③ 所用汤匙应洗净，并避免生水进入盛药容器；每次开盖的时间要短，避免污染；为防止霉变也可放入冰箱内贮存。

④ 糖尿病患者忌用冰糖、饴糖、蜂蜜，可以用木糖醇或女贞糖。

【随症加减】 若月经过多者，去当归，重用黄芪、党参以益气摄血；经行期间去当归，酌加艾叶、阿胶、乌贼骨以止血固摄；便溏者，酌加山药、砂仁、薏苡仁以扶脾止泻。

若心脾两虚者，症见月经提前，心悸怔忡，失眠多梦，四肢倦怠，舌淡苔薄，脉细弱，治宜养心健脾，固冲调经，方用归脾汤（《校注妇人良方》）。组成：白术、茯神、黄芪、龙眼肉、酸枣仁、人参、木香、当归、远志、甘草、生姜、大枣。

（二）肾气虚症

【主要症候】 经期提前，量少，色淡黯，质清稀，腰酸腿软，头晕耳鸣，小便频数，面色晦暗或有暗斑，舌淡黯，苔薄白，脉沉细。

【症候分析】 “冲任之本在肾”，肾气不足，冲任不固，故月经提前；肾虚精血不足，故量少，经色淡黯，质稀；腰为肾之外府，肾主骨，肾虚故腰酸腿软；肾虚精血不足，髓海失养，故头晕耳鸣；

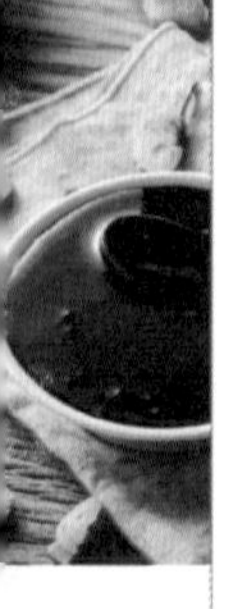

肾虚则气化失常，故小便频数；肾虚则肾水之色上泛，故面色晦暗或有暗斑。舌淡黯，脉沉细，也为肾虚之证。

【治疗法则】 补肾益气，固冲调经。

膏方：固阴膏

【来源】 本方来源于《景岳全书》。原文：“人参、熟地两补气血，山萸涩精固气，山药理脾固肾，远志交通心肾，炙甘草补卫和阴，菟丝强阴益精，五味酸敛肾气，阴虚精脱者，补以固阴也。”

【组成】 人参100克、熟地200克、山药100克、山茱萸100克、远志50克、炙甘草50克、五味子50克、菟丝子100克。

【方解】 方中菟丝子补肾而益精气；熟地、山茱萸滋肾益精；人参、山药、炙甘草健脾益气，补后天养先天以固命门；五味子、远志交通心肾，使心气下通，以加强肾气固摄之力。全方共奏补肾益气，固冲调经之效。

【图解】

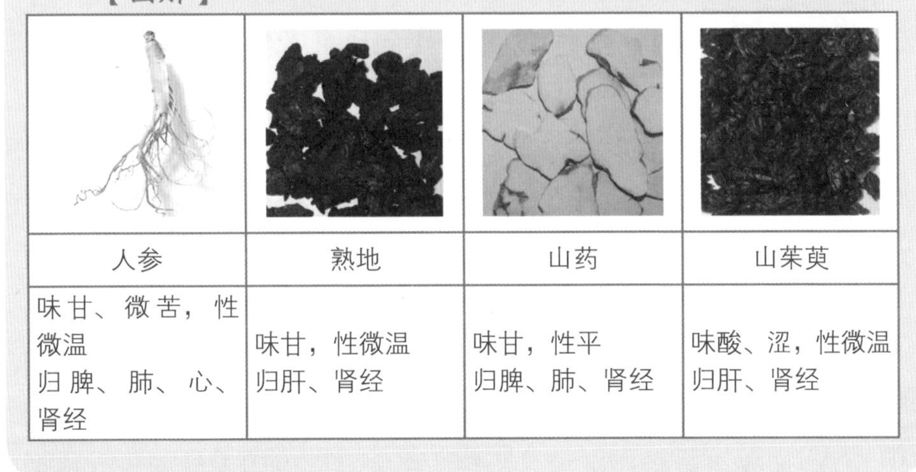

人参	熟地	山药	山茱萸
味甘、微苦，性微温 归脾、肺、心、肾经	味甘，性微温 归肝、肾经	味甘，性平 归脾、肺、肾经	味酸、涩，性微温 归肝、肾经

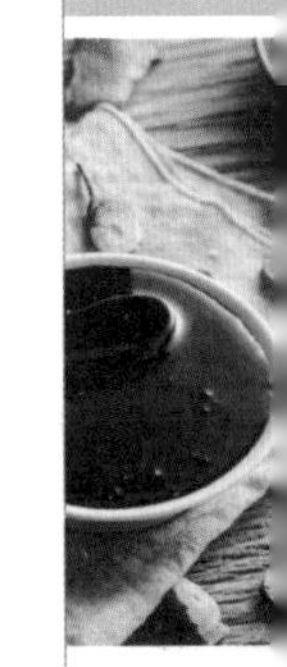

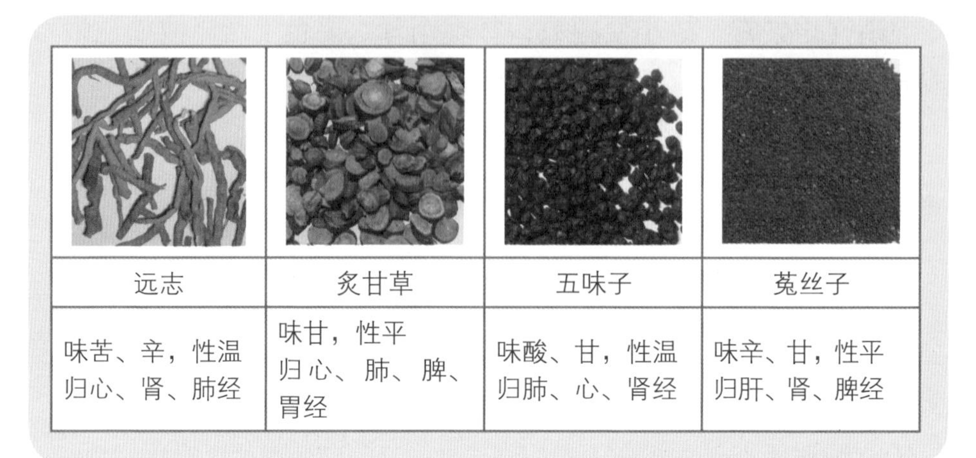

远志	炙甘草	五味子	菟丝子
味苦、辛，性温 归心、肾、肺经	味甘，性平 归心、肺、脾、胃经	味酸、甘，性温 归肺、心、肾经	味辛、甘，性平 归肝、肾、脾经

【制法】　将膏方药物放入铜锅或不锈钢锅内，加水适量，浸泡12小时，先用武火煮开，再以文火煎煮90分钟后取汁，上法连续煎煮3次，去渣，合并药汁，用文火浓缩熬糊，再加入胶类和糖收膏，以滴水成珠为度。糖一般用冰糖为宜，胃病者用麦芽糖，妇女产后用赤砂糖（红糖），糖尿病者用蛋白糖，便秘者加用蜂蜜。胶类首选阿胶，胶应先以绍兴酒浸泡而后入药汁内溶化。

【功效】　滋肾益阴，清热利湿。

【用法】　每日早晚各服30克（约1汤匙），开水冲服；早晨与晚上睡前1小时空腹服用为好；1周后可增至1.5汤匙。

【注意事项】

① 服药时忌食萝卜、浓茶、咖啡，如遇感冒发热、咳嗽、大便溏薄或胃口不佳时，暂停数日，待病愈后再进服。饮食忌生冷油腻，以免阻碍脾胃运化，影响膏药吸收。

② 若冲服时有微量沉淀（为药粉），请搅匀再服。

③ 所用汤匙应洗净，并避免生水进入盛药容器；每次开盖的时间要短，避免污染；为防止霉变也可放入冰箱内贮存。

④ 糖尿病患者忌用冰糖、饴糖、蜂蜜，可以用木糖醇或女贞糖。

【随症加减】　若腰痛甚者，酌加续断、杜仲补肾而止腰痛；夜尿频数者，酌加益智仁、金樱子固肾缩小便。

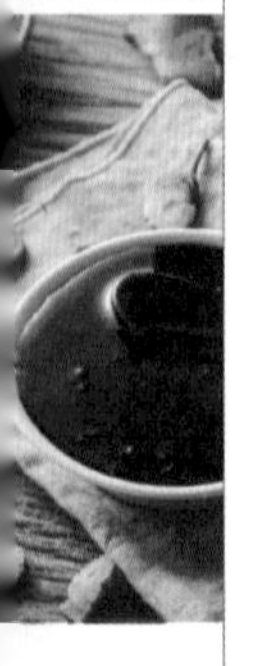

二、血热型

（一）阴虚血热症

【主要症候】　经期提前，量少，色红质稠，颧赤唇红，手足心热，咽干口燥，舌红，苔少，脉细数。

【症候分析】　阴虚内热，热扰冲任，冲任不固，故月经提前；阴虚血少，冲任不足，血海满溢不多，故经血量少；血为热灼，故经色红而质稠；虚热上浮，故颧赤唇红；阴虚内热，故手足心热；阴虚津少，故咽干口燥。舌红，苔少，脉细数，也为阴虚血热之证。

【治疗法则】　养阴清热，凉血调经。

膏方：两地膏

【来源】　本方来源于《傅青主女科》。原文："妇人有先期经来者……先期而来少者，火热而水不足也，治之法不必泻火，只专补水，水既足而火自消，方用两地汤。"

【组成】　生地 300 克、玄参 300 克、地骨皮 100 克、麦冬 200 克、阿胶 100 克、白芍 200 克。

【方解】　方中地骨皮、玄参、麦冬养阴清热，生地滋阴清热凉血，白芍和血敛阴，阿胶滋阴止血。全方共奏滋阴清热，凉血调经之效。

【图解】

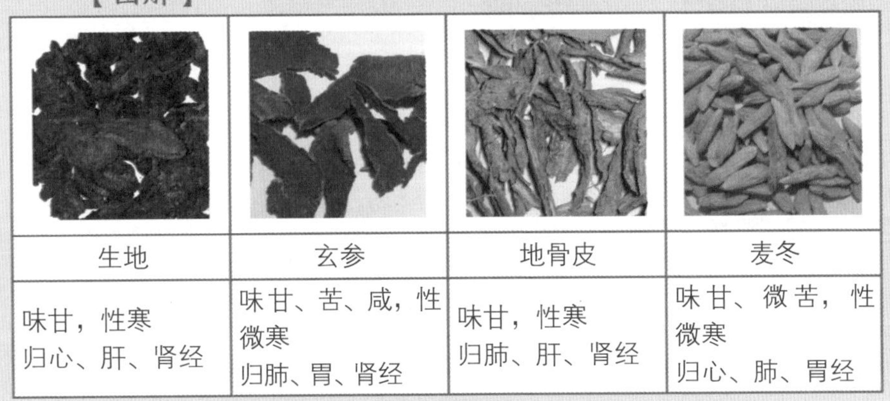

生地	玄参	地骨皮	麦冬
味甘，性寒 归心、肝、肾经	味甘、苦、咸，性微寒 归肺、胃、肾经	味甘，性寒 归肺、肝、肾经	味甘、微苦，性微寒 归心、肺、胃经

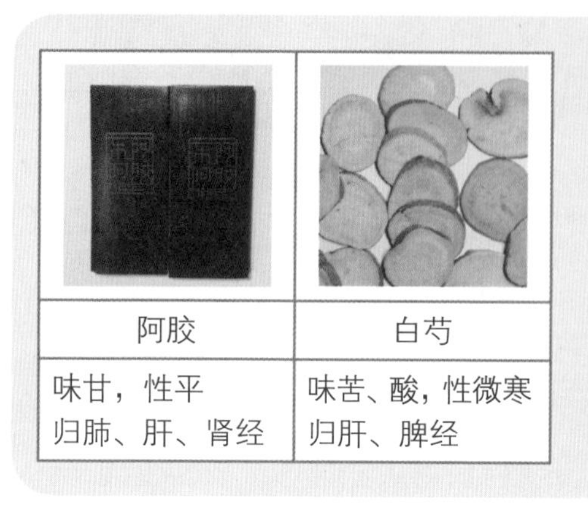

阿胶	白芍
味甘，性平 归肺、肝、肾经	味苦、酸，性微寒 归肝、脾经

【制法】 将膏方药物放入铜锅或不锈钢锅内，加水适量，浸泡 12 小时，先用武火煮开，再以文火煎煮 90 分钟后取汁，上法连续煎煮 3 次，去渣，合并药汁，用文火浓缩熬糊，再加入胶类和糖收膏，以滴水成珠为度。糖一般用冰糖为宜，胃病者用麦芽糖，妇女产后用赤砂糖（红糖），糖尿病者用蛋白糖，便秘者加用蜂蜜。胶类首选阿胶，胶应先以绍兴酒浸泡而后入药汁内溶化。

【功效】 滋肾益阴，清热利湿。

【用法】 每日早晚各服 30 克（约 1 汤匙），开水冲服；早晨与晚上睡前 1 小时空腹服用为好；1 周后可增至 1.5 汤匙。

【注意事项】

① 服药时忌食萝卜、浓茶、咖啡，如遇感冒发热、咳嗽、大便溏薄或胃口不佳时，暂停数日，待病愈后再进服。饮食忌生冷油腻，以免阻碍脾胃运化，影响膏药吸收。

② 若冲服时有微量沉淀（为药粉），请搅匀再服。

③ 所用汤匙应洗净，并避免生水进入盛药容器；每次开盖的时间要短，避免污染；为防止霉变也可放入冰箱内贮存。

④ 糖尿病患者忌用冰糖、饴糖、蜂蜜，可以用木糖醇或女贞糖。

【随症加减】 若月经量少者，酌加山药、枸杞子、何首乌滋肾以生精血；手足心热甚者，酌加白薇、生龟板育阴潜阳以清虚热。

（二）阳盛血热症

【主要症候】 经期提前，量多，色紫红，质稠，心胸烦闷，渴喜冷饮，大便燥结，小便短赤，面色红赤，舌红，苔黄，脉滑数。

【症候分析】 热伤冲任，迫血妄行，故月经提前，量多；血为热灼，故经色紫红，质稠；热扰心肝二经，故心胸烦闷；热邪伤津，故渴喜冷饮；大肠津少，故大便燥结；热灼膀胱，故小便短赤。面色红赤，舌红，苔黄，脉滑数，为热盛之证。

【治疗法则】 清热降火，凉血调经。

膏方：清经膏

【来源】 本方来源于《傅青主女科》。原文："妇人有先期经来者，其经甚多，人以为血热之极也，谁知是肾中水火太旺乎！夫火太旺则血热，水太旺则血多，此有余之病，非不足之症也，似宜不药有喜。但过于有余，则子宫太热，亦难受孕，更恐有烁干男精之虑，过者损之，谓非既济之道乎！然而火不可任其有余，而水断不可使之不足。治之法但少清其热，不必泄其水也。方用清经散。"

【组成】 牡丹皮100克、地骨皮200克、白芍100克、熟地100克、青蒿50克、黄檗25克、茯苓60克。

【方解】 方中黄檗、青蒿、牡丹皮清热降火凉血；熟地、地骨皮清血热而生水；白芍养血敛阴；茯苓行水泄热。全方清热降火，凉血养阴，使热去则阴不伤，血安而经自调。

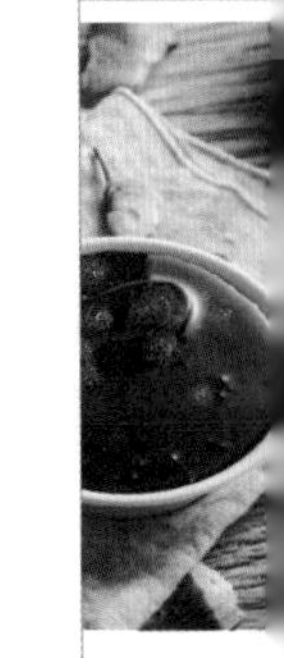

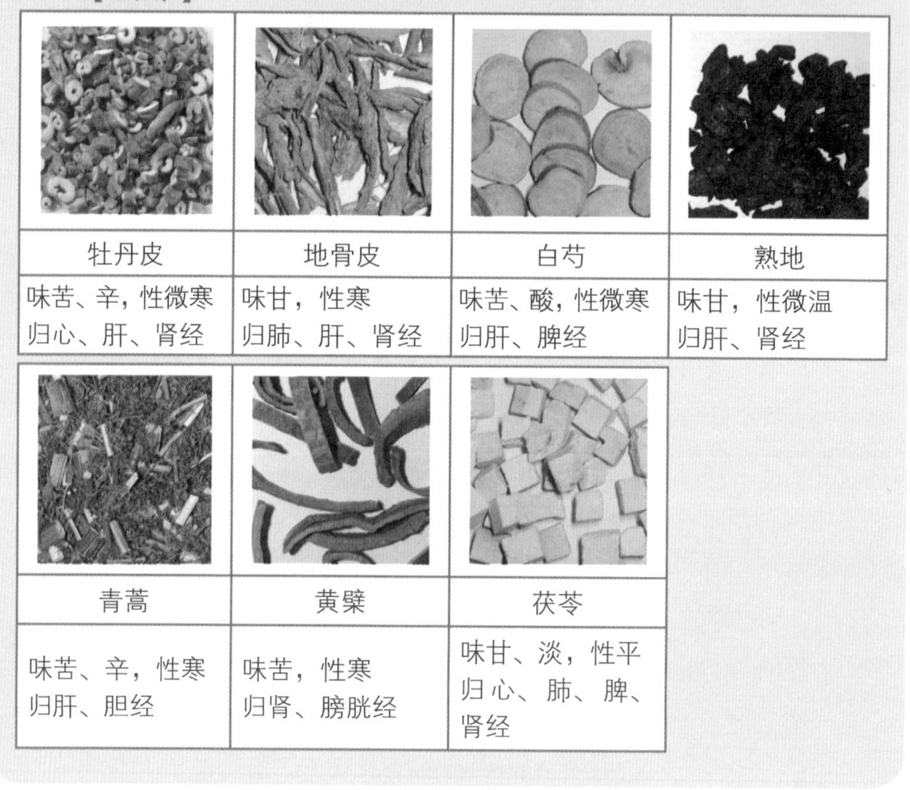

【图解】

牡丹皮	地骨皮	白芍	熟地
味苦、辛，性微寒 归心、肝、肾经	味甘，性寒 归肺、肝、肾经	味苦、酸，性微寒 归肝、脾经	味甘，性微温 归肝、肾经

青蒿	黄檗	茯苓
味苦、辛，性寒 归肝、胆经	味苦，性寒 归肾、膀胱经	味甘、淡，性平 归心、肺、脾、肾经

【制法】 将膏方药物放入铜锅或不锈钢锅内，加水适量，浸泡12小时，先用武火煮开，再以文火煎煮90分钟后取汁，上法连续煎煮3次，去渣，合并药汁，用文火浓缩熬糊，再加入胶类和糖收膏，以滴水成珠为度。糖一般用冰糖为宜，胃病者用麦芽糖，妇女产后用赤砂糖（红糖），糖尿病者用蛋白糖，便秘者加用蜂蜜。胶类首选阿胶，胶应先以绍兴酒浸泡而后入药汁内溶化。

【功效】 滋肾益阴，清热利湿。

【用法】 每日早晚各服30克（约1汤匙），开水冲服；早晨与晚上睡前1小时空腹服用为好；1周后可增至1.5汤匙。

【注意事项】

① 服药时忌食萝卜、浓茶、咖啡，如遇感冒发热、咳嗽、大便溏薄或胃口不佳时，暂停数日，待病愈后再进服。饮食忌生冷油腻，

以免阻碍脾胃运化，影响膏药吸收。

② 若冲服时有微量沉淀（为药粉），请搅匀再服。

③ 所用汤匙应洗净，并避免生水进入盛药容器；每次开盖的时间要短，避免污染；为防止霉变也可放入冰箱内贮存。

④ 糖尿病患者忌用冰糖、饴糖、蜂蜜，可以用木糖醇或女贞糖。

【随症加减】 若月经过多者，去茯苓，酌加地榆、茜草根以凉血止血；若经行腹痛，经血夹瘀块者，酌加炒蒲黄、三七以化瘀止血。

（三）肝郁化热症

【主要症候】 经期提前，量多或少，经色紫红，质稠有块，经前乳房、胸胁、少腹胀痛，烦躁易怒，口苦咽干，舌红，苔黄，脉弦数。

【症候分析】 肝郁化热，热扰冲任，迫血妄行，故月经提前；肝郁血海失司，故月经量多或少；血为热灼，故经色紫红，质稠有块；气滞于肝经，故经前乳房、胸胁、少腹胀痛；气机不畅，则烦躁易怒；肝经郁热，故口苦咽干。舌红，苔黄，脉弦数，为肝郁化热之象。

【治疗法则】 清肝解郁，凉血调经。

膏方：丹栀逍遥膏

【来源】 本方来源于《女科撮要》。原文：“治肝郁血虚发热，或潮热；或自汗盗汗；或头痛目赤；或怔忡不宁；或颊赤口干；或月经不调、肚腹作胀；或小腹重坠、小便涩痛。全方由逍遥散原方当归、白芍、柴胡、白术、茯苓、生姜、甘草加牡丹皮、栀子组成。具有疏肝理脾，和血调经之功用，用于肝瘀脾虚，化火生热之证。”

【组成】 牡丹皮100克、栀子100克、当归200克、白芍200克、柴胡100克、茯苓200克、炙甘草100克。

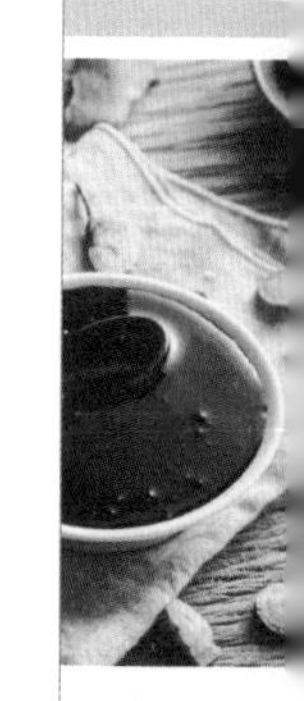

【方解】 方中柴胡、栀子、牡丹皮疏肝解郁，清热凉血；当归、白芍养血柔肝；白术、茯苓、炙甘草培脾和中。全方共奏清肝解郁，凉血调经之功。

【图解】

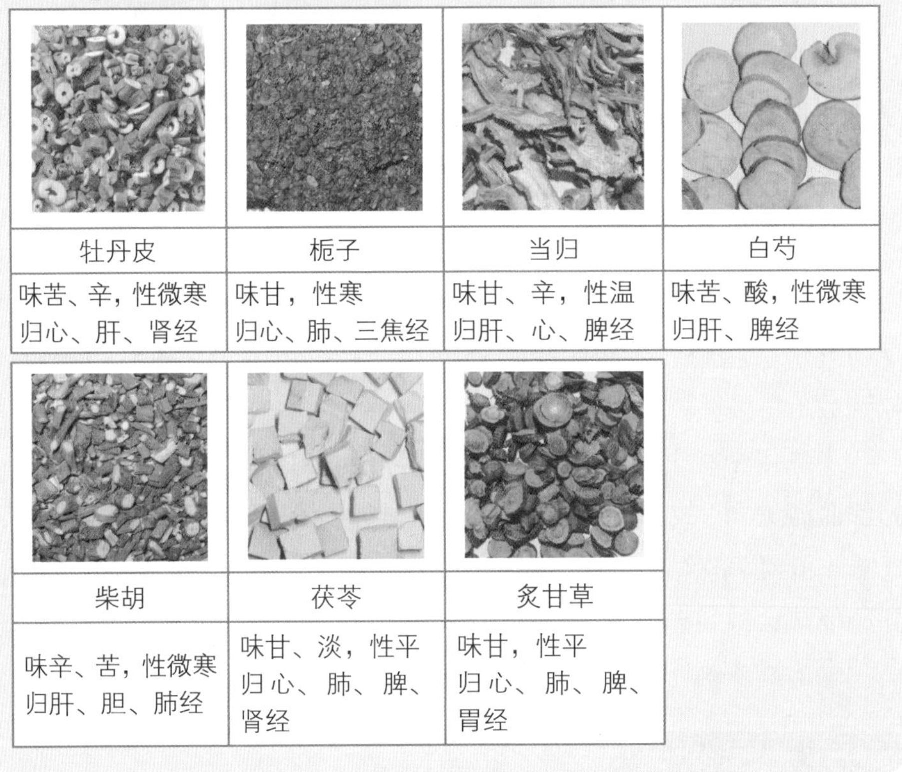

牡丹皮	栀子	当归	白芍
味苦、辛，性微寒 归心、肝、肾经	味甘，性寒 归心、肺、三焦经	味甘、辛，性温 归肝、心、脾经	味苦、酸，性微寒 归肝、脾经

柴胡	茯苓	炙甘草
味辛、苦，性微寒 归肝、胆、肺经	味甘、淡，性平 归心、肺、脾、肾经	味甘，性平 归心、肺、脾、胃经

【制法】 将膏方药物放入铜锅或不锈钢锅内，加水适量，浸泡12小时，先用武火煮开，再以文火煎煮90分钟后取汁，上法连续煎煮3次，去渣，合并药汁，用文火浓缩熬糊，再加入胶类和糖收膏，以滴水成珠为度。糖一般用冰糖为宜，胃病者用麦芽糖，妇女产后用赤砂糖（红糖），糖尿病者用蛋白糖，便秘者加用蜂蜜。胶类首选阿胶，胶应先以绍兴酒浸泡而后入药汁内溶化。

【功效】 滋肾益阴，清热利湿。

【用法】 每日早晚各服30克（约1汤匙），开水冲服；早晨与晚上睡前1小时空腹服用为好；1周后可增至1.5汤匙。

【注意事项】

① 服药时忌食萝卜、浓茶、咖啡，如遇感冒发热、咳嗽、大便溏薄或胃口不佳时，暂停数日，待病愈后再进服。饮食忌生冷油腻，以免阻碍脾胃运化，影响膏药吸收。

② 若冲服时有微量沉淀（为药粉），请搅匀再服。

③ 所用汤匙应洗净，并避免生水进入盛药容器；每次开盖的时间要短，避免污染；为防止霉变也可放入冰箱内贮存。

④ 糖尿病患者忌用冰糖、饴糖、蜂蜜，可以用木糖醇或女贞糖。

【随症加减】 月经过多者，经时去当归，酌加牡蛎、茜草、炒地榆以固冲止血；经行不畅，夹有血块者，酌加泽兰、益母草以活血化瘀；经行乳房胀痛甚者，酌加瓜蒌、王不留行、郁金以解郁行滞止痛。

第三节 月经后期调理膏方

月经周期错后7天以上，甚至错后3～5个月一行，经期正常者，称为“月经后期”，亦称“经期错后”“经迟”。

本病相当于西医学的月经稀发。月经后期如伴经量过少，常可发展为闭经。

1. 临床表现

（1）症状：月经周期延后7天以上，甚至3～5个月一行，可伴有经量及经期的异常，一般认为需连续出现2个月经周期以上。

（2）妇科检查：子宫大小正常或略小。

2. 理化检查

（1）影像学检查：子宫附件B超；

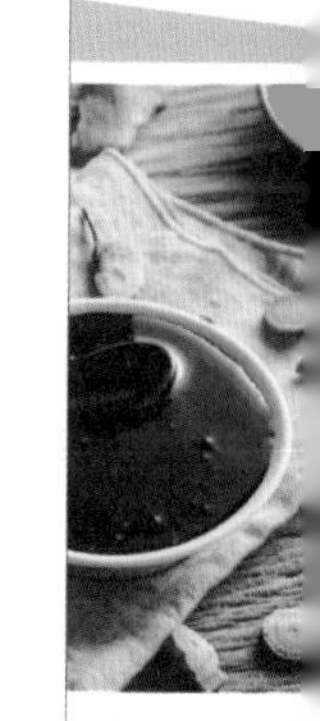

（2）月经来潮第2～4天空腹查性激素全套及AMH、甲状腺功能。

3. 辨证膏方

主要发病机理是精血不足或邪气阻滞，血海不能按时满溢，遂致月经后期。常见的分型有肾虚、血虚、血寒、气滞和痰湿。以月经错后、经期基本正常为辨证要点。治疗需辨明虚实，虚症治以温经养血，实证治以活血行滞。

一、肾虚型

【主要症候】 经期错后，量少，色淡黯，质清稀，腰酸腿软，头晕耳鸣，带下清稀，面色晦暗，或面部黯斑，舌淡黯，苔薄白，脉沉细。

【症候分析】 肾虚精血亏少，冲任不足，血海不能按时满溢，故经行错后，量少，色淡黯，质清稀；肾主骨生髓，脑为髓海，腰为肾之外府，肾虚则腰酸腿软，头晕耳鸣；肾气虚，水失气化，湿浊下注，带脉失约，故带下清稀；肾主黑，肾虚则肾色上泛，故面色晦暗或面部暗斑。舌淡黯，苔薄白，脉沉细，为肾虚之证。

【治疗法则】 补肾益气，养血调经。

膏方：大补元膏

【来源】 本方来源于《景岳全书》卷五十。

【组成】 人参150克、山药100克、熟地100克、杜仲100克、当归100克、山茱萸50克、枸杞子100克、炙甘草50克。

【方解】 方中人参、山药、杜仲补肾气以固命门；山茱萸、枸杞子补肾填精而生血；当归、熟地养血益阴；甘草调和诸药。全方共奏补肾益气，养血调经之效。

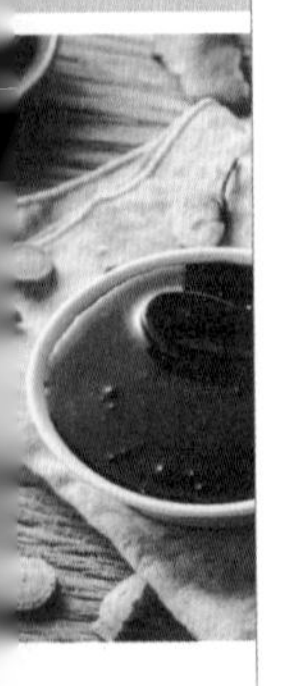

【图解】

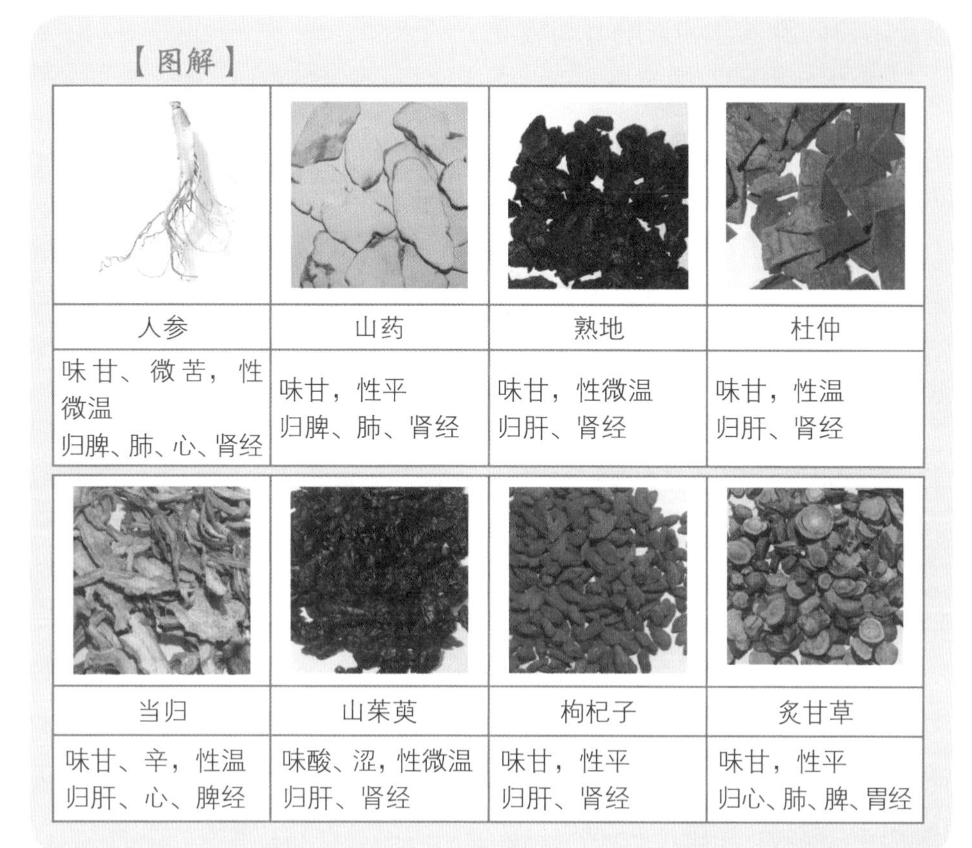

人参	山药	熟地	杜仲
味甘、微苦，性微温 归脾、肺、心、肾经	味甘，性平 归脾、肺、肾经	味甘，性微温 归肝、肾经	味甘，性温 归肝、肾经
当归	山茱萸	枸杞子	炙甘草
味甘、辛，性温 归肝、心、脾经	味酸、涩，性微温 归肝、肾经	味甘，性平 归肝、肾经	味甘，性平 归心、肺、脾、胃经

【制法】 将膏方药物放入铜锅或不锈钢锅内，加水适量，浸泡 12 小时，先用武火煮开，再以文火煎煮 90 分钟后取汁，上法连续煎煮 3 次，去渣，合并药汁，用文火浓缩熬糊，再加入胶类和糖收膏，以滴水成珠为度。糖一般用冰糖为宜，胃病者用麦芽糖，妇女产后用赤砂糖（红糖），糖尿病者用蛋白糖，便秘者加用蜂蜜。胶类首选阿胶，胶应先以绍兴酒浸泡而后入药汁内溶化。

【功效】 滋肾益阴，清热利湿。

【用法】 每日早晚各服 30 克（约 1 汤匙），开水冲服；早晨与晚上睡前 1 小时空腹服用为好；1 周后可增至 1.5 汤匙。

【注意事项】

① 服药时忌食萝卜、浓茶、咖啡，如遇感冒发热、咳嗽、大便溏薄或胃口不佳时，暂停数日，待病愈后再进服。饮食忌生冷油腻，

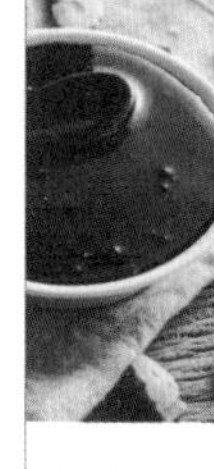

以免阻碍脾胃运化，影响膏药吸收。

② 若冲服时有微量沉淀（为药粉），请搅匀再服。

③ 所用汤匙应洗净，并避免生水进入盛药容器；每次开盖的时间要短，避免污染；为防止霉变也可放入冰箱内贮存。

④ 糖尿病患者忌用冰糖、饴糖、蜂蜜，可以用木糖醇或女贞糖。

【随症加减】 若月经量少者，酌加紫河车、肉苁蓉、丹参养精血以行经；带下量多者，酌加鹿角霜、金樱子、芡实固涩止带；若月经错后过久者，酌加肉桂、牛膝以温经活血，引血下行。

二、血虚型

【主要症候】 经期错后，量少，色淡质稀，小腹空痛，头晕眼花，心悸失眠，皮肤不润，面色苍白或萎黄，舌淡，苔薄，脉细无力。

【症候分析】 营血虚少，冲任不能按时通盛，血海不能如期满溢，故月经错后，量少，色淡质稀；血虚胞脉失养，故小腹空痛；血虚上不荣清窍，故头晕眼花；血虚外不荣肌肤，故皮肤不润，面色苍白或萎黄；血虚内不养心，故心悸失眠。舌淡，苔薄，脉细无力，也为血虚之证。

【治疗法则】 补血养营，益气调经。

膏方：人参养荣膏

【来源】 本方来源于《和剂局方》。

【组成】 人参 300 克、白术 300 克、茯苓 200 克、炙甘草 300 克、当归 300 克、白芍 500 克、熟地 300 克、肉桂 300 克、黄芪 300 克、五味子 200 克、远志 100 克、陈皮 300 克、生姜 10 片、大枣 3 枚。

【方解】 本方是四君子汤加陈皮行气之品，四物汤去川芎行血之药，可见它补气补血的功效比八珍汤还好。同时，五

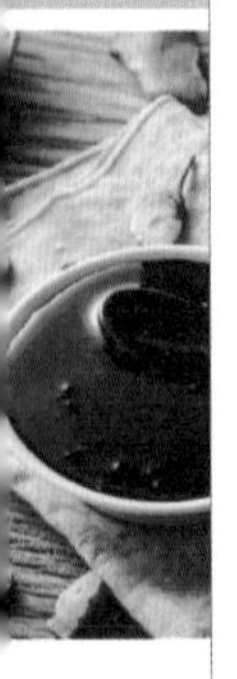

味子配合参、芪敛汗，固表以强外，远志化痰安神以安里，外强内安，利于气血两生。

【图解】

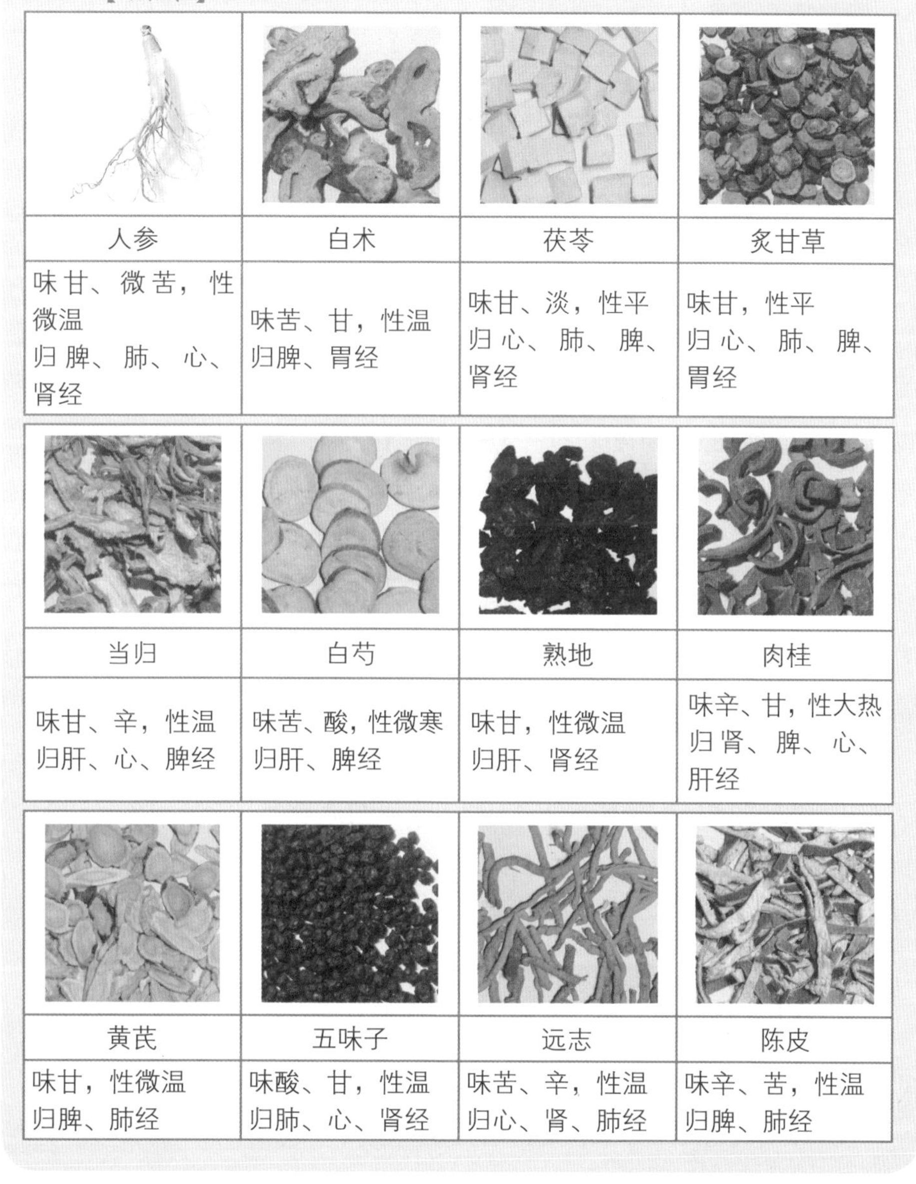

人参	白术	茯苓	炙甘草
味甘、微苦，性微温 归脾、肺、心、肾经	味苦、甘，性温 归脾、胃经	味甘、淡，性平 归心、肺、脾、肾经	味甘，性平 归心、肺、脾、胃经
当归	白芍	熟地	肉桂
味甘、辛，性温 归肝、心、脾经	味苦、酸，性微寒 归肝、脾经	味甘，性微温 归肝、肾经	味辛、甘，性大热 归肾、脾、心、肝经
黄芪	五味子	远志	陈皮
味甘，性微温 归脾、肺经	味酸、甘，性温 归肺、心、肾经	味苦、辛，性温 归心、肾、肺经	味辛、苦，性温 归脾、肺经

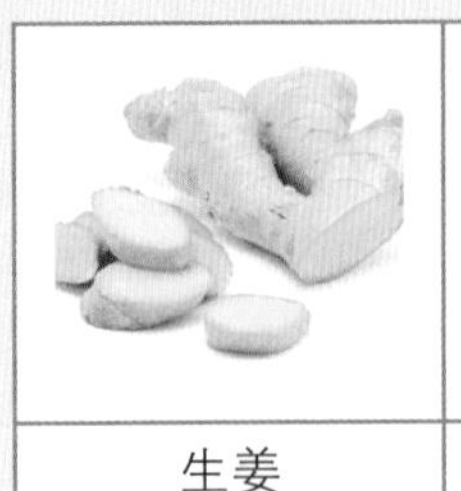	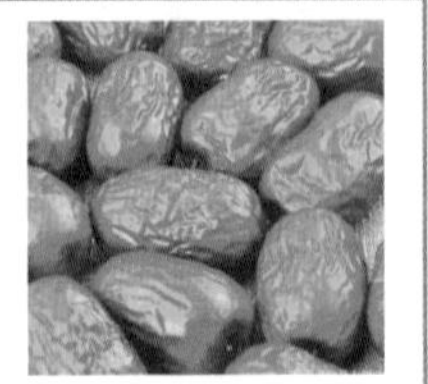
生姜	大枣
味辛，性微温 归肺、脾、胃经	味甘，性温 归脾、胃、心经

【制法】 将膏方药物放入铜锅或不锈钢锅内，加水适量，浸泡12小时，先用武火煮开，再以文火煎煮90分钟后取汁，上法连续煎煮3次，去渣，合并药汁，用文火浓缩熬糊，再加入胶类和糖收膏，以滴水成珠为度。糖一般用冰糖为宜，胃病者用麦芽糖，妇女产后用赤砂糖（红糖），糖尿病者用蛋白糖，便秘者加用蜂蜜。胶类首选阿胶，胶应先以绍兴酒浸泡而后入药汁内溶化。

【功效】 滋肾益阴，清热利湿。

【用法】 每日早晚各服30克（约1汤匙），开水冲服；早晨与晚上睡前1小时空腹服用为好；1周后可增至1.5汤匙。

【注意事项】

① 服药时忌食萝卜、浓茶、咖啡，如遇感冒发热、咳嗽、大便溏薄或胃口不佳时，暂停数日，待病愈后再进服。饮食忌生冷油腻，以免阻碍脾胃运化，影响膏药吸收。

② 若冲服时有微量沉淀（为药粉），请搅匀再服。

③ 所用汤匙应洗净，并避免生水进入盛药容器；每次开盖的时间要短，避免污染；为防止霉变也可放入冰箱内贮存。

④ 糖尿病患者忌用冰糖、饴糖、蜂蜜，可以用木糖醇或女贞糖。

【随症加减】 若月经过少者，去五味子，酌加丹参、鸡血藤；若经行小腹隐隐作痛者，重用白芍，酌加阿胶、香附。

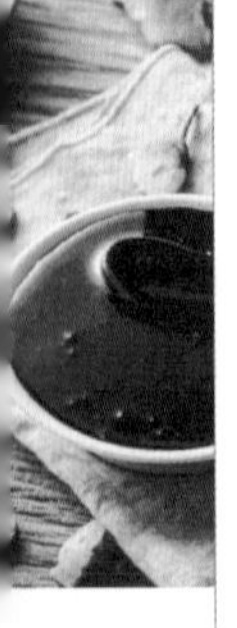

三、血寒型

（一）虚寒症

【主要症候】 经期错后，量少，色淡质稀，小腹隐痛，喜热喜按，腰酸无力，小便清长，面色皖白，舌淡，苔白，脉沉迟无力。

【症候分析】 阳气不足，阴寒内盛，脏腑虚寒，气血生化不足，气虚血少，冲任不能按时通盛，血海满溢延迟，故月经推迟而至，量少，色淡，质稀；胞中虚寒，胞脉失于温养，故经行小腹隐隐作痛，喜热喜按；阳虚肾气不足，外府失养，故腰酸无力；阳气不布，故面色皖白；膀胱虚寒，失于温煦，故小便清长。舌淡，苔薄，脉沉迟无力，为虚寒之证。

【治疗法则】 温经扶阳，养血调经。

膏方：大营膏

【来源】 本方来源于《景岳全书》。

【组成】 当归300克、熟地300克、枸杞子100克、甘草100克、杜仲100克、牛膝100克、肉桂100克。

【方解】 方中肉桂温经扶阳，通行血脉；熟地、当归、枸杞子、杜仲补肾填精养血；牛膝活血通经，引血下行。全方共奏温经扶阳，养血调经之效。

【图解】

当归	熟地	枸杞子	甘草
味甘、辛，性温 归肝、心、脾经	味甘，性微温 归肝、肾经	味甘，性平 归肝、肾经	味甘，性平 归心、肺、脾、胃经

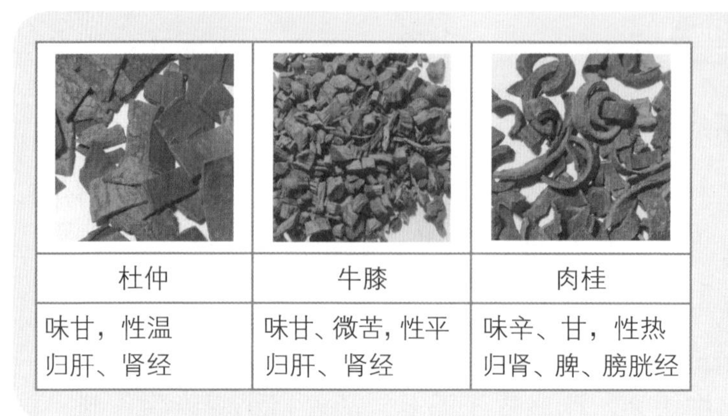

杜仲	牛膝	肉桂
味甘，性温 归肝、肾经	味甘、微苦，性平 归肝、肾经	味辛、甘，性热 归肾、脾、膀胱经

【制法】　将膏方药物放入铜锅或不锈钢锅内，加水适量，浸泡 12 小时，先用武火煮开，再以文火煎煮 90 分钟后取汁，上法连续煎煮 3 次，去渣，合并药汁，用文火浓缩熬糊，再加入胶类和糖收膏，以滴水成珠为度。糖一般用冰糖为宜，胃病者用麦芽糖，妇女产后用赤砂糖（红糖），糖尿病者用蛋白糖，便秘者加用蜂蜜。胶类首选阿胶，胶应先以绍兴酒浸泡而后入药汁内溶化。

【功效】　滋肾益阴，清热利湿。

【用法】　每日早晚各服 30 克（约 1 汤匙），开水冲服；早晨与晚上睡前 1 小时空腹服用为好；1 周后可增至 1.5 汤匙。

【注意事项】

① 服药时忌食萝卜、浓茶、咖啡，如遇感冒发热、咳嗽、大便溏薄或胃口不佳时，暂停数日，待病愈后再进服。饮食忌生冷油腻，以免阻碍脾胃运化，影响膏药吸收。

② 若冲服时有微量沉淀（为药粉），请搅匀再服。

③ 所用汤匙应洗净，并避免生水进入盛药容器；每次开盖的时间要短，避免污染；为防止霉变也可放入冰箱内贮存。

④ 糖尿病患者忌用冰糖、饴糖、蜂蜜，可以用木糖醇或女贞糖。

【随症加减】　若经行小腹痛者，酌加巴戟天、小茴香、香附；虚甚者，加人参。

（二）实寒症

【主要症候】 经期错后，量少，经色紫黯有块，小腹冷痛拒按，得热痛减，畏寒肢冷，舌黯，苔白，脉沉紧或沉迟。

【症候分析】 寒邪客于冲任，血为寒凝，运行不畅，血海不能按期满溢，故月经推迟而至，量少；寒凝血滞，故经色紫黯有块；寒邪客于胞中，气血运行不畅，“不通则痛”，故小腹冷痛，得热后气血稍通，故小腹痛减；寒为阴邪，易伤阳气，阳气不得外达，故畏寒肢冷。舌黯，苔白，脉沉紧或沉迟，也为实寒之证。

【治疗法则】 温经散寒，活血调经。

膏方：温经膏

【来源】 本方来源于《妇人大全良方》。原文：“妇人年五十所，病下利数十日不止。暮即发热，少腹里急，腹满，手掌烦热，唇口干燥，何也？师曰：此病属带下，何以故？曾经半产，瘀血在少腹不去。何以知之？其证唇口干燥，故知之，当以温经汤主之。”

【组成】 吴茱萸200克、麦冬200克、人参100克、当归100克、川芎100克、白芍100克、肉桂100克、牡丹皮100克、甘草100克、阿胶100克、半夏100克、生姜100克。

【方解】 方中吴茱萸散寒止痛，麦冬养阴清热，肉桂温经散寒，通脉调经；当归、川芎、阿胶养血活血调经；人参甘温补气，且肉桂通阳散寒；牡丹皮活血祛瘀，助当归、川芎通行血滞；白芍、甘草缓急止痛，半夏、生姜辛开散结，通降胃气，祛瘀调经。全方共奏温经散寒，活血调经之效。

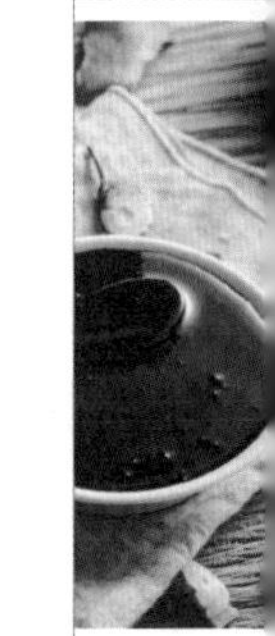

【图解】

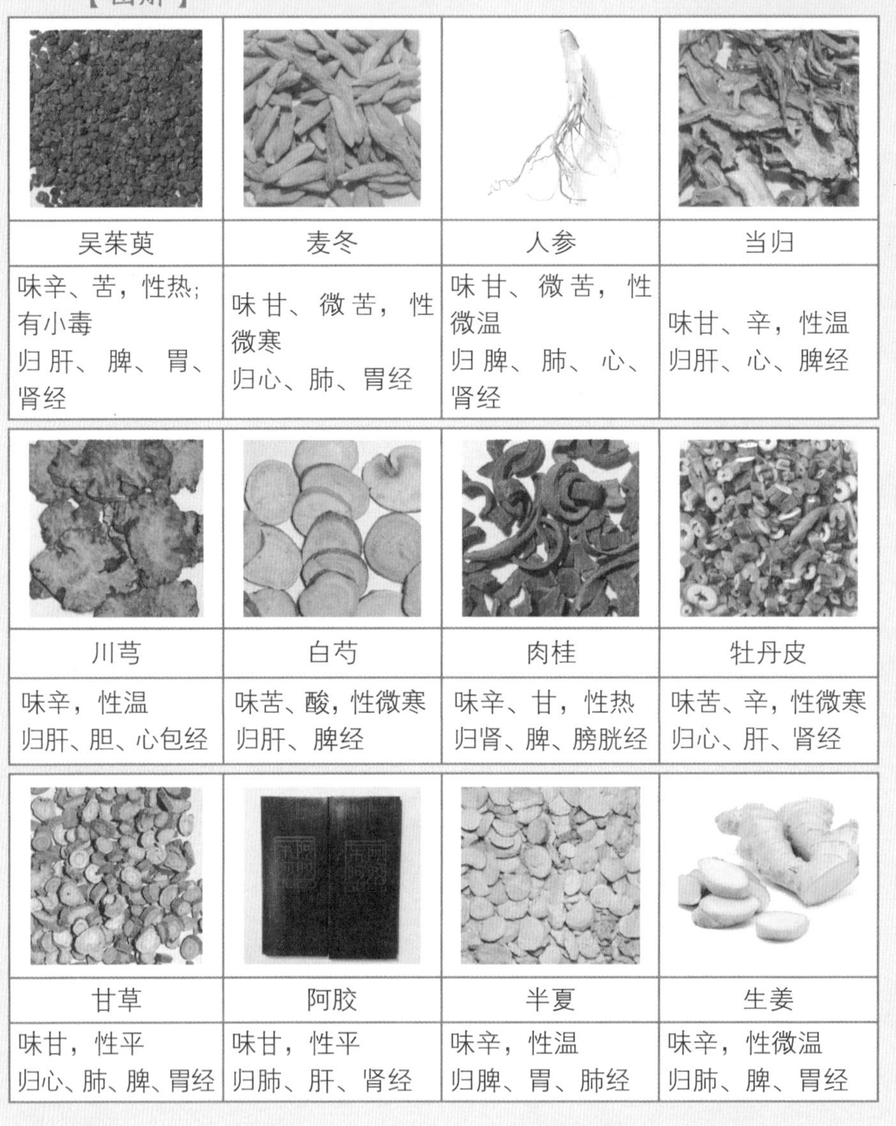

吴茱萸	麦冬	人参	当归
味辛、苦，性热；有小毒 归肝、脾、胃、肾经	味甘、微苦，性微寒 归心、肺、胃经	味甘、微苦，性微温 归脾、肺、心、肾经	味甘、辛，性温 归肝、心、脾经
川芎	白芍	肉桂	牡丹皮
味辛，性温 归肝、胆、心包经	味苦、酸，性微寒 归肝、脾经	味辛、甘，性热 归肾、脾、膀胱经	味苦、辛，性微寒 归心、肝、肾经
甘草	阿胶	半夏	生姜
味甘，性平 归心、肺、脾、胃经	味甘，性平 归肺、肝、肾经	味辛，性温 归脾、胃、肺经	味辛，性微温 归肺、脾、胃经

【制法】 将膏方药物放入铜锅或不锈钢锅内，加水适量，浸泡 12 小时，先用武火煮开，再以文火煎煮 90 分钟后取汁，上法连续煎煮 3 次，去渣，合并药汁，用文火浓缩熬糊，再加入胶类和糖收膏，以滴水成珠为度。糖一般用冰糖为宜，胃病者用麦芽糖，妇女产后用赤砂糖（红糖），糖尿病者用蛋白糖，便秘者加用蜂蜜。

胶类首选阿胶，胶应先以绍兴酒浸泡而后入药汁内溶化。

【功效】 滋肾益阴，清热利湿。

【用法】 每日早晚各服 30 克（约 1 汤匙），开水冲服；早晨与晚上睡前 1 小时空腹服用为好；1 周后可增至 1.5 汤匙。

【注意事项】

① 服药时忌食萝卜、浓茶、咖啡，如遇感冒发热、咳嗽、大便溏薄或胃口不佳时，暂停数日，待病愈后再进服。饮食忌生冷油腻，以免阻碍脾胃运化，影响膏药吸收。

② 若冲服时有微量沉淀（为药粉），请搅匀再服。

③ 所用汤匙应洗净，并避免生水进入盛药容器；每次开盖的时间要短，避免污染；为防止霉变也可放入冰箱内贮存。

④ 糖尿病患者忌用冰糖、饴糖、蜂蜜，可以用木糖醇或女贞糖。

【随症加减】 若经行腹痛者，加小茴香、香附、延胡索以散寒滞止痛；月经过少者，酌加丹参、益母草、鸡血藤养血活血调经。

四、气滞型

【主要症候】 经期错后，量少，经色暗红或有血块，小腹胀痛，精神抑郁，胸闷不舒，舌象正常，脉弦。

【症候分析】 血为气滞，冲任气血运行不畅，血海不能按时满溢，故月经错后，量少；气滞血瘀，故经色暗红，或有小血块；气机不畅，经脉壅滞，故小腹胀痛，精神抑郁，胸闷不舒。脉弦也为气滞之证。

【治疗法则】 理气行滞，活血调经。

膏方：乌药膏

【来源】 本方来源于《兰室秘藏》。

【组成】 乌药 100 克、香附 200 克、木香 50 克、当归 50 克、甘草 50 克。

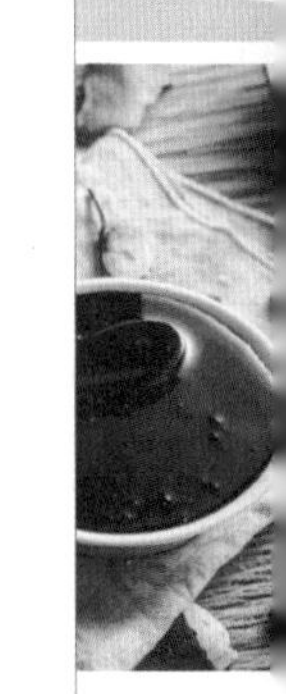

【方解】 方中乌药理气行滞，香附理气调经，木香行气止痛，当归活血行滞调经，甘草调和诸药。全方共奏行气活血调经之效。

【图解】

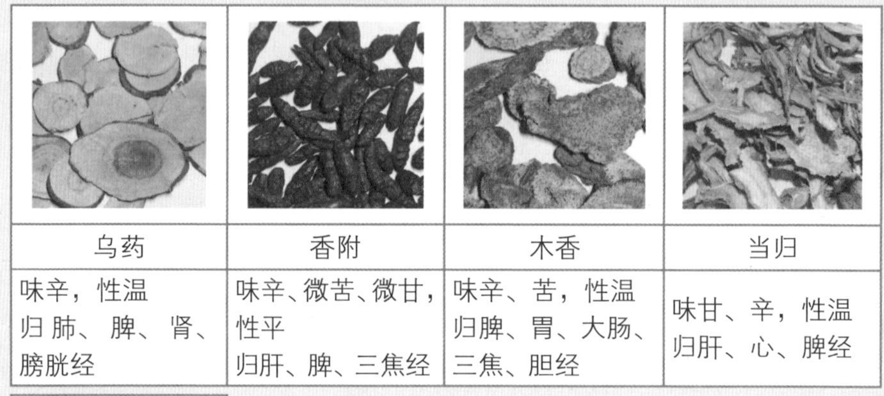

乌药	香附	木香	当归
味辛，性温 归肺、脾、肾、膀胱经	味辛、微苦、微甘，性平 归肝、脾、三焦经	味辛、苦，性温 归脾、胃、大肠、三焦、胆经	味甘、辛，性温 归肝、心、脾经

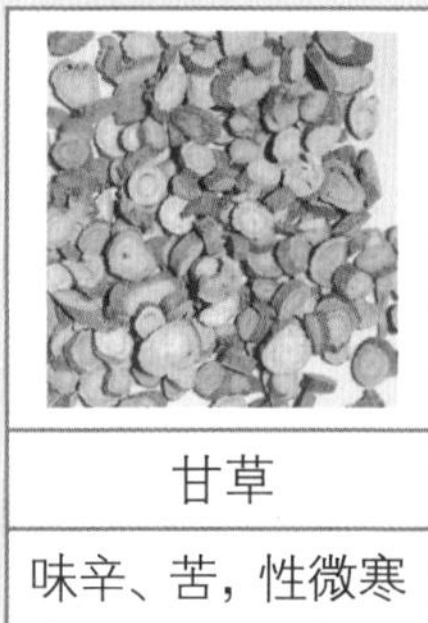

甘草
味辛、苦，性微寒 归肝、胆、肺经

【制法】 将膏方药物放入铜锅或不锈钢锅内，加水适量，浸泡12小时，先用武火煮开，再以文火煎煮90分钟后取汁，上法连续煎煮3次，去渣，合并药汁，用文火浓缩熬糊，再加入胶类和糖收膏，以滴水成珠为度。糖一般用冰糖为宜，胃病者用麦芽糖，妇女产后用赤砂糖（红糖），糖尿病者用蛋白糖，便秘者加用蜂蜜。胶类首选阿胶，胶应先以绍兴酒浸泡而后入药汁内溶化。

【功效】 滋肾益阴，清热利湿。

【用法】 每日早晚各服30克（约1汤匙），开水冲服；早晨与晚上睡前1小时空腹服用为好；1周后可增至1.5汤匙。

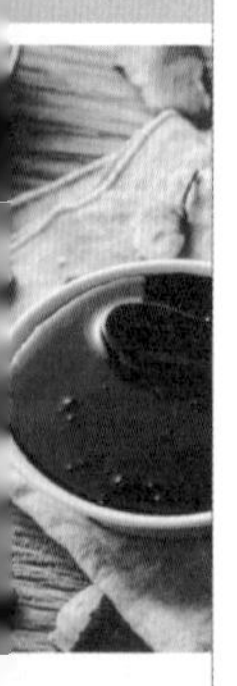

【注意事项】

① 服药时忌食萝卜、浓茶、咖啡，如遇感冒发热、咳嗽、大便溏薄或胃口不佳时，暂停数日，待病愈后再进服。饮食忌生冷油腻，以免阻碍脾胃运化，影响膏药吸收。

② 若冲服时有微量沉淀（为药粉），请搅匀再服。

③ 所用汤匙应洗净，并避免生水进入盛药容器；每次开盖的时间要短，避免污染；为防止霉变也可放入冰箱内贮存。

④ 糖尿病患者忌用冰糖、饴糖、蜂蜜，可以用木糖醇或女贞糖。

【随症加减】　若小腹胀痛甚者，酌加莪术、延胡索；乳房胀痛明显者，酌加柴胡、川楝子、王不留行；月经过少者，酌加鸡血藤、川芎、丹参。

五、痰湿型

【主要症候】　经期错后，量少，色淡，质黏，头晕体胖，心悸气短，脘闷恶心，带下量多，舌淡胖，苔白腻，脉滑。

【症候分析】　痰湿内盛，滞于冲任，气血运行不畅，血海不能如期满溢，故经期错后。量少，色淡质黏；痰湿停于心下，气机升降失常，故头晕，心悸气短，脘闷恶心。痰湿流注下焦，损伤带脉，带脉失约，故带下量多。舌淡胖，苔白腻，脉滑，也为痰湿之证。

【治疗法则】　燥湿化痰，活血调经。

膏方：芎归二陈膏

【来源】　本方来源于《丹溪心法》。

【组成】　陈皮300克、半夏300克、茯苓200克、甘草100克、生姜100克、川芎100克、当归100克。

【方解】　方中半夏、陈皮、甘草燥湿化痰，理气和中；茯苓、生姜渗湿化痰；当归、川芎养血活血。全方使痰湿除，经脉无阻，其经自调。

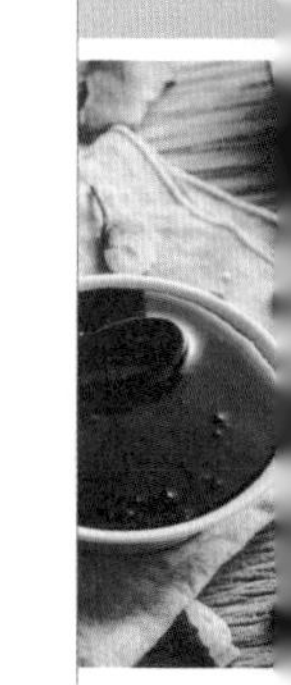

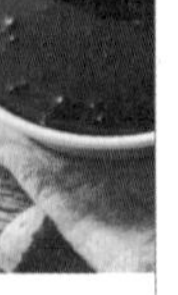

【图解】

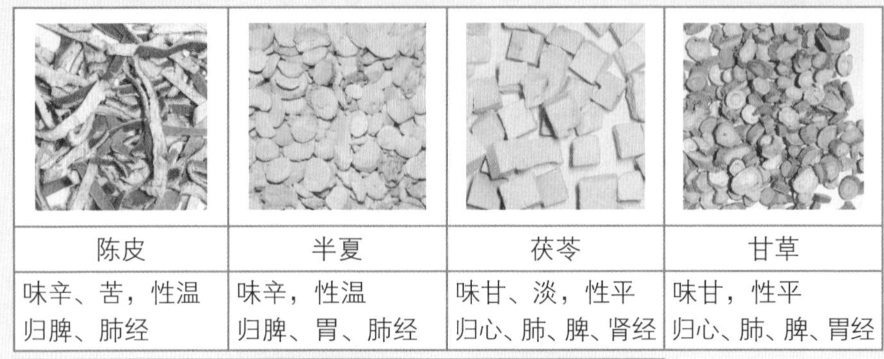

陈皮	半夏	茯苓	甘草
味辛、苦，性温 归脾、肺经	味辛，性温 归脾、胃、肺经	味甘、淡，性平 归心、肺、脾、肾经	味甘，性平 归心、肺、脾、胃经

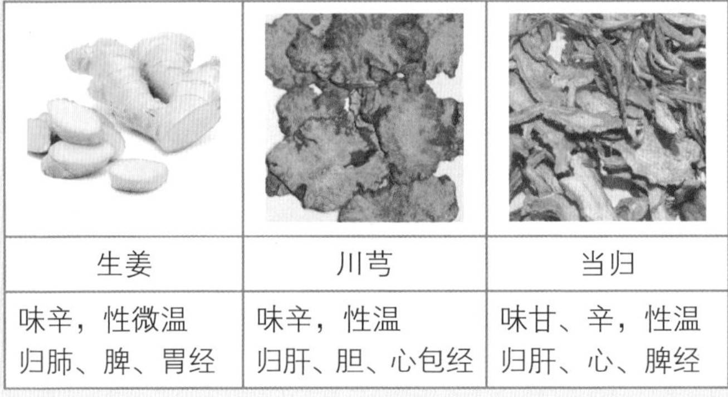

生姜	川芎	当归
味辛，性微温 归肺、脾、胃经	味辛，性温 归肝、胆、心包经	味甘、辛，性温 归肝、心、脾经

【制法】　将膏方药物放入铜锅或不锈钢锅内，加水适量，浸泡 12 小时，先用武火煮开，再以文火煎煮 90 分钟后取汁，上法连续煎煮 3 次，去渣，合并药汁，用文火浓缩熬糊，再加入胶类和糖收膏，以滴水成珠为度。糖一般用冰糖为宜，胃病者用麦芽糖，妇女产后用赤砂糖（红糖），糖尿病者用蛋白糖，便秘者加用蜂蜜。胶类首选阿胶，胶应先以绍兴酒浸泡而后入药汁内溶化。

【功效】　滋肾益阴，清热利湿。

【用法】　每日早晚各服 30 克（约 1 汤匙），开水冲服；早晨与晚上睡前 1 小时空腹服用为好；1 周后可增至 1.5 汤匙。

【注意事项】

① 服药时忌食萝卜、浓茶、咖啡，如遇感冒发热、咳嗽、大便溏薄或胃口不佳时，暂停数日，待病愈后再进服。饮食忌生冷油腻，

以免阻碍脾胃运化，影响膏药吸收。

② 若冲服时有微量沉淀（为药粉），请搅匀再服。

③ 所用汤匙应洗净，并避免生水进入盛药容器；每次开盖的时间要短，避免污染；为防止霉变也可放入冰箱内贮存。

④ 糖尿病患者忌用冰糖、饴糖、蜂蜜，可以用木糖醇或女贞糖。

【随症加减】 若脾虚食少，神倦乏力者，酌加人参、白术；脘闷呕恶者，酌加砂仁、枳壳；白带量多者，酌加苍术、车前子。

第四节 月经过多调理膏方

月经周期正常，经量明显多于既往者，称为“月经过多”，亦称“经水过多”或“经量过多”。

本病相当于西医学排卵型功能失调性子宫出血病引起的月经过多，或子宫肌瘤、盆腔炎症、子宫内膜异位症等疾病引起的月经过多。宫内节育器引起的月经过多，可按本病治疗。

1. 临床表现

（1）症状：月经量明显增多，但在一定时间内能自然停止。月经周期、经期一般正常，也可伴见月经提前或推后，唯周期有一定规律，或行经时间延长。病程长者，可有血虚之象，或伴有痛经、不孕、癥瘕等病症。

（2）妇科检查：功能失调性子宫出血患者及宫内节育器致月经过多者，盆腔脏器无明显器质性病变，而子宫肌瘤等疾病多有阳性体征。

2. 理化检查

（1）影像学检查：子宫附件 B 超。

（2）必要时行宫腔镜检查，明确有无子宫内膜息肉、黏膜下子宫肌瘤等。

3. 辨证膏方

主要病机是冲任不固，经血失于制约而致血量多。常见的分型有气虚、血热和血瘀。以月经量多，周期、经期正常为辨证要点，结合经色和经质的变化以及全身的症候分辨虚实、寒热。治疗要注意经时和平时的不同，平时治本是调经，经时固冲止血须标本同治。

一、气虚型

【主要症候】 行经量多，色淡红，质清稀，神疲体倦，气短懒言，小腹空坠，面色㿠白，舌淡，苔薄，脉缓弱。

【症候分析】 气虚则冲任不固，经血失于制约，故经行量多；气虚火衰不能化血为赤，故经色淡红，质清稀；气虚中阳不振，故神疲体倦，气短懒言；气虚失于升提，故小腹空坠；气虚阳气不布，故面色㿠白。舌淡，苔薄，脉缓弱，也为气虚之象。

【治疗法则】 补气升提，固冲止血。

膏方：安冲膏

【来源】 本方来源于《医学衷中参西录》。

【组成】 白术150克、黄芪150克、龙骨300克、牡蛎150克、生地150克、白芍150克、海螵蛸100克、茜草50克、续断100克。

【方解】 方中黄芪、白术补气升提，固冲摄血；龙骨、牡蛎、海螵蛸、续断固冲收敛止血；生地、白芍凉血敛阴；茜草根止血而不留瘀。全方共奏补气升提，固冲止血之效。

【图解】

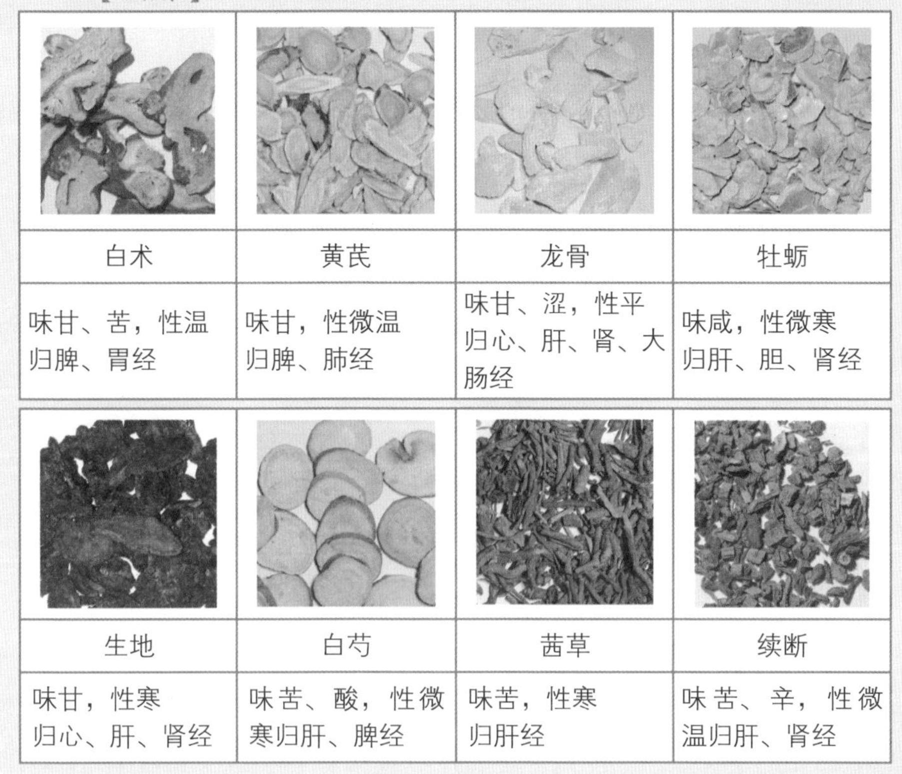

白术	黄芪	龙骨	牡蛎
味甘、苦，性温 归脾、胃经	味甘，性微温 归脾、肺经	味甘、涩，性平 归心、肝、肾、大肠经	味咸，性微寒 归肝、胆、肾经

生地	白芍	茜草	续断
味甘，性寒 归心、肝、肾经	味苦、酸，性微寒归肝、脾经	味苦，性寒 归肝经	味苦、辛，性微温归肝、肾经

【制法】　将膏方药物放入铜锅或不锈钢锅内，加水适量，浸泡 12 小时，先用武火煮开，再以文火煎煮 90 分钟后取汁，上法连续煎煮 3 次，去渣，合并药汁，用文火浓缩熬糊，再加入胶类和糖收膏，以滴水成珠为度。糖一般用冰糖为宜，胃病者用麦芽糖，妇女产后用赤砂糖（红糖），糖尿病者用蛋白糖，便秘者加用蜂蜜。胶类首选阿胶，胶应先以绍兴酒浸泡而后入药汁内溶化。

【功效】　滋肾益阴，清热利湿。

【用法】　每日早晚各服 30 克（约 1 汤匙），开水冲服；早晨与晚上睡前 1 小时空腹服用为好；1 周后可增至 1.5 汤匙。

【注意事项】

① 服药时忌食萝卜、浓茶、咖啡，如遇感冒发热、咳嗽、大便

溏薄或胃口不佳时，暂停数日，待病愈后再进服。饮食忌生冷油腻，以免阻碍脾胃运化，影响膏药吸收。

② 若冲服时有微量沉淀（为药粉），请搅匀再服。

③ 所用汤匙应洗净，并避免生水进入盛药容器；每次开盖的时间要短，避免污染；为防止霉变也可放入冰箱内贮存。

④ 糖尿病患者忌用冰糖、饴糖、蜂蜜，可以用木糖醇或女贞糖。

【随症加减】 若经行有瘀块或伴有腹痛者，酌加泽兰、三七、益母草；兼腰骶酸痛者，酌加鹿角霜、补骨脂、桑寄生；兼头晕心悸者，生地易熟地，酌加制首乌、五味子。

二、血热型

【主要症候】 经行量多，色鲜红或深红，质黏稠，口渴饮冷，心烦多梦，尿黄便结，舌红，苔黄，脉滑数。

【症候分析】 阳热内盛，伏于冲任，经行之际，热迫血行，故经行量多；血为热灼，故经色红而质稠；热邪伤津，则口渴饮冷，尿黄便结；热扰心神，故心烦多梦。舌红，苔黄，脉滑数，为血热之证。

【治疗法则】 清热凉血，固冲止血。

膏方：保阴膏

【来源】 本方来源于《景岳全书》。

【组成】 生地150克、熟地150克、黄芩100克、黄檗100克、白芍150克、甘草50克、续断100克、山药100克、地榆100克、槐花100克。

【方解】 方中黄芩、黄檗、生地清热凉血；熟地、白芍养血敛阴；山药、续断补肾固冲；地榆、槐花凉血止血；甘草调和诸药。全方共奏清热凉血，固冲止血之效。

【图解】

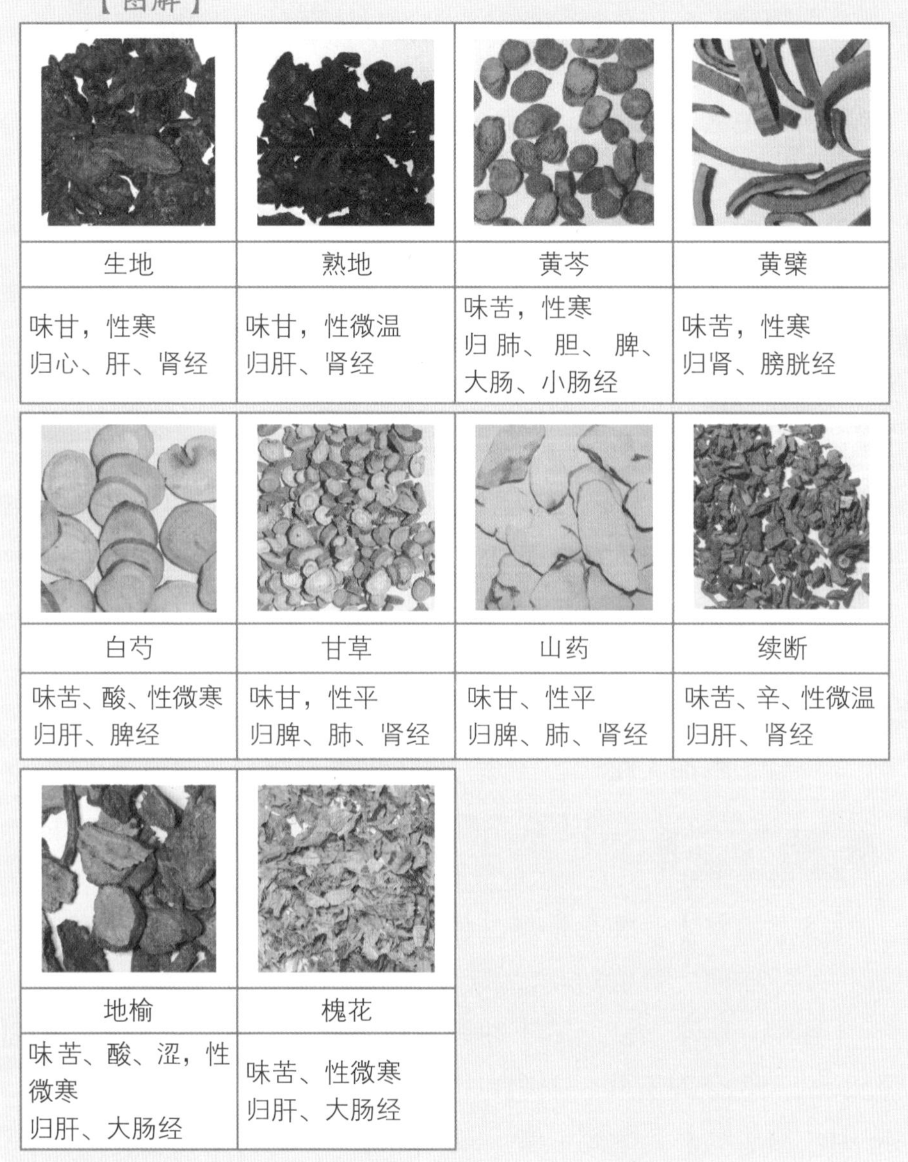

生地	熟地	黄芩	黄檗
味甘，性寒 归心、肝、肾经	味甘，性微温 归肝、肾经	味苦，性寒 归 肺、 胆、 脾、大肠、小肠经	味苦，性寒 归肾、膀胱经
白芍	甘草	山药	续断
味苦、酸、性微寒 归肝、脾经	味甘，性平 归脾、肺、肾经	味甘、性平 归脾、肺、肾经	味苦、辛、性微温 归肝、肾经
地榆	槐花		
味苦、酸、涩，性微寒 归肝、大肠经	味苦、性微寒 归肝、大肠经		

【制法】　将膏方药物放入铜锅或不锈钢锅内，加水适量，浸泡 12 小时，先用武火煮开，再以文火煎煮 90 分钟后取汁，上法连续煎煮 3 次，去渣，合并药汁，用文火浓缩熬糊，再加入胶类和糖收膏，以滴水成珠为度。糖一般用冰糖为宜，胃病者用麦芽糖，妇

女产后用赤砂糖（红糖），糖尿病者用蛋白糖，便秘者加用蜂蜜。胶类首选阿胶，胶应先以绍兴酒浸泡而后入药汁内溶化。

【功效】 滋肾益阴，清热利湿。

【用法】 每日早晚各服30克（约1汤匙），开水冲服；早晨与晚上睡前1小时空腹服用为好；1周后可增至1.5汤匙。

【注意事项】

① 服药时忌食萝卜、浓茶、咖啡，如遇感冒发热、咳嗽、大便溏薄或胃口不佳时，暂停数日，待病愈后再进服。饮食忌生冷油腻，以免阻碍脾胃运化，影响膏药吸收。

② 若冲服时有微量沉淀（为药粉），请搅匀再服。

③ 所用汤匙应洗净，并避免生水进入盛药容器；每次开盖的时间要短，避免污染；为防止霉变也可放入冰箱内贮存。

④ 糖尿病患者忌用冰糖、饴糖、蜂蜜，可以用木糖醇或女贞糖。

【随症加减】 若经血黏稠有腐臭味，或平时黄带淋漓，下腹坠痛者，重用黄芩、黄檗，酌加马齿苋、败酱草、薏苡仁；热甚伤津，口干而渴者，酌加天花粉、玄参、麦冬以生津止渴。

三、血瘀型

【主要症候】 经行量多，色紫黯，质稠有血块，经行腹痛，或平时小腹胀痛，舌紫黯或有瘀点，脉涩有力。

【症候分析】 瘀血阻于冲任，新血难安，故经行量多；瘀血内结，故经色紫黯有块；瘀阻胞脉，“不通则痛”，故经行腹痛，或平时小腹胀痛。舌紫黯或有瘀点，脉涩有力，为血瘀之征。

【治疗法则】 活血化瘀，固冲止血。

膏方：桃红四物膏

【来源】 本方来源于《医宗金鉴》。

【组成】 当归150克、熟地150克、白芍150克、川芎

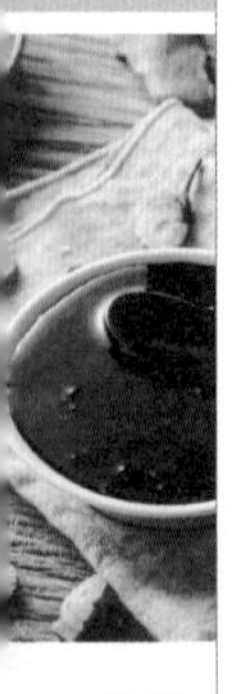

100克、桃仁150克、红花150克、三七50克、茜草100克。

【方解】 方中桃仁、红花活血化瘀；当归、川芎活血养血调经；熟地、白芍补血养阴以安血室。瘀去则冲任通畅，自能血循常道。加三七、茜草以增强祛瘀止血之效。

【图解】

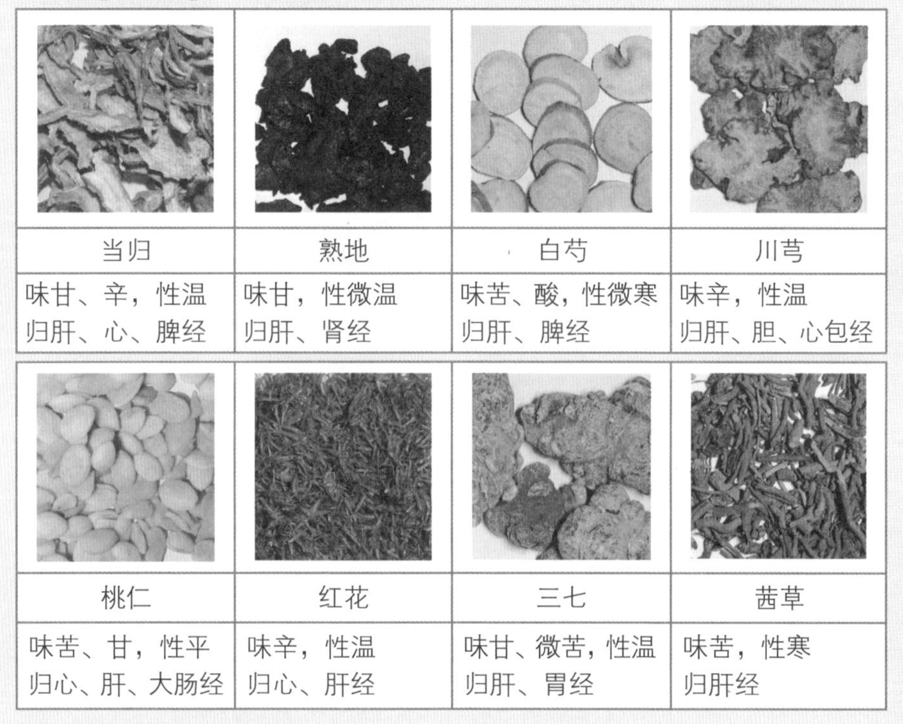

当归	熟地	白芍	川芎
味甘、辛，性温 归肝、心、脾经	味甘，性微温 归肝、肾经	味苦、酸，性微寒 归肝、脾经	味辛，性温 归肝、胆、心包经

桃仁	红花	三七	茜草
味苦、甘，性平 归心、肝、大肠经	味辛，性温 归心、肝经	味甘、微苦，性温 归肝、胃经	味苦，性寒 归肝经

【制法】 将膏方药物放入铜锅或不锈钢锅内，加水适量，浸泡12小时，先用武火煮开，再以文火煎煮90分钟后取汁，上法连续煎煮3次，去渣，合并药汁，用文火浓缩熬糊，再加入胶类和糖收膏，以滴水成珠为度。糖一般用冰糖为宜，胃病者用麦芽糖，妇女产后用赤砂糖（红糖），糖尿病者用蛋白糖，便秘者加用蜂蜜。胶类首选阿胶，胶应先以绍兴酒浸泡而后入药汁内溶化。

【功效】 滋肾益阴，清热利湿。

【用法】 每日早晚各服30克（约1汤匙），开水冲服；早

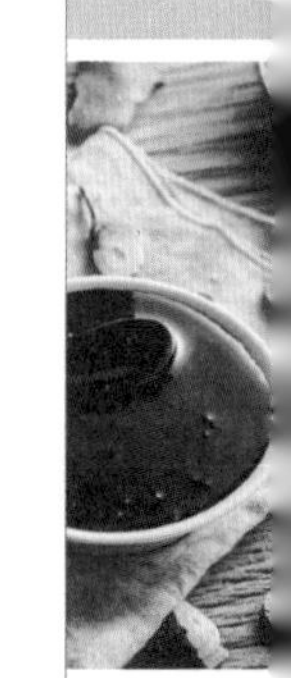

晨与晚上睡前 1 小时空腹服用为好；1 周后可增至 1.5 汤匙。

【注意事项】

① 服药时忌食萝卜、浓茶、咖啡，如遇感冒发热、咳嗽、大便溏薄或胃口不佳时，暂停数日，待病愈后再进服。饮食忌生冷油腻，以免阻碍脾胃运化，影响膏药吸收。

② 若冲服时有微量沉淀（为药粉），请搅匀再服。

③ 所用汤匙应洗净，并避免生水进入盛药容器；每次开盖的时间要短，避免污染；为防止霉变也可放入冰箱内贮存。

④ 糖尿病患者忌用冰糖、饴糖、蜂蜜，可以用木糖醇或女贞糖。

【随症加减】 若经行腹痛甚者，酌加延胡索、香附；血瘀挟热，兼口渴心烦者，酌加黄芩、黄檗、地榆。

第五节 月经过少调理膏方

月经周期正常，经量明显少于既往，经期不足 2 天，甚或点滴即净者，称“月经过少”，亦称“经水涩少，经量过少”。

本病相当于西医学性腺功能低下、子宫内膜结核、炎症或刮宫过深等引起的月经过少。

1. 临床表现

（1）症状：经量明显减少，甚或点滴即净，月经周期可正常，也可伴周期异常，常与月经后期并见。

（2）妇科检查：性腺功能低下者，盆腔器官基本正常或子宫体偏小。

2. 理化检查

（1）影像学检查：子宫附件 B 超。

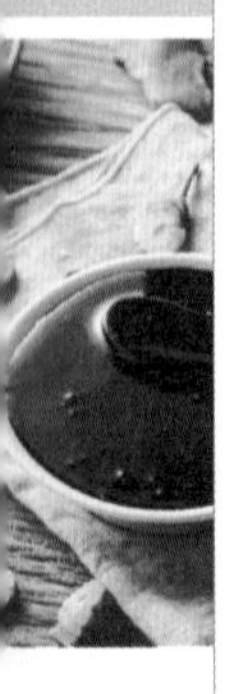

（2）月经来潮第2～4天空腹查性激素全套，抗缪勒管激素检查，必要时行宫腔镜检查，有无宫腔粘连、子宫内膜炎、子宫内膜结核等。

3. 辨证膏方

主要机理为精亏血少，冲任气血不足，或寒凝瘀阻，冲任气血不畅，血海满溢不多而致。常见的分型有肾虚、血虚、血寒和血瘀。以经量的明显减少而周期正常为辨证要点，也可伴有经期缩短。治疗须分辨虚实，虚症者重在补肾益精，或补血益气以滋经血之源；实证者重在温经行滞，或祛瘀行血以通调冲任。

一、肾虚型

【主要症候】 经来量少，不日即净，或点滴即止，血色淡黯，质稀，腰酸腿软，头晕耳鸣，小便频数，舌淡，苔薄，脉沉细。

【症候分析】 肾气不足，精血亏虚，冲任气血衰少，血海满溢不多，故经量明显减少，或点滴即净，色淡黯质稀；精血衰少，脑髓不充，故头晕耳鸣；肾虚腰腿失养，故腰酸腿软；肾虚膀胱失于温固，故小便频数。舌淡，苔薄，脉沉细，也为肾虚之征。

【治疗法则】 补肾益精，养血调经。

膏方：当归地黄膏

【来源】 本方来源于《景岳全书》。

【组成】 当归200克、熟地300克、山茱萸50克、杜仲100克、山药100克、牛膝50克、甘草30克、紫河车100克、丹参50克。

【方解】 方中熟地、山茱萸、当归、紫河车补肾益精养血；当归、丹参养血活血调经；杜仲、牛膝补肾强腰膝；山药补脾资生化之源；甘草调和诸药。全方共奏补肾填精，养血调经之效。

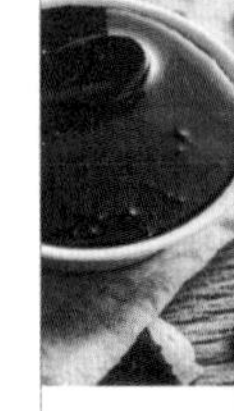

【图解】

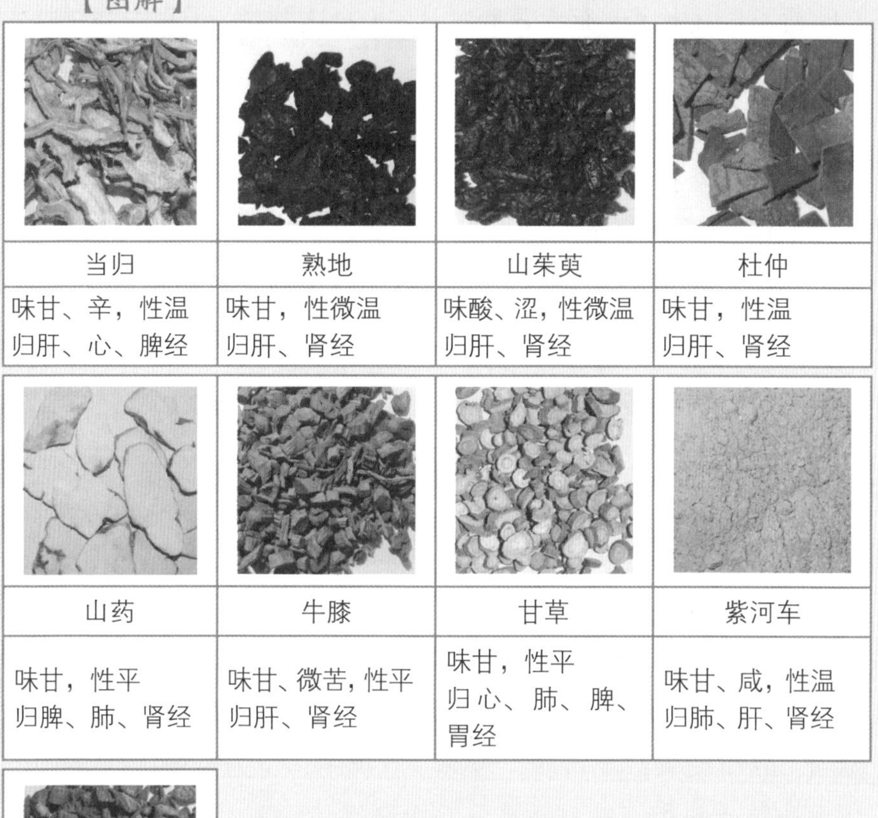

当归	熟地	山茱萸	杜仲
味甘、辛，性温 归肝、心、脾经	味甘，性微温 归肝、肾经	味酸、涩，性微温 归肝、肾经	味甘，性温 归肝、肾经
山药	**牛膝**	**甘草**	**紫河车**
味甘，性平 归脾、肺、肾经	味甘、微苦，性平 归肝、肾经	味甘，性平 归心、肺、脾、胃经	味甘、咸，性温 归肺、肝、肾经

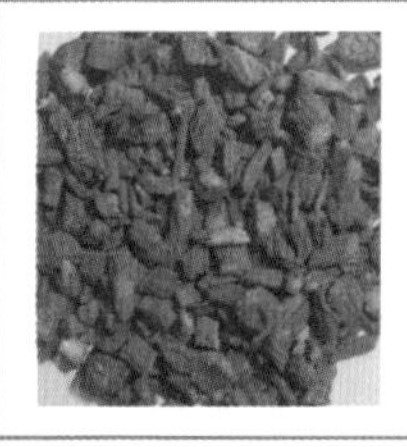

丹参
味苦，性微寒 归心、肝经

【制法】 将膏方药物放入铜锅或不锈钢锅内，加水适量，浸泡12小时，先用武火煮开，再以文火煎煮90分钟后取汁，上法连续煎煮3次，去渣，合并药汁，用文火浓缩熬糊，再加入胶类和糖收膏，以滴水成珠为度。糖一般用冰糖为宜，胃病者用麦芽糖，妇女产后用赤砂糖（红糖），糖尿病者用蛋白糖，便秘者加用蜂蜜。

胶类首选阿胶，胶应先以绍兴酒浸泡而后入药汁内溶化。

【功效】 滋肾益阴，清热利湿。

【用法】 每日早晚各服30克（约1汤匙），开水冲服；早晨与晚上睡前1小时空腹服用为好；1周后可增至1.5汤匙。

【注意事项】

① 服药时忌食萝卜、浓茶、咖啡，如遇感冒发热、咳嗽、大便溏薄或胃口不佳时，暂停数日，待病愈后再进服。饮食忌生冷油腻，以免阻碍脾胃运化，影响膏药吸收。

② 若冲服时有微量沉淀（为药粉），请搅匀再服。

③ 所用汤匙应洗净，并避免生水进入盛药容器；每次开盖的时间要短，避免污染；为防止霉变也可放入冰箱内贮存。

④ 糖尿病患者忌用冰糖、饴糖、蜂蜜，可以用木糖醇或女贞糖。

【随症加减】 若形寒肢冷者，酌加肉桂、淫羊藿、人参；夜尿频数者，酌加益智仁、桑螵蛸。

二、血虚型

【主要症候】 经来量少，不日即净，或点滴即止，经色淡红，质稀，头晕眼花，心悸失眠，皮肤不润，面色萎黄，舌淡，苔薄，脉细无力。

【症候分析】 营血衰少，冲任气血不足，血海满溢不多，故月经量少，不日即净，或点滴即止，经色淡红，质稀；血虚不能上荣清窍，故头晕眼花；血少内不养心，故心悸失眠；血虚外不荣肌肤，故面色萎黄，皮肤不润。舌淡苔薄，脉细无力，也为血虚之征。

【治疗法则】 补血益气调经。

膏方：滋血膏

【来源】 本方来源于《证治准绳·女科》。

【组成】 人参200克、山药200克、黄芪200克、白茯

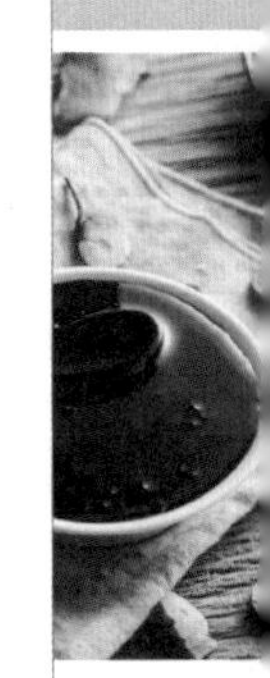

苓100克、川芎100克、当归200克、白芍100克、熟地200克。

【方解】 方中熟地、当归、白芍、川芎补血调经；人参、黄芪、山药、茯苓补气健脾，益生化气血之源。合而用之，有滋血调经之效。

【图解】

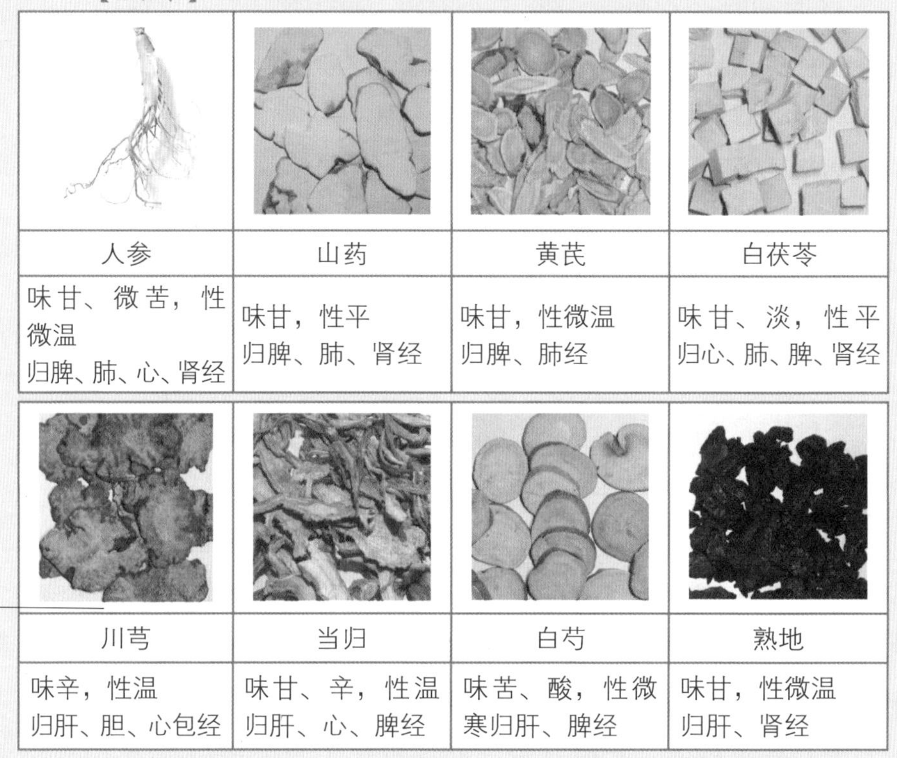

人参	山药	黄芪	白茯苓
味甘、微苦，性微温 归脾、肺、心、肾经	味甘，性平 归脾、肺、肾经	味甘，性微温 归脾、肺经	味甘、淡，性平 归心、肺、脾、肾经

川芎	当归	白芍	熟地
味辛，性温 归肝、胆、心包经	味甘、辛，性温 归肝、心、脾经	味苦、酸，性微寒归肝、脾经	味甘，性微温 归肝、肾经

【制法】 将膏方药物放入铜锅或不锈钢锅内，加水适量，浸泡12小时，先用武火煮开，再以文火煎煮90分钟后取汁，上法连续煎煮3次，去渣，合并药汁，用文火浓缩熬糊，再加入胶类和糖收膏，以滴水成珠为度。糖一般用冰糖为宜，胃病者用麦芽糖，妇女产后用赤砂糖（红糖），糖尿病者用蛋白糖，便秘者加用蜂蜜。胶类首选阿胶，胶应先以绍兴酒浸泡而后入药汁内溶化。

【功效】 滋肾益阴，清热利湿。

【用法】 每日早晚各服30克（约1汤匙），开水冲服；早

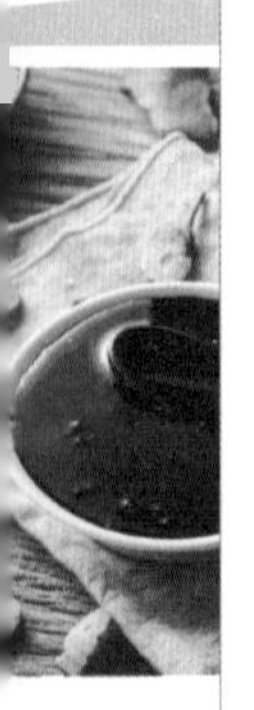

晨与晚上睡前1小时空腹服用为好；1周后可增至1.5汤匙。

【注意事项】

① 服药时忌食萝卜、浓茶、咖啡，如遇感冒发热、咳嗽、大便溏薄或胃口不佳时，暂停数日，待病愈后再进服。饮食忌生冷油腻，以免阻碍脾胃运化，影响膏药吸收。

② 若冲服时有微量沉淀（为药粉），请搅匀再服。

③ 所用汤匙应洗净，并避免生水进入盛药容器；每次开盖的时间要短，避免污染；为防止霉变也可放入冰箱内贮存。

④ 糖尿病患者忌用冰糖、饴糖、蜂蜜，可以用木糖醇或女贞糖。

【随症加减】 若心悸失眠者，酌加炒枣仁、五味子；脾虚食少者，加鸡内金、砂仁。

三、血寒型

【主要症候】 经行量少，色黯红，小腹冷痛，得热痛减，畏寒肢冷，面色青白，舌黯，苔白，脉沉紧。

【症候分析】 血为寒凝，冲任阻滞，血行不畅，故经行量少，色黯红；寒客胞脉，则小腹冷痛，得热痛减；寒伤阳气，则畏寒肢冷，面色青白。舌黯苔白，脉沉紧，为寒邪在里之征。

【治疗法则】 温经散寒，活血调经。

膏方：温经膏

【来源】 本方来源于《妇人大全良方》。原文："妇人年五十所，病下利数十日不止。暮即发热，少腹里急，腹满，手掌烦热，唇口干燥，何也？师曰：此病属带下，何以故？曾经半产，瘀血在少腹不去。何以知之？其证唇口干燥，故知之，当以温经汤主之。"

【组成】 吴茱萸200克、麦冬200克、人参100克、当归100克、川芎100克、白芍100克、肉桂100克、牡丹皮

100克、甘草100克、阿胶100克、半夏100克、生姜100克。

【方解】 方中吴茱萸散寒止痛，麦冬养阴清热，肉桂温经散寒，通脉调经；当归、川芎、阿胶养血活血调经；人参甘温补气，且肉桂通阳散寒；牡丹皮活血祛瘀，助当归、川芎通行血滞；白芍、甘草缓急止痛；半夏、生姜辛开散结，通降胃气，祛瘀调经。全方共奏温经散寒，活血调经之效。

【图解】

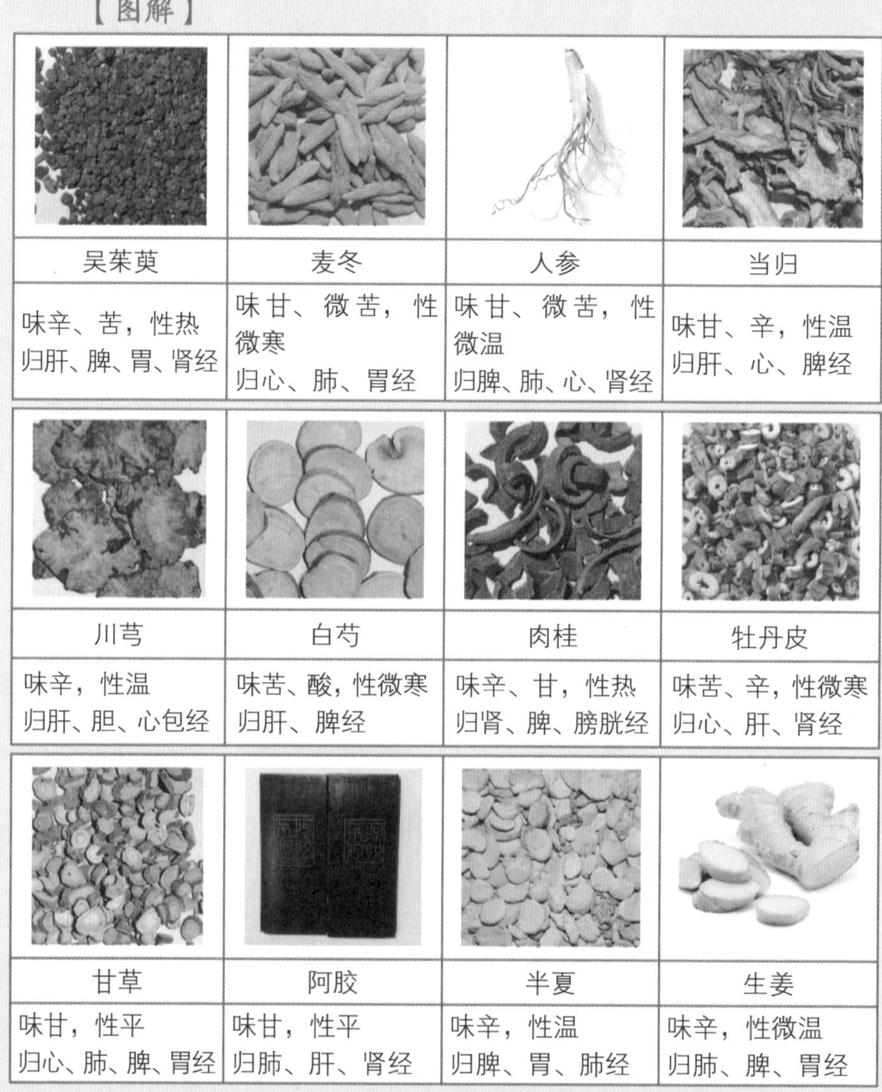

吴茱萸	麦冬	人参	当归
味辛、苦，性热 归肝、脾、胃、肾经	味甘、微苦，性微寒 归心、肺、胃经	味甘、微苦，性微温 归脾、肺、心、肾经	味甘、辛，性温 归肝、心、脾经
川芎	**白芍**	**肉桂**	**牡丹皮**
味辛，性温 归肝、胆、心包经	味苦、酸，性微寒 归肝、脾经	味辛、甘，性热 归肾、脾、膀胱经	味苦、辛，性微寒 归心、肝、肾经
甘草	**阿胶**	**半夏**	**生姜**
味甘，性平 归心、肺、脾、胃经	味甘，性平 归肺、肝、肾经	味辛，性温 归脾、胃、肺经	味辛，性微温 归肺、脾、胃经

【制法】 将膏方药物放入铜锅或不锈钢锅内，加水适量，浸泡 12 小时，先用武火煮开，再以文火煎煮 90 分钟后取汁，上法连续煎煮 3 次，去渣，合并药汁，用文火浓缩熬糊，再加入胶类和糖收膏，以滴水成珠为度。糖一般用冰糖为宜，胃病者用麦芽糖，妇女产后用赤砂糖（红糖），糖尿病者用蛋白糖，便秘者加用蜂蜜。胶类首选阿胶，胶应先以绍兴酒浸泡而后入药汁内溶化。

【功效】 滋肾益阴，清热利湿。

【用法】 每日早晚各服 30 克（约 1 汤匙），开水冲服；早晨与晚上睡前 1 小时空腹服用为好；1 周后可增至 1.5 汤匙。

【注意事项】

① 服药时忌食萝卜、浓茶、咖啡，如遇感冒发热、咳嗽、大便溏薄或胃口不佳时，暂停数日，待病愈后再进服。饮食忌生冷油腻，以免阻碍脾胃运化，影响膏药吸收。

② 若冲服时有微量沉淀（为药粉），请搅匀再服。

③ 所用汤匙应洗净，并避免生水进入盛药容器；每次开盖的时间要短，避免污染；为防止霉变也可放入冰箱内贮存。

④ 糖尿病患者忌用冰糖、饴糖、蜂蜜，可以用木糖醇或女贞糖。

四、血瘀型

【主要症候】 经行涩少，色紫黑有块，小腹刺痛拒按，血块下后痛减，或胸胁胀痛，舌紫黯，或有瘀斑紫点，脉涩有力。

【症候分析】 瘀血内停，冲任阻滞，故经行涩少，色紫黑有血块，小腹刺痛拒按；血块下后瘀滞稍通，故使痛减；瘀血阻滞，气机不畅，故胸胁胀痛。舌紫黯，或有瘀斑紫点，脉涩有力，为血瘀之征。

【治疗法则】 活血化瘀，理气调经。

膏方：通瘀膏

【来源】 本方来源于《景岳全书》。

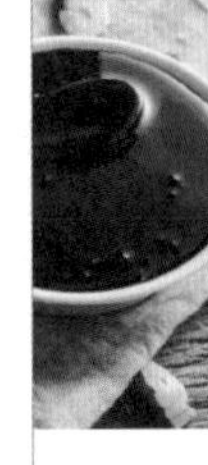

【组成】 当归200克、山楂100克、香附100克、红花100克、乌药100克、青皮90克、木香50克、泽泻90克。

【方解】 方中归尾、山楂、红花活血化瘀；香附理气解郁调经；乌药、青皮、木香行气止痛；泽泻利水以行滞。全方共奏活血化瘀，理气调经之效。

【图解】

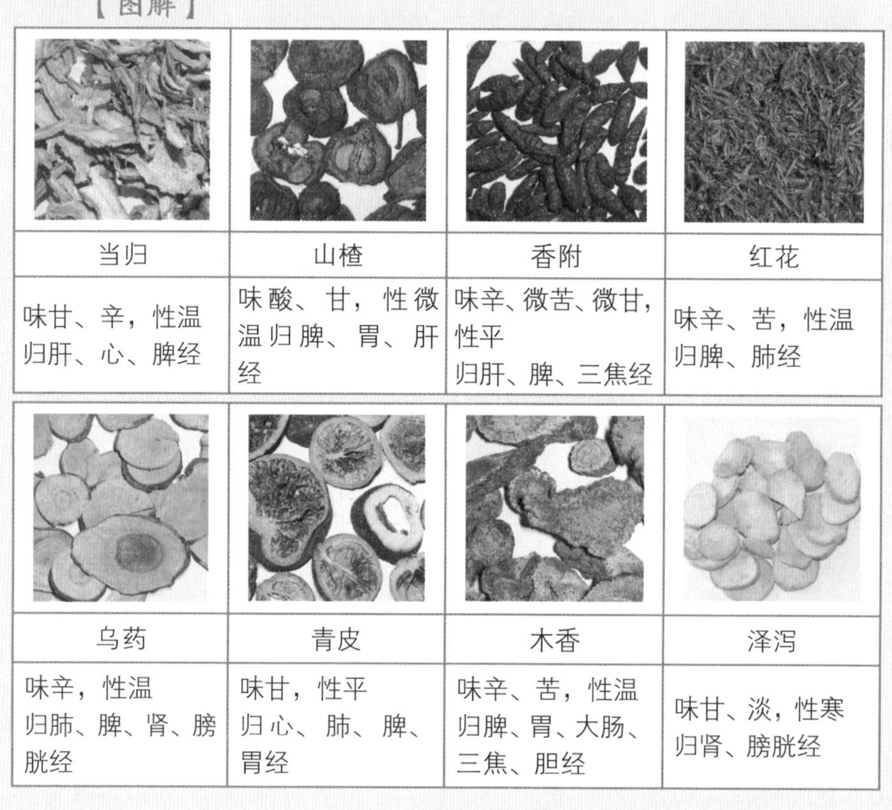

当归	山楂	香附	红花
味甘、辛，性温 归肝、心、脾经	味酸、甘，性微温归脾、胃、肝经	味辛、微苦、微甘，性平 归肝、脾、三焦经	味辛、苦，性温 归脾、肺经

乌药	青皮	木香	泽泻
味辛，性温 归肺、脾、肾、膀胱经	味甘，性平 归心、肺、脾、胃经	味辛、苦，性温 归脾、胃、大肠、三焦、胆经	味甘、淡，性寒 归肾、膀胱经

【制法】 将膏方药物放入铜锅或不锈钢锅内，加水适量，浸泡12小时，先用武火煮开，再以文火煎煮90分钟后取汁，上法连续煎煮3次，去渣，合并药汁，用文火浓缩熬糊，再加入胶类和糖收膏，以滴水成珠为度。糖一般用冰糖为宜，胃病者用麦芽糖，妇女产后用赤砂糖（红糖），糖尿病者用蛋白糖，便秘者加用蜂蜜。胶类首选阿胶，胶应先以绍兴酒浸泡而后入药汁内溶化。

【功效】 滋肾益阴，清热利湿。

【用法】 每日早晚各服30克（约1汤匙），开水冲服；早晨与晚上睡前1小时空腹服用为好；1周后可增至1.5汤匙。

【注意事项】

① 服药时忌食萝卜、浓茶、咖啡，如遇感冒发热、咳嗽、大便溏薄或胃口不佳时，暂停数日，待病愈后再进服。饮食忌生冷油腻，以免阻碍脾胃运化，影响膏药吸收。

② 若冲服时有微量沉淀（为药粉），请搅匀再服。

③ 所用汤匙应洗净，并避免生水进入盛药容器；每次开盖的时间要短，避免污染；为防止霉变也可放入冰箱内贮存。

④ 糖尿病患者忌用冰糖、饴糖、蜂蜜，可以用木糖醇或女贞糖。

【随症加减】 若兼少腹冷痛，脉沉迟者，酌加肉桂、吴茱萸；若平时少腹疼痛，或伴低热不退，舌紫黯，苔黄而干，脉数者，酌加牡丹皮、栀子、泽兰。

第六节　崩漏调理膏方

妇女不在行经期间，阴道突然大量出血，或淋漓下血不断者，称为“崩漏”，前者称为“崩中”，后者称为“漏下”。若经期延长达2周以上者，应属崩漏范畴，称为“经崩”或“经漏”。

一般突然出血，来势急，血量多的叫崩；淋漓下血，来势缓，血量少的叫漏。崩与漏的出血情况虽不相同，但其发病机理是一致的，而且在疾病发展过程中常相互转化，如血崩日久，气血耗伤，可变成漏，久漏不止，病势日进，也能成崩，所以临床上常常崩漏并称。正如《济生方》说：“崩漏之病，本乎一证，轻者谓之漏下，甚者

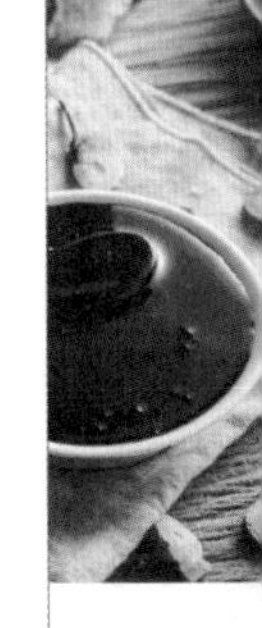

谓之崩中。”本病属常见病，常因崩与漏交替，因果相干，致使病变缠绵难愈，成为妇科的疑难重症。本病相当于西医学无排卵型功能失调性子宫出血病。生殖器炎症和某些生殖器肿瘤引起的不规则阴道出血亦可参照本病辨证治疗。

1. 临床表现

（1）症状：月经周期紊乱，行经时间超过半月以上，甚或数月断续不休，亦有停闭数月又突然暴下不止或淋沥不尽；常有不同程度的贫血。

（2）妇科检查：应无明显器质性病变者，如子宫颈息肉、子宫肌瘤。

2. 理化检查

（1）影像学检查：子宫附件 B 超、磁共振成像；血液病检查排除有无再障等血液系统疾病；

（2）主要是排除生殖器肿瘤、炎症或全身性疾病，行宫腔镜检查，必要时行诊断性刮宫。

3. 辨证膏方

主要病机是冲任损伤，不能制约经血。引起冲任不固的常见原因有肾虚、脾虚、血热和血瘀。

崩漏以无周期性的阴道出血为辨证要点，临证时结合出血的量、色、质变化和全身症候辨明寒、热、虚、实。治疗应根据病情的缓急轻重、出血的久暂，采用“急则治其标，缓则治其本”的原则，灵活运用塞流、澄源、复旧三法。

塞流即是止血。崩漏以失血为主，止血乃是治疗本病的当务之急。具体运用止血方法时，还要注意崩与漏的不同点。治崩宜固摄升提，不宜辛温行血，以免失血过多导致阴竭阳脱；治漏宜养血行气，不可偏于固涩，以免血止成瘀。塞流之药可酌用十灰散、云南白药、紫地宁血散等。

澄源即是求因治本。崩漏是由多种原因引起的，针对引起崩漏

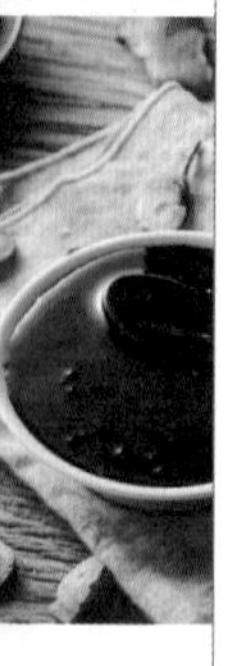

的具体原因，采用补肾、健脾、清热、理气、化瘀等法，使崩漏得到根本上的治疗。塞流、澄源两法常常是同步进行的。

复旧即是调理善后。崩漏在血止之后，应理脾益肾以善其后。历代诸家都认为崩漏之后应调理脾胃，化生气血，使之康复。近代研究指出，补益肾气，重建月经周期，才能使崩漏得到彻底的治疗。“经水出诸肾”，肾气盛，月事才能以时下，对青春期、育龄期的虚症患者，补肾调经则更为重要。当然复旧也需兼顾澄源。

总之，塞流、澄源、复旧有分别，又有内在联系，必须结合具体病情灵活运用。

一、肾虚型

（一）肾阴虚症

【主要症候】 经血非时而下，出血量少或多，淋漓不断，血色鲜红，质稠，头晕耳鸣，腰酸膝软，手足心热，颧赤唇红，舌红，苔少，脉细数。

【症候分析】 肾阴不足，虚火内炽，热伏冲任，迫血妄行，故经血非时而下，出血量少或多，淋漓不断；阴虚内热，故血色鲜红，质稠；肾阴不足，精血衰少，不能上荣空窍，故头晕耳鸣；精亏血少，不能濡养外府，故腰腿酸软；阴虚内热，则手足心热；虚热上浮，则颧赤唇红。舌红，苔少，脉细数，也为肾阴虚之征。

【治疗法则】 滋肾益阴，固冲止血。

膏方：左归膏

【来源】 本方来源于《景岳全书》。

【组成】 熟地200克、山药100克、枸杞子100克、山茱萸100克、菟丝子100克、鹿角胶100克、龟甲胶100克、川牛膝100克。

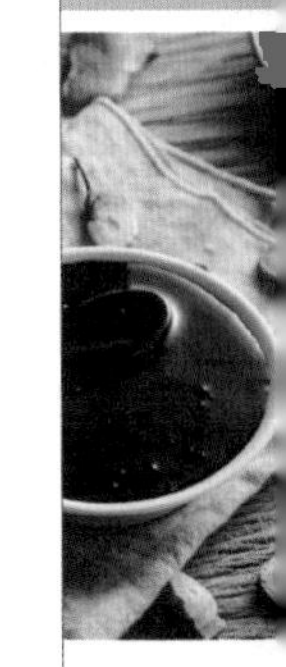

【组成】 方中熟地、枸杞子、山茱萸滋肾阴而填精血；山药、菟丝子、鹿角胶补肾阳而益精气，寓阳生阴长之意；龟甲胶育阴凉血止血；川牛膝引血下行。全方共奏滋肾益阴，固冲止血之效。

【图解】

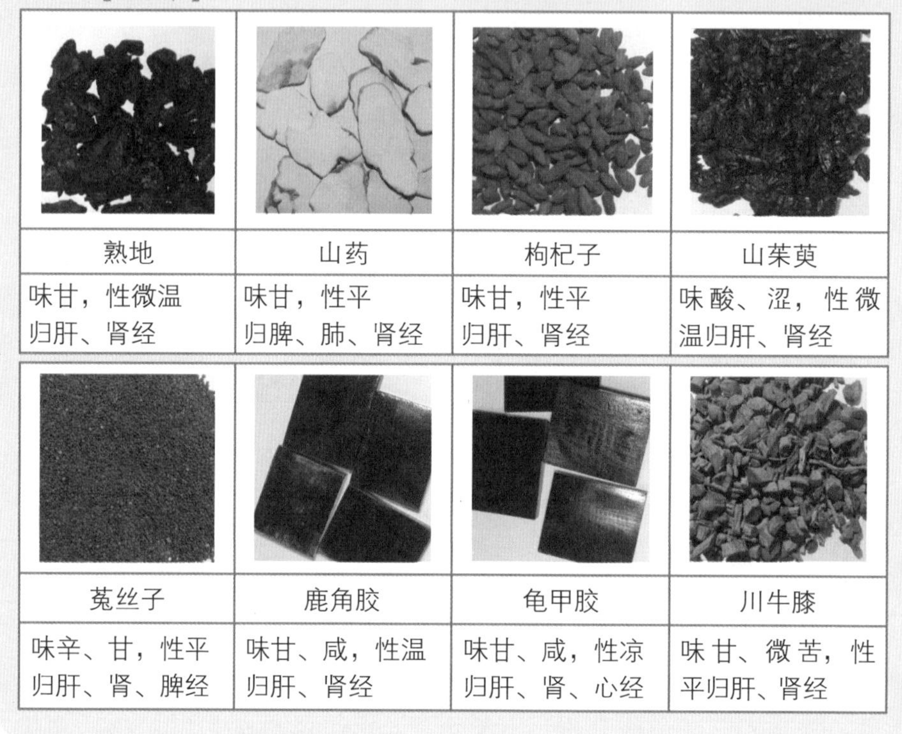

熟地	山药	枸杞子	山茱萸
味甘，性微温 归肝、肾经	味甘，性平 归脾、肺、肾经	味甘，性平 归肝、肾经	味酸、涩，性微温归肝、肾经

菟丝子	鹿角胶	龟甲胶	川牛膝
味辛、甘，性平 归肝、肾、脾经	味甘、咸，性温 归肝、肾经	味甘、咸，性凉 归肝、肾、心经	味甘、微苦，性平归肝、肾经

【制法】 将膏方药物放入铜锅或不锈钢锅内，加水适量，浸泡12小时，先用武火煮开，再以文火煎煮90分钟后取汁，上法连续煎煮3次，去渣，合并药汁，用文火浓缩熬糊，再加入胶类和糖收膏，以滴水成珠为度。糖一般用冰糖为宜，胃病者用麦芽糖，妇女产后用赤砂糖（红糖），糖尿病者用蛋白糖，便秘者加用蜂蜜。胶类首选阿胶，胶应先以绍兴酒浸泡而后入药汁内溶化。

【功效】 滋肾益阴，清热利湿。

【用法】 每日早晚各服30克（约1汤匙），开水冲服；早晨与晚上睡前1小时空腹服用为好；1周后可增至1.5汤匙。

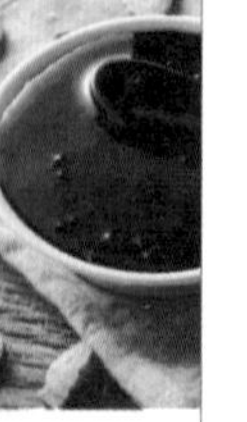

【注意事项】

① 服药时忌食萝卜、浓茶、咖啡，如遇感冒发热、咳嗽、大便溏薄或胃口不佳时，暂停数日，待病愈后再进服。饮食忌生冷油腻，以免阻碍脾胃运化，影响膏药吸收。

② 若冲服时有微量沉淀（为药粉），请搅匀再服。

③ 所用汤匙应洗净，并避免生水进入盛药容器；每次开盖的时间要短，避免污染；为防止霉变也可放入冰箱内贮存。

④ 糖尿病患者忌用冰糖、饴糖、蜂蜜，可以用木糖醇或女贞糖。

【随症加减】 若阴虚有热者，酌加生地、麦冬、地骨皮。

（二）肾阳虚症

【主要症候】 经血非时而下，出血量多，淋漓不尽，色淡质稀，腰痛如折，畏寒肢冷，小便清长，大便溏薄，面色晦暗，舌淡黯，苔薄白，脉沉弱。

【症候分析】 肾阳虚衰，冲任不固，血失封藏，故经乱无期，经血量多，淋漓不断；肾阳不足，经血失于温煦，故色淡质稀；肾阳虚衰，外府失荣，故腰痛如折，畏寒肢冷；膀胱失于温化，故小便清长；肾阳虚不能上温脾土，则大便溏薄。面色晦暗，舌淡黯，苔薄白，脉沉弱，也为肾阳不足之征。

【治疗法则】 温肾助阳，固冲止血。

膏方：大补元膏

【来源】 本方来源于（《景岳全书》卷五十）。

【组成】 人参150克、山药100克、熟地100克、杜仲100克、当归100克、山茱萸50克、枸杞子100克、炙甘草50克。

【方解】 方中人参、山药、杜仲补肾气以固命门；山茱萸、枸杞子补肾填精而生血；当归、熟地养血益阴；甘草调和诸药。全方共奏补肾益气，养血调经之效。

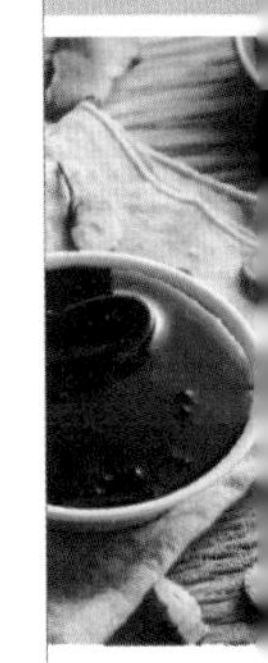

【图解】

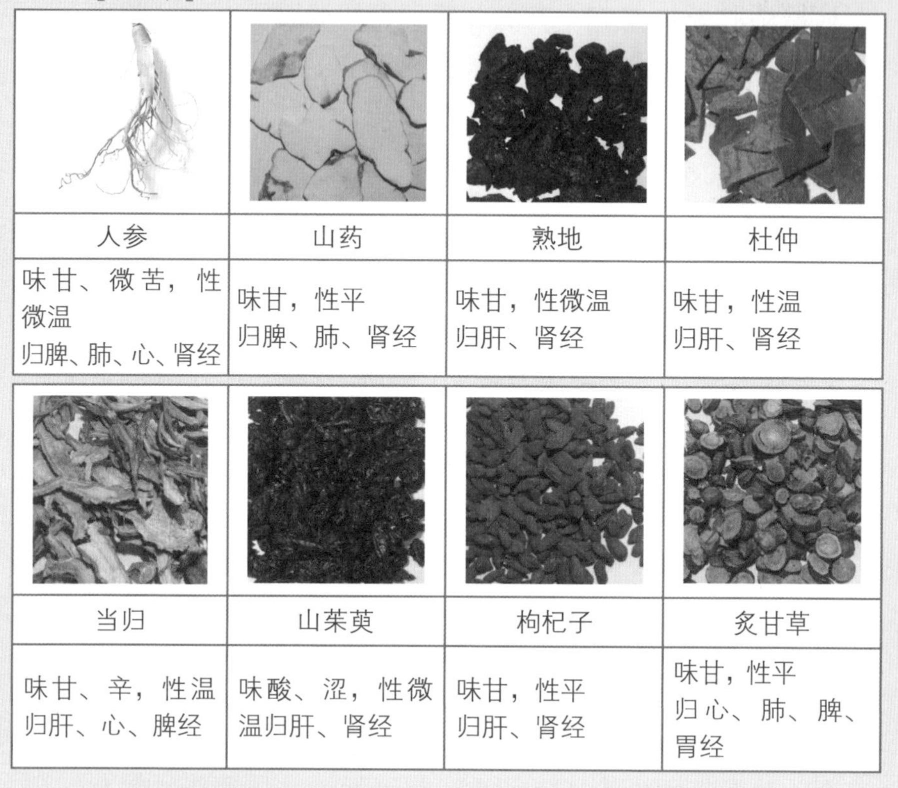

人参	山药	熟地	杜仲
味甘、微苦，性微温 归脾、肺、心、肾经	味甘，性平 归脾、肺、肾经	味甘，性微温 归肝、肾经	味甘，性温 归肝、肾经
当归	山茱萸	枸杞子	炙甘草
味甘、辛，性温 归肝、心、脾经	味酸、涩，性微温归肝、肾经	味甘，性平 归肝、肾经	味甘，性平 归心、肺、脾、胃经

【制法】 将膏方药物放入铜锅或不锈钢锅内，加水适量，浸泡 12 小时，先用武火煮开，再以文火煎煮 90 分钟后取汁，上法连续煎煮 3 次，去渣，合并药汁，用文火浓缩熬糊，再加入胶类和糖收膏，以滴水成珠为度。糖一般用冰糖为宜，胃病者用麦芽糖，妇女产后用赤砂糖（红糖），糖尿病者用蛋白糖，便秘者加用蜂蜜。胶类首选阿胶，胶应先以绍兴酒浸泡而后入药汁内溶化。

【功效】 滋肾益阴，清热利湿。

【用法】 每日早晚各服 30 克（约 1 汤匙），开水冲服；早晨与晚上睡前 1 小时空腹服用为好；1 周后可增至 1.5 汤匙。

【注意事项】

① 服药时忌食萝卜、浓茶、咖啡，如遇感冒发热、咳嗽、大便

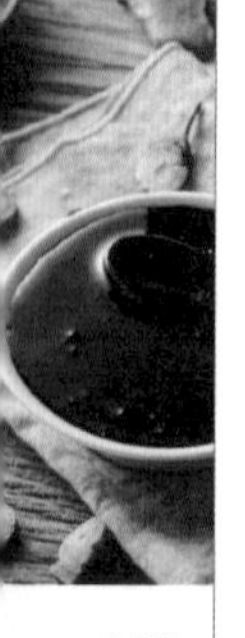

溏薄或胃口不佳时，暂停数日，待病愈后再进服。饮食忌生冷油腻，以免阻碍脾胃运化，影响膏药吸收。

② 若冲服时有微量沉淀（为药粉），请搅匀再服。

③ 所用汤匙应洗净，并避免生水进入盛药容器；每次开盖的时间要短，避免污染；为防止霉变也可放入冰箱内贮存。

④ 糖尿病患者忌用冰糖、饴糖、蜂蜜，可以用木糖醇或女贞糖。

二、脾虚型

【主要症候】 经血非时而下，量多如崩，或淋漓不断，色淡质稀，神疲体倦，气短懒言，不思饮食，四肢不温，或面浮肢肿，面色淡黄，舌淡胖，苔薄白，脉缓弱。

【症候分析】 脾气虚陷，冲任不固，血失统摄，故经血非时而下，量多如崩，或淋漓不断；脾虚气血化源不足，故经色淡而质稀；脾虚中气不足，故神疲体倦，气短懒言；脾主四肢，脾虚则四肢失于温养，故四肢不温；脾虚中阳不振，运化失职，则不思饮食；脾失运化，水湿内停，水湿泛溢肌肤，故面浮肢肿。面色淡黄，舌淡胖，苔薄白，脉缓弱，也为脾虚之象。

【治疗法则】 健脾益气，固冲止血。

膏方：固冲膏

【来源】 本方来源于《医学衷中参西录》。

【组成】 白术300克、黄芪200克、龙骨200克、牡蛎200克、山茱萸200克、白芍150克、海螵蛸100克、茜草100克、棕榈炭50克、五倍子25克。

【方解】 方中黄芪、白术健脾益气以摄血；龙骨、牡蛎、海螵蛸固摄冲任；山茱萸、白芍益肾养血，酸收止血；五倍子、棕榈炭涩血止血；茜草活血止血，血止而不留瘀。全方共奏健脾益气，固冲止血之效。

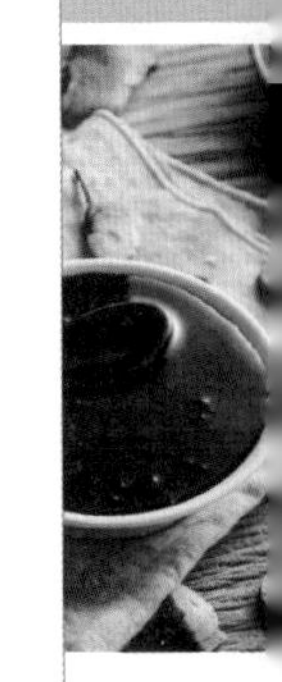

【图解】

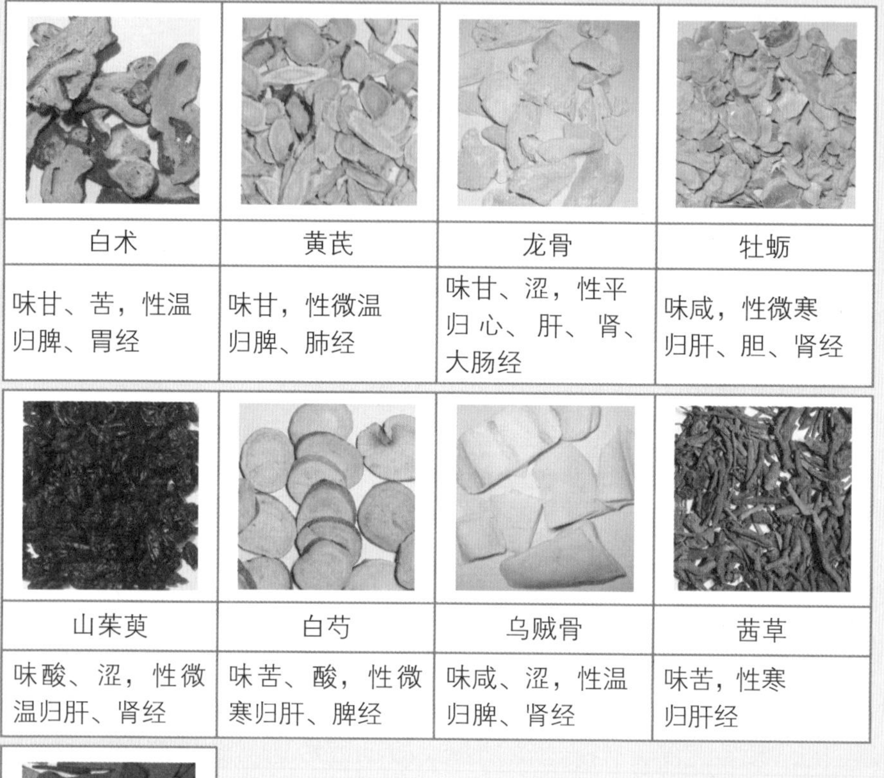

白术	黄芪	龙骨	牡蛎
味甘、苦，性温 归脾、胃经	味甘，性微温 归脾、肺经	味甘、涩，性平 归心、肝、肾、大肠经	味咸，性微寒 归肝、胆、肾经
山茱萸	白芍	乌贼骨	茜草
味酸、涩，性微温归肝、肾经	味苦、酸，性微寒归肝、脾经	味咸、涩，性温 归脾、肾经	味苦，性寒 归肝经

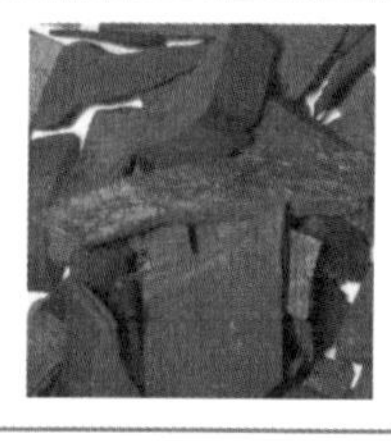

棕榈炭
味苦、涩，性平 归肝、肺、大肠经

【制法】 将膏方药物放入铜锅或不锈钢锅内，加水适量，浸泡 12 小时，先用武火煮开，再以文火煎煮 90 分钟后取汁，上法连续煎煮 3 次，去渣，合并药汁，用文火浓缩熬糊，再加入胶类和糖收膏，以滴水成珠为度。糖一般用冰糖为宜，胃病者用麦芽糖，妇女产后用赤砂糖（红糖），糖尿病者用蛋白糖，便秘者加用蜂蜜。

胶类首选阿胶，胶应先以绍兴酒浸泡而后入药汁内溶化。

【功效】 滋肾益阴，清热利湿。

【用法】 每日早晚各服30克（约1汤匙），开水冲服；早晨与晚上睡前1小时空腹服用为好；1周后可增至1.5汤匙。

【注意事项】

① 服药时忌食萝卜、浓茶、咖啡，如遇感冒发热、咳嗽、大便溏薄或胃口不佳时，暂停数日，待病愈后再进服。饮食忌生冷油腻，以免阻碍脾胃运化，影响膏药吸收。

② 若冲服时有微量沉淀（为药粉），请搅匀再服。

③ 所用汤匙应洗净，并避免生水进入盛药容器；每次开盖的时间要短，避免污染；为防止霉变也可放入冰箱内贮存。

④ 糖尿病患者忌用冰糖、饴糖、蜂蜜，可以用木糖醇或女贞糖。

【随症加减】 若出血量多者，酌加人参、升麻；久漏不止者，酌加藕节、炒蒲黄。若阴道大量出血，兼肢冷汗出，昏仆不知人，脉微细欲绝者，为气随血脱之危候，急宜补气固脱，方用独参汤（《景岳全书》）。人参25克，水煎取浓汁，顿服，余药再煎顿服。或用生脉散（《内外伤辨惑论》）救治，益气生津，敛阴止汗以固脱。若症见四肢厥逆，冷汗淋漓，又为亡阳之候，治宜回阳固脱，方用参附汤（《校注妇人良方》）。

三、血热型

【主要症候】 经血非时而下，量多如崩，或淋漓不断，血色深红，质稠，心烦少寐，渴喜冷饮，头晕面赤，舌红，苔黄，脉滑数。

【症候分析】 热伤冲任，迫血妄行，故经血非时而下，量多如崩，或淋漓不断；血为热灼，故血色深红，质稠；邪热内炽，津液耗损，故口渴喜饮；热扰心神，故心烦少寐；邪热上扰，故头晕面赤。舌红，苔黄，脉滑数，为血热之象。

【治疗法则】 清热凉血，固冲止血。

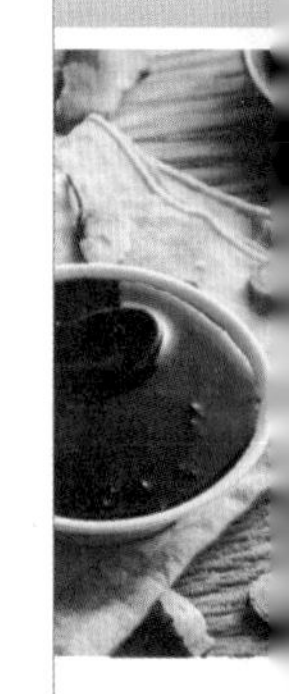

膏方：清热固经膏

【来源】 本方来源于《简明中医妇科学》。

【组成】 生地150克、地骨皮150克、龟甲100克、牡蛎100克、阿胶100克、黄芩50克、藕节100克、棕榈炭50克、甘草150克、焦栀子50克、地榆150克。

【方解】 方中黄芩、地骨皮、生地、阿胶清热凉血益阴；龟板、牡蛎育阴潜阳，固摄冲任；焦栀子、地榆清热凉血止血；藕节、棕榈炭涩血止血；甘草调和诸药。全方共奏清热凉血，固冲止血之效。

【图解】

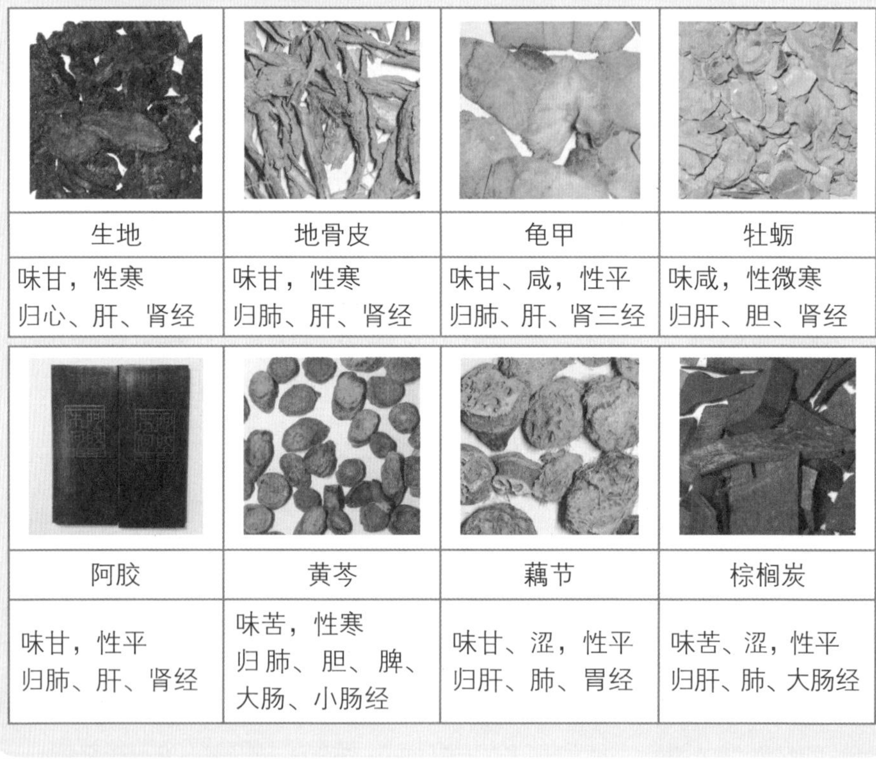

生地	地骨皮	龟甲	牡蛎
味甘，性寒 归心、肝、肾经	味甘，性寒 归肺、肝、肾经	味甘、咸，性平 归肺、肝、肾三经	味咸，性微寒 归肝、胆、肾经

阿胶	黄芩	藕节	棕榈炭
味甘，性平 归肺、肝、肾经	味苦，性寒 归肺、胆、脾、大肠、小肠经	味甘、涩，性平 归肝、肺、胃经	味苦、涩，性平 归肝、肺、大肠经

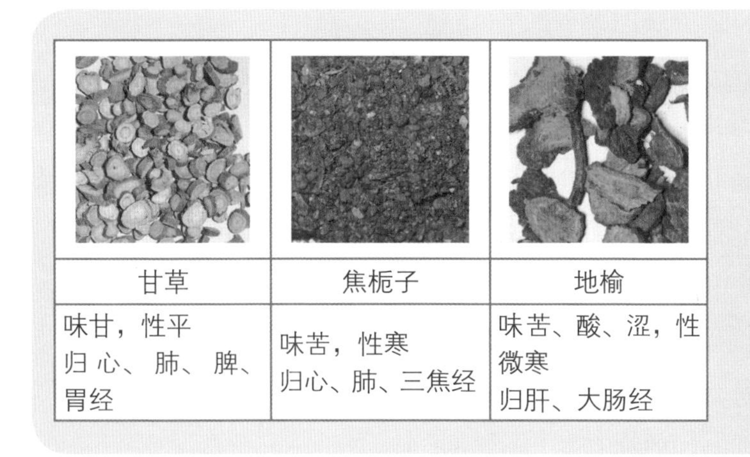

甘草	焦栀子	地榆
味甘，性平 归心、肺、脾、胃经	味苦，性寒 归心、肺、三焦经	味苦、酸、涩，性微寒 归肝、大肠经

【制法】　将膏方药物放入铜锅或不锈钢锅内，加水适量，浸泡 12 小时，先用武火煮开，再以文火煎煮 90 分钟后取汁，上法连续煎煮 3 次，去渣，合并药汁，用文火浓缩熬糊，再加入胶类和糖收膏，以滴水成珠为度。糖一般用冰糖为宜，胃病者用麦芽糖，妇女产后用赤砂糖（红糖），糖尿病者用蛋白糖，便秘者加用蜂蜜。胶类首选阿胶，胶应先以绍兴酒浸泡而后入药汁内溶化。

【功效】　滋肾益阴，清热利湿。

【用法】　每日早晚各服 30 克（约 1 汤匙），开水冲服；早晨与晚上睡前 1 小时空腹服用为好；1 周后可增至 1.5 汤匙。

【注意事项】

① 服药时忌食萝卜、浓茶、咖啡，如遇感冒发热、咳嗽、大便溏薄或胃口不佳时，暂停数日，待病愈后再进服。饮食忌生冷油腻，以免阻碍脾胃运化，影响膏药吸收。

② 若冲服时有微量沉淀（为药粉），请搅匀再服。

③ 所用汤匙应洗净，并避免生水进入盛药容器；每次开盖的时间要短，避免污染；为防止霉变也可放入冰箱内贮存。

④ 糖尿病患者忌用冰糖、饴糖、蜂蜜，可以用木糖醇或女贞糖。

【随症加减】　若肝郁化火者，兼见胸胁乳房胀痛，心烦易怒，时欲叹息，脉弦数等症，宜平肝清热止血，方用丹栀逍遥散加醋炒

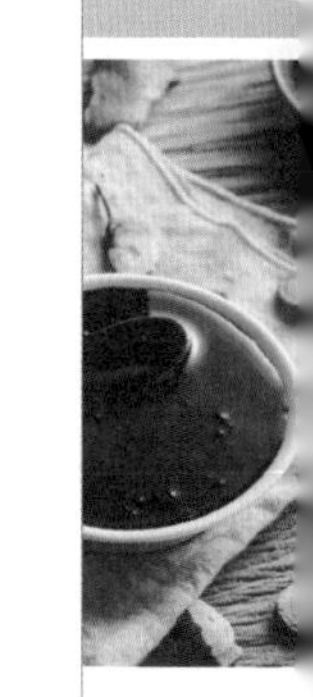

香附、蒲黄炭、血余炭以调气理血止血。

四、血瘀型

【主要症候】　经血非时而下，量多或少，淋漓不净，血色紫黯有块，小腹疼痛拒按，舌紫黯或有瘀点，脉涩或弦涩有力。

【症候分析】　瘀滞冲任，血不循经，故经血非时而下，量多或少，淋漓不断；冲任阻滞，经血运行不畅，故血色紫黯有块，“不通则痛”，故小腹疼痛拒按。舌紫黯或有瘀点，脉涩或弦涩有力，也为血瘀之征。

【治疗法则】　活血祛瘀，固冲止血。

膏方：逐瘀止崩膏

【来源】　本方来源于《安徽中医验方选集》。

【组成】　当归200克、川芎200克、三七200克、没药100克、五灵脂200克、丹皮200克、炒艾叶200克、阿胶200克、龙骨200克、牡蛎200克、乌贼骨200克。

【方解】　方中没药、五灵脂活血祛瘀止痛；三七、丹皮活血化瘀止血；当归、川芎养血活血；阿胶、炒艾叶养血止血；乌贼骨、龙骨、牡蛎固涩止血。

【图解】

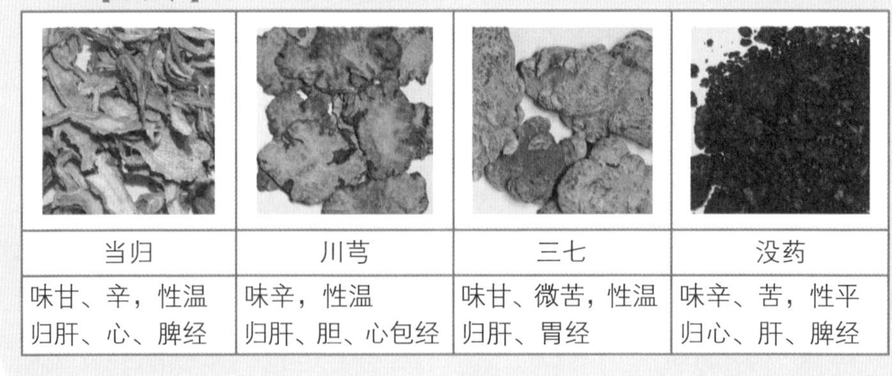

当归	川芎	三七	没药
味甘、辛，性温 归肝、心、脾经	味辛，性温 归肝、胆、心包经	味甘、微苦，性温 归肝、胃经	味辛、苦，性平 归心、肝、脾经

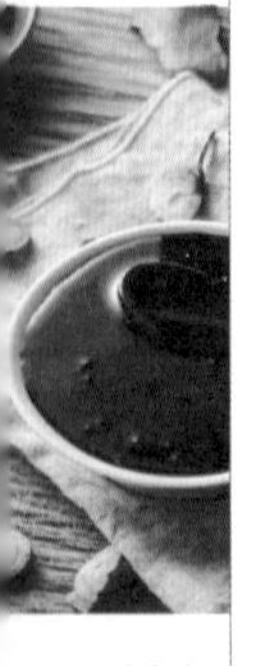

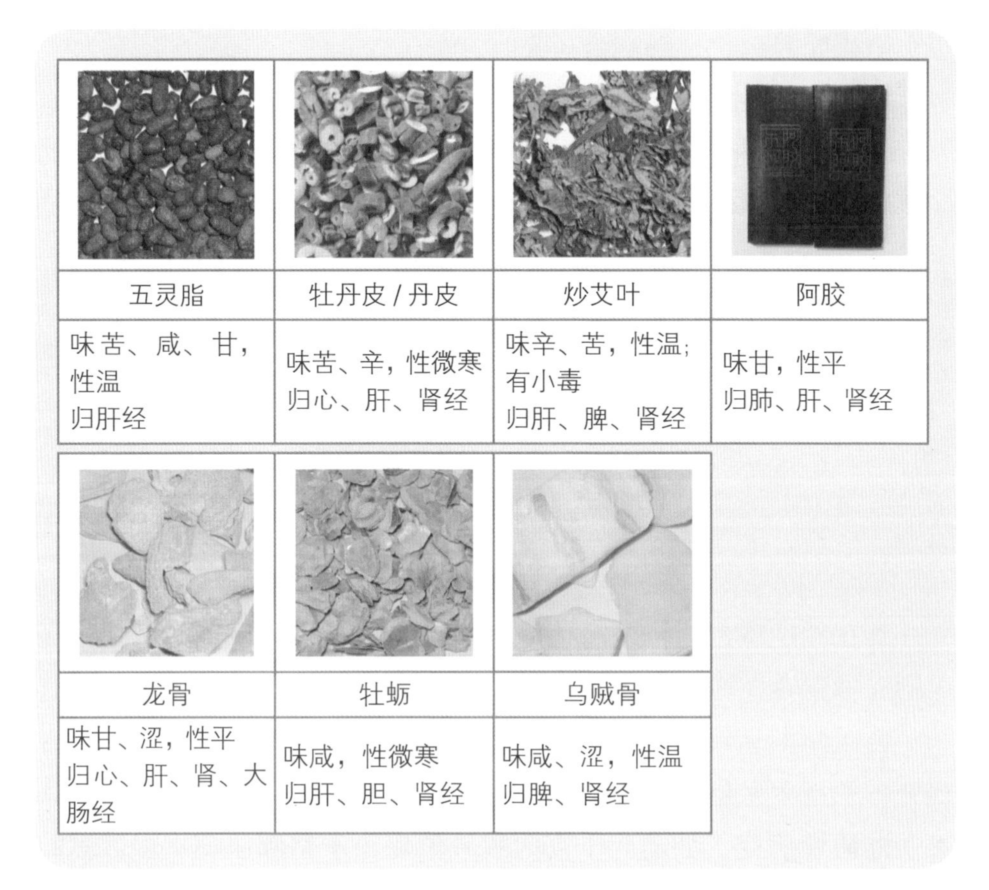

五灵脂	牡丹皮 / 丹皮	炒艾叶	阿胶
味苦、咸、甘，性温 归肝经	味苦、辛，性微寒 归心、肝、肾经	味辛、苦，性温；有小毒 归肝、脾、肾经	味甘，性平 归肺、肝、肾经

龙骨	牡蛎	乌贼骨
味甘、涩，性平 归心、肝、肾、大肠经	味咸，性微寒 归肝、胆、肾经	味咸、涩，性温 归脾、肾经

【制法】　将膏方药物放入铜锅或不锈钢锅内，加水适量，浸泡 12 小时，先用武火煮开，再以文火煎煮 90 分钟后取汁，上法连续煎煮 3 次，去渣，合并药汁，用文火浓缩熬糊，再加入胶类和糖收膏，以滴水成珠为度。糖一般用冰糖为宜，胃病者用麦芽糖，妇女产后用赤砂糖（红糖），糖尿病者用蛋白糖，便秘者加用蜂蜜。胶类首选阿胶，胶应先以绍兴酒浸泡而后入药汁内溶化。

【功效】　滋肾益阴，清热利湿。

【用法】　每日早晚各服 30 克（约 1 汤匙），开水冲服；早晨与晚上睡前 1 小时空腹服用为好；1 周后可增至 1.5 汤匙。

【注意事项】

① 服药时忌食萝卜、浓茶、咖啡，如遇感冒发热、咳嗽、大便溏薄或胃口不佳时，暂停数日，待病愈后再进服。饮食忌生冷油腻，

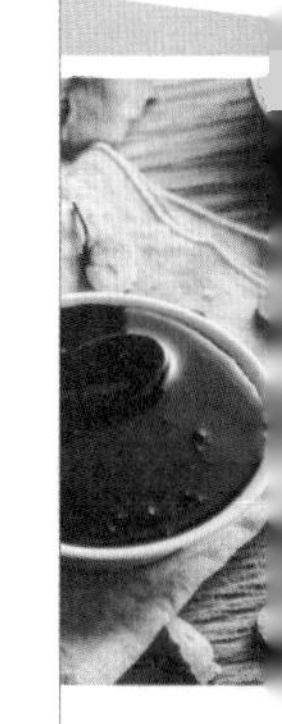

以免阻碍脾胃运化，影响膏药吸收。

② 若冲服时有微量沉淀（为药粉），请搅匀再服。

③ 所用汤匙应洗净，并避免生水进入盛药容器；每次开盖的时间要短，避免污染；为防止霉变也可放入冰箱内贮存。

④ 糖尿病患者忌用冰糖、饴糖、蜂蜜，可以用木糖醇或女贞糖。

第七节　痛经调理膏方

凡在经期或经行前后，出现周期性小腹疼痛，或痛引腰骶，甚至剧痛晕厥者，称为“痛经”，亦称“经行腹痛”。

西医学把痛经分为原发性痛经和继发性痛经，前者又称功能性痛经，系指生殖器官无明显器质性病变者，后者多继发于生殖器官某些器质性病变，如盆腔子宫内膜异位症、子宫腺肌病、慢性盆腔炎等。本节讨论的痛经，包括西医学的原发性痛经和继发性痛经。功能性痛经容易痊愈，器质性病变导致的痛经病程较长，缠绵难愈。

1. 临床表现

（1）症状：腹痛多发生在经潮前 1 ~ 2 天，行经第 1 天达高峰，可呈阵发性痉挛性或胀痛下坠感，严重者可发射到腰骶部、肛门、阴道、股内侧。甚至可见面色苍白、出冷汗、手足发凉等晕厥之象。但无论疼痛程度如何，一般不伴腹肌紧张或反跳痛。也有少数于经血将净或经净后 1 ~ 2 天始觉腹痛或腰腹痛者。

（2）妇科检查：无阳性体征者属功能性痛经，如盆腔内有粘连、包块、结节或增厚者，可能是盆腔炎症、子宫内膜异位症等病所致。部分患者可见子宫体极度屈曲或宫颈口狭窄。

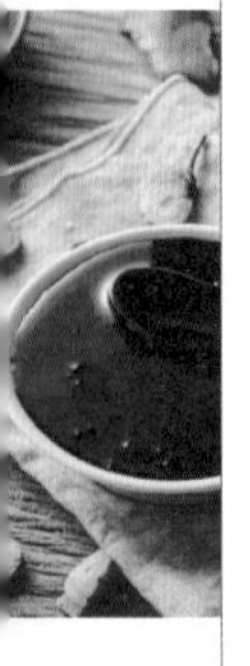

2. 理化检查

（1）影像学检查：子宫附件 B 超。

（2）行 CA125 检查，必要时行宫腔镜、腹腔镜检查。

3. 辨证膏方

本病的发生与冲任、胞宫的周期性生理变化密切相关。主要病机在于邪气内伏或精血素亏，更值经期前后冲任二脉气血的生理变化急骤，导致胞宫的气血运行不畅，“不通则痛”，或胞宫失于濡养，“不荣则痛”，故使痛经发作。常见的分型有肾气亏损、气血虚弱、气滞血瘀、寒凝血瘀和湿热蕴结。

本病以伴随月经来潮而周期性小腹疼痛作为辨证要点，根据其疼痛发生的时间、部位、性质、喜按或拒按等不同情况，明辨其虚实寒热，病因是在气还是在血。

一般痛在经前、经期，多属实；痛在经后、经期，多属虚。痛胀俱甚、拒按，多属实；隐隐作痛、喜揉喜按，多属虚。得热痛减多为寒，得热痛甚多为热。痛甚于胀多为血瘀，胀甚于痛多为气滞。痛在两侧少腹，病多在肝，痛连腰际，病多在肾。其治疗大法以通调气血为主。

一、肾气亏损型

【主要症候】　经期或经后小腹隐隐作痛，喜按，月经量少，色淡质稀，头晕耳鸣，腰酸腿软，小便清长，面色晦暗，舌淡，苔薄，脉沉细。

【症候分析】　肾气本虚，精血不足，经期或经后，精血更虚，胞宫、胞脉失于濡养，故小便隐隐作痛，喜按；肾虚冲任不足，血海满溢不多，故月经量少，色淡质稀；肾精不足，不能上养清窍，故头晕耳鸣；肾亏则腰腿失养，故腰酸腿软；肾气虚膀胱气化失常，故小便清长。面色晦暗，舌淡苔薄，脉沉细，也为肾气亏损之征。

【治疗法则】　补肾填精，养血止痛。

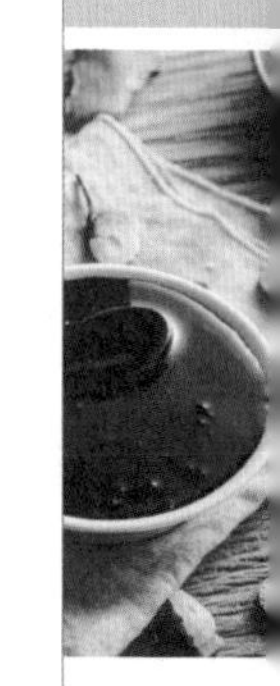

膏方：调肝膏

【来源】 本方来源于《傅青主女科》，原文：“妇人有少腹疼于行经之后者，人以为气血之虚也，谁知是肾气之涸乎！夫经水者，乃天一之真水也，满则溢而虚则闭，亦其常耳，何以虚能作疼哉？盖肾水一虚则水不能生木，而肝木必克脾土，木土相争，则气必逆，故尔作疼。治法必须以舒肝气为主，而益之以补肾之味，则水足而肝气益安，肝气安而逆气自顺，又何疼痛之有哉！方用调肝汤。”

【组成】 当归100克、白芍100克、山茱萸100克、巴戟天50克、甘草50克、山药200克、阿胶100克。

【方解】 方中巴戟、山茱萸补肾气，填肾精；当归、白芍、阿胶养血缓急止痛；山药、甘草补脾肾、生精血。全方共奏补肾填精养血，缓急止痛之功。

【图解】

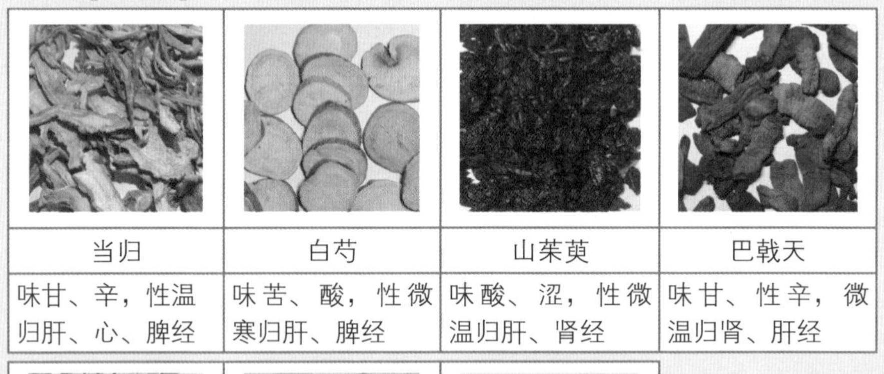

当归	白芍	山茱萸	巴戟天
味甘、辛，性温 归肝、心、脾经	味苦、酸，性微寒归肝、脾经	味酸、涩，性微温归肝、肾经	味甘、性辛，微温归肾、肝经

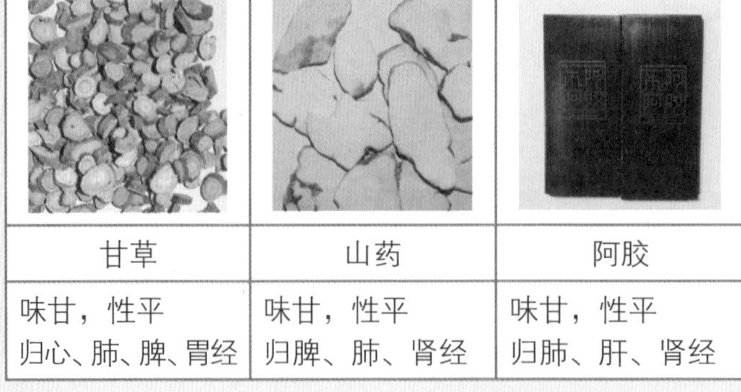

甘草	山药	阿胶
味甘，性平 归心、肺、脾、胃经	味甘，性平 归脾、肺、肾经	味甘，性平 归肺、肝、肾经

【制法】 将膏方药物放入铜锅或不锈钢锅内，加水适量，浸泡12小时，先用武火煮开，再以文火煎煮90分钟后取汁，上法连续煎煮3次，去渣，合并药汁，用文火浓缩熬糊，再加入胶类和糖收膏，以滴水成珠为度。糖一般用冰糖为宜，胃病者用麦芽糖，妇女产后用赤砂糖（红糖），糖尿病者用蛋白糖，便秘者加用蜂蜜。胶类首选阿胶，胶应先以绍兴酒浸泡而后入药汁内溶化。

【功效】 滋肾益阴，清热利湿。

【用法】 每日早晚各服30克（约1汤匙），开水冲服；早晨与晚上睡前1小时空腹服用为好；1周后可增至1.5汤匙。

【注意事项】

① 服药时忌食萝卜、浓茶、咖啡，如遇感冒发热、咳嗽、大便溏薄或胃口不佳时，暂停数日，待病愈后再进服。饮食忌生冷油腻，以免阻碍脾胃运化，影响膏药吸收。

② 若冲服时有微量沉淀（为药粉），请搅匀再服。

③ 所用汤匙应洗净，并避免生水进入盛药容器；每次开盖的时间要短，避免污染；为防止霉变也可放入冰箱内贮存。

④ 糖尿病患者忌用冰糖、饴糖、蜂蜜，可以用木糖醇或女贞糖。

【随症加减】 若经量少者，酌加鹿角胶、熟地、枸杞子；腰骶酸痛剧者，酌加桑寄生、杜仲、狗脊。

二、气血虚弱型

【主要症候】 经期或经后小腹隐痛喜按，月经量少，色淡质稀，神疲乏力，头晕心悸，失眠多梦，面色苍白，舌淡，苔薄，脉细弱。

【症候分析】 气血本虚，经血外泄，气血更虚，胞宫、胞脉失于濡养，故经期或经后小腹隐痛喜按；气血虚冲任不足，血海满溢不多，故月经量少，色淡质稀；气虚中阳不振，故神疲乏力；血虚不养心神，故心悸，失眠多梦；气血虚不荣头面，故头晕，面色苍白。舌淡，苔薄，脉细弱，也为气血虚弱之征。

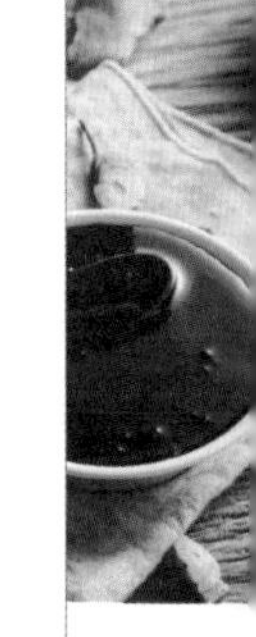

【治疗法则】 补气养血，和中止痛。

膏方：黄芪建中膏

【来源】 本方来源于《金匮要略·血痹虚劳病脉证并治第六》。原文：“虚劳里急，诸不足，黄芪建中汤主之。”

【组成】 黄芪200克、白芍300克、桂枝300克、炙甘草200克、生姜300克、大枣20个、饴糖500克、当归200克、党参200克。

【方解】 方中黄芪、党参、桂枝补气温中，通络止痛；当归、白芍、饴糖养血和中，缓急止痛；炙甘草、生姜、大枣健脾胃以生气血，欲补气血先建中州。本方共奏补气养血，和中止痛之效。

【图解】

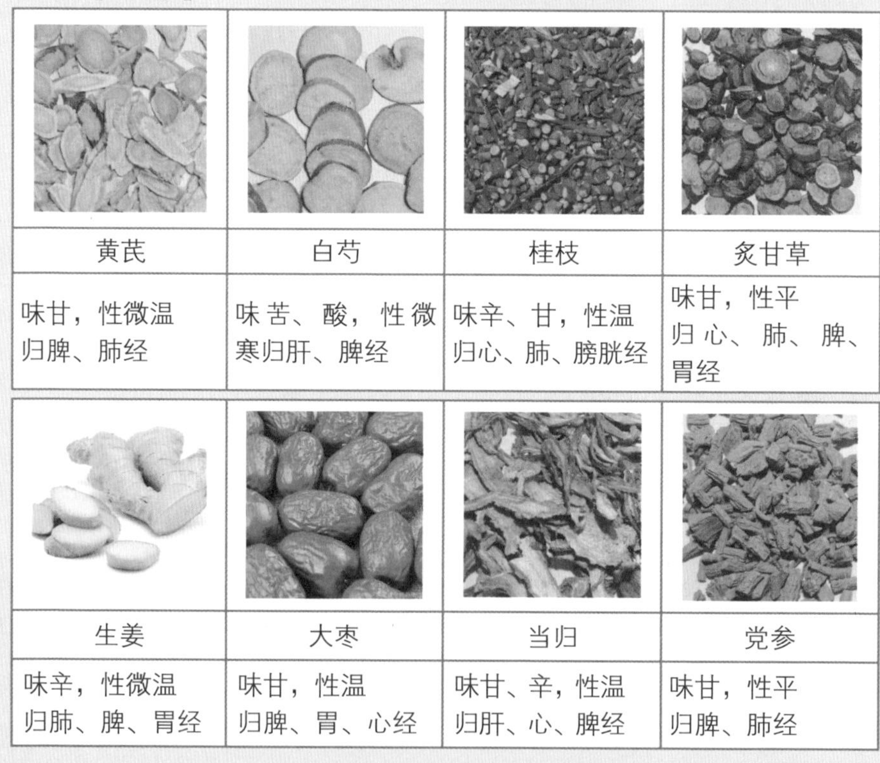

黄芪	白芍	桂枝	炙甘草
味甘，性微温 归脾、肺经	味苦、酸，性微寒归肝、脾经	味辛、甘，性温 归心、肺、膀胱经	味甘，性平 归心、肺、脾、胃经
生姜	**大枣**	**当归**	**党参**
味辛，性微温 归肺、脾、胃经	味甘，性温 归脾、胃、心经	味甘、辛，性温 归肝、心、脾经	味甘，性平 归脾、肺经

【制法】 将膏方药物放入铜锅或不锈钢锅内，加水适量，浸泡 12 小时，先用武火煮开，再以文火煎煮 90 分钟后取汁，上法连续煎煮 3 次，去渣，合并药汁，用文火浓缩熬糊，再加入胶类和糖收膏，以滴水成珠为度。糖一般用冰糖为宜，胃病者用麦芽糖，妇女产后用赤砂糖（红糖），糖尿病者用蛋白糖，便秘者加用蜂蜜。胶类首选阿胶，胶应先以绍兴酒浸泡而后入药汁内溶化。

【功效】 滋肾益阴，清热利湿。

【用法】 每日早晚各服 30 克（约 1 汤匙），开水冲服；早晨与晚上睡前 1 小时空腹服用为好；1 周后可增至 1.5 汤匙。

【注意事项】

① 服药时忌食萝卜、浓茶、咖啡，如遇感冒发热、咳嗽、大便溏薄或胃口不佳时，暂停数日，待病愈后再进服。饮食忌生冷油腻，以免阻碍脾胃运化，影响膏药吸收。

② 若冲服时有微量沉淀（为药粉），请搅匀再服。

③ 所用汤匙应洗净，并避免生水进入盛药容器；每次开盖的时间要短，避免污染；为防止霉变也可放入冰箱内贮存。

④ 糖尿病患者忌用冰糖、饴糖、蜂蜜，可以用木糖醇或女贞糖。

三、气滞血瘀型

【主要症候】 经前或经期小腹胀痛拒按，胸胁、乳房胀痛，经行不畅，经色紫黯有块，块下痛减，舌紫黯，或有瘀点，脉弦或弦涩有力。

【症候分析】 肝郁气滞，瘀滞冲任，气血运行不畅，经前经时，气血下注冲任，胞脉气血更加壅滞，“不通则痛”，故经行小腹胀痛拒按；肝气郁滞，故胸胁、乳房胀痛；冲任气滞血瘀，故经行不畅，经色紫黯有块；血块排出后，胞宫气血运行稍畅，故腹痛减轻。舌紫黯或有瘀点，脉弦或弦涩有力，也为气滞血瘀之征。

【治疗法则】 行气活血，祛瘀止痛。

膏方：膈下逐瘀膏

【来源】 本方来源于《医林改错》。

【组成】 五灵脂100克、当归200克、川芎100克、桃仁150克、牡丹皮100克、赤芍100克、乌药100克、延胡索50克、甘草150克、香附100克、红花150克、枳壳50克。

【方解】 方中当归、川芎、赤芍养血活血，与逐瘀药同用，可使瘀血祛而不伤阴血；牡丹皮清热凉血，活血化瘀；桃仁、红花、灵脂破血逐瘀，以消积块；配香附、乌药、枳壳、延胡行气止痛；尤其川芎不仅养血活血，更能行血中之气，增强逐瘀之力；甘草调和诸药。全方以逐瘀活血和行气药物居多，使气畅血行，更好发挥其活血逐瘀，破癥消结之力。

【图解】

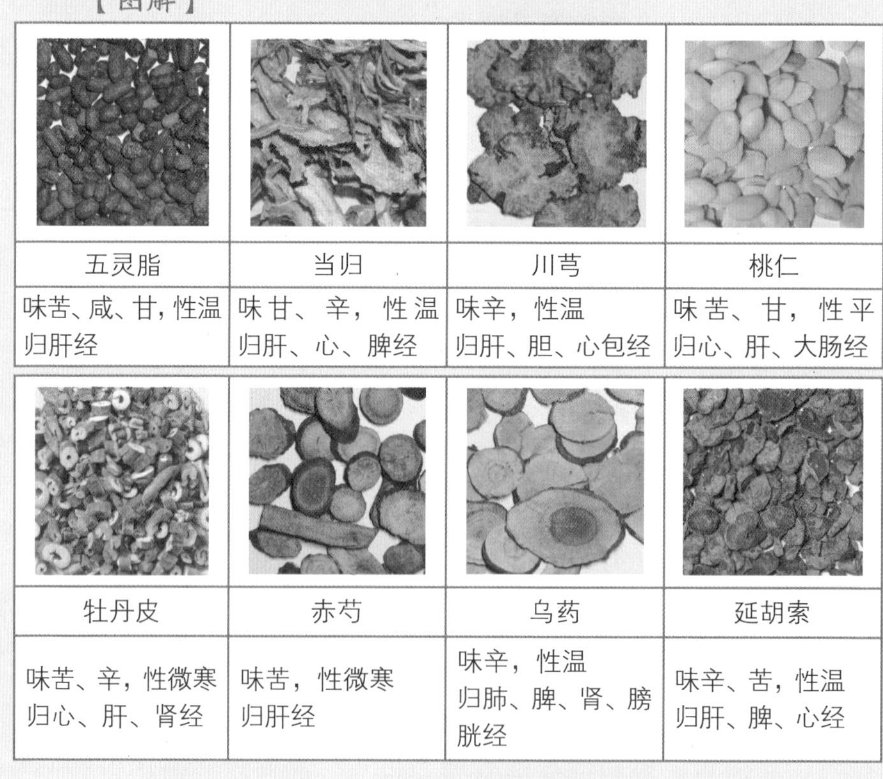

五灵脂	当归	川芎	桃仁
味苦、咸、甘，性温 归肝经	味甘、辛，性温 归肝、心、脾经	味辛，性温 归肝、胆、心包经	味苦、甘，性平 归心、肝、大肠经

牡丹皮	赤芍	乌药	延胡索
味苦、辛，性微寒 归心、肝、肾经	味苦，性微寒 归肝经	味辛，性温 归肺、脾、肾、膀胱经	味辛、苦，性温 归肝、脾、心经

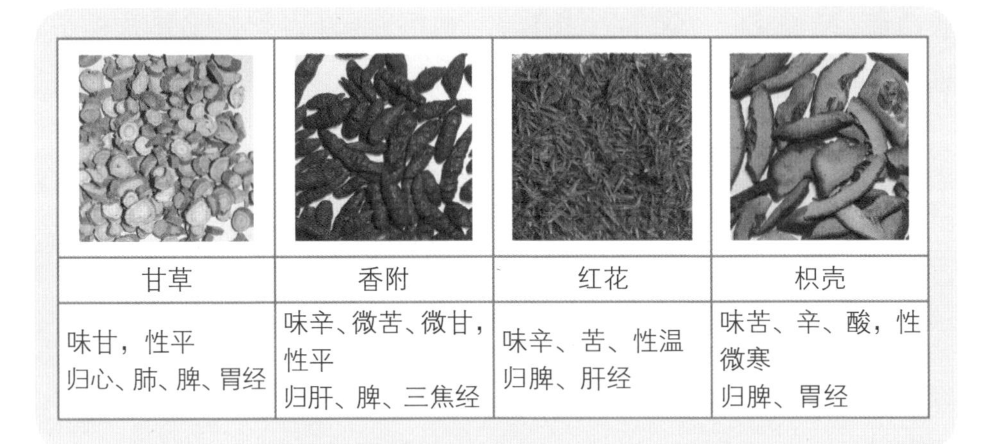

甘草	香附	红花	枳壳
味甘，性平 归心、肺、脾、胃经	味辛、微苦、微甘，性平 归肝、脾、三焦经	味辛、苦、性温 归脾、肝经	味苦、辛、酸，性微寒 归脾、胃经

【制法】 将膏方药物放入铜锅或不锈钢锅内，加水适量，浸泡 12 小时，先用武火煮开，再以文火煎煮 90 分钟后取汁，上法连续煎煮 3 次，去渣，合并药汁，用文火浓缩熬糊，再加入胶类和糖收膏，以滴水成珠为度。糖一般用冰糖为宜，胃病者用麦芽糖，妇女产后用赤砂糖（红糖），糖尿病者用蛋白糖，便秘者加用蜂蜜。胶类首选阿胶，胶应先以绍兴酒浸泡而后入药汁内溶化。

【功效】 滋肾益阴，清热利湿。

【用法】 每日早晚各服 30 克（约 1 汤匙），开水冲服；早晨与晚上睡前 1 小时空腹服用为好；1 周后可增至 1.5 汤匙。

【注意事项】

① 服药时忌食萝卜、浓茶、咖啡，如遇感冒发热、咳嗽、大便溏薄或胃口不佳时，暂停数日，待病愈后再进服。饮食忌生冷油腻，以免阻碍脾胃运化，影响膏药吸收。

② 若冲服时有微量沉淀（为药粉），请搅匀再服。

③ 所用汤匙应洗净，并避免生水进入盛药容器；每次开盖的时间要短，避免污染；为防止霉变也可放入冰箱内贮存。

④ 糖尿病患者忌用冰糖、饴糖、蜂蜜，可以用木糖醇或女贞糖。

【随症加减】 若痛经剧烈伴有恶心呕吐者，酌加吴茱萸、半夏、莪术；若兼小腹胀坠或痛连肛门者，酌加姜黄、川楝子；兼寒者小腹冷痛，酌加艾叶、小茴香；挟热者，口渴，舌红，脉数，宜酌加栀子、连翘、黄檗。

四、寒凝血瘀型

【主要症候】 经前或经期小腹冷痛拒按，得热则痛减，经血量少，色黯有块，畏寒肢冷，面色青白，舌黯，苔白，脉沉紧。

【症候分析】 寒客冲任，血为寒凝，瘀滞冲任，气血运行不畅，经行之际，气血下注冲任，胞脉气血壅滞，“不通则痛”，故痛经发作；寒客冲任，血为寒凝，故经血量少，色黯有块；得热则寒凝暂通，故腹痛减轻；寒伤阳气，阳气不能敷布，故畏寒肢冷，面色青白。舌黯，苔白，脉沉紧，为寒凝血瘀之征。

【治疗法则】 温经散寒，祛瘀止痛。

膏方：温经膏

【来源】 本方来源于《妇人大全良方》，原文：“妇人年五十所，病下利数十日不止。暮即发热，少腹里急，腹满，手掌烦热，唇口干燥，何也？师曰：此病属带下，何以故？曾经半产，瘀血在少腹不去。何以知之？其证唇口干燥，故知之，当以温经汤主之。”

【组成】 吴茱萸200克、麦冬200克、人参100克、当归100克、川芎100克、白芍100克、肉桂100克、牡丹皮100克、甘草100克、阿胶100克、半夏100克、生姜100克。

【方解】 方中吴茱萸散寒止痛，麦冬养阴清热，肉桂温经散寒，通脉调经；当归、川芎、阿胶养血活血调经；人参甘温补气，且肉桂通阳散寒；牡丹皮活血祛瘀，助当归、川芎通行血滞；白芍、甘草缓急止痛，半夏、生姜辛开散结，通降胃气，祛瘀调经。全方共奏温经散寒，活血调经之效。

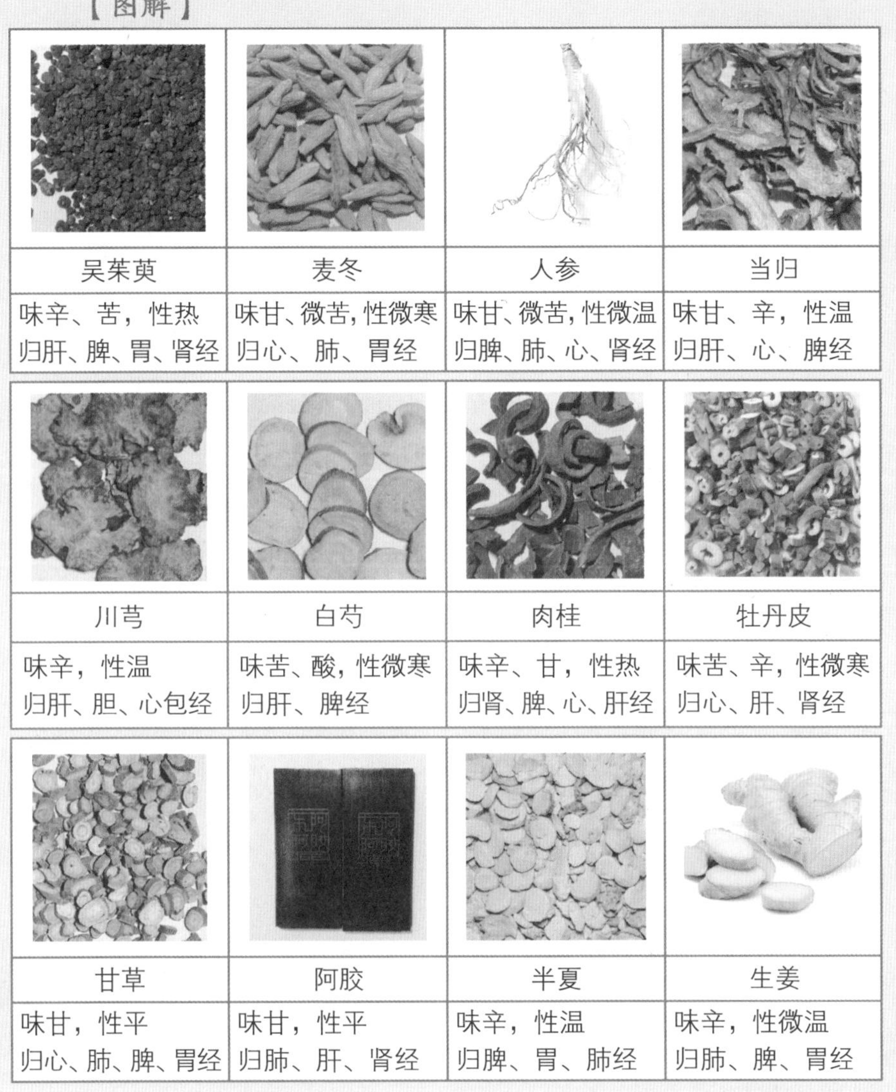

【图解】

吴茱萸	麦冬	人参	当归
味辛、苦，性热 归肝、脾、胃、肾经	味甘、微苦，性微寒 归心、肺、胃经	味甘、微苦，性微温 归脾、肺、心、肾经	味甘、辛，性温 归肝、心、脾经
川芎	**白芍**	**肉桂**	**牡丹皮**
味辛，性温 归肝、胆、心包经	味苦、酸，性微寒 归肝、脾经	味辛、甘，性热 归肾、脾、心、肝经	味苦、辛，性微寒 归心、肝、肾经
甘草	**阿胶**	**半夏**	**生姜**
味甘，性平 归心、肺、脾、胃经	味甘，性平 归肺、肝、肾经	味辛，性温 归脾、胃、肺经	味辛，性微温 归肺、脾、胃经

【制法】　将膏方药物放入铜锅或不锈钢锅内，加水适量，浸泡 12 小时，先用武火煮开，再以文火煎煮 90 分钟后取汁，上法连续煎煮 3 次，去渣，合并药汁，用文火浓缩熬糊，再加入胶类和糖收膏，以滴水成珠为度。糖一般用冰糖为宜，胃病者用麦芽糖，妇女产后用赤砂糖（红糖），糖尿病者用蛋白糖，便秘者加用蜂蜜。胶类首选阿胶，胶应先以绍兴酒浸泡而后入药汁内溶化。

【功效】 滋肾益阴，清热利湿。

【用法】 每日早晚各服 30 克（约 1 汤匙），开水冲服；早晨与晚上睡前 1 小时空腹服用为好；1 周后可增至 1.5 汤匙。

【注意事项】

① 服药时忌食萝卜、浓茶、咖啡，如遇感冒发热、咳嗽、大便溏薄或胃口不佳时，暂停数日，待病愈后再进服。饮食忌生冷油腻，以免阻碍脾胃运化，影响膏药吸收。

② 若冲服时有微量沉淀（为药粉），请搅匀再服。

③ 所用汤匙应洗净，并避免生水进入盛药容器；每次开盖的时间要短，避免污染；为防止霉变也可放入冰箱内贮存。

④ 糖尿病患者忌用冰糖、饴糖、蜂蜜，可以用木糖醇或女贞糖。

【随症加减】 若痛经发作者，酌加延胡、小茴香；小腹冷凉，四肢不温者，酌加熟附子、巴戟天。

若经行期间，小腹绵绵而痛，喜暖喜按，月经量少，色淡质稀，畏寒肢冷，腰骶冷痛，面色淡白，舌淡，苔白，脉沉细而迟或细涩，为虚寒所致痛经。治宜温经养血止痛，方用大营煎加小茴香、补骨脂。

五、湿热蕴结型

【主要症候】 经前或经期小腹灼痛拒按，痛连腰骶，或平时小腹痛，至经前疼痛加剧，经量多或经期长，经色紫红，质稠或有血块，平素带下量多，黄稠臭秽，或伴低热，小便黄赤，舌红，苔黄腻，脉滑数或濡数。

【症候分析】 湿热蕴结冲任，气血运行不畅，经行之际气血下注冲任，胞脉气血壅滞，“不通则痛”，故痛经发作；湿热瘀结胞脉，胞脉系于肾，故腰骶坠痛，或平时小腹痛，至经前疼痛加剧；湿热伤于冲任，迫血妄行，故经量多，或经期长；血为热灼，故经色紫红，质稠或有血块；湿热下注，伤于带脉，带脉失约，故带下量多，黄稠臭秽；湿热熏蒸，故低热，小便黄赤。舌红，苔黄腻，脉滑数

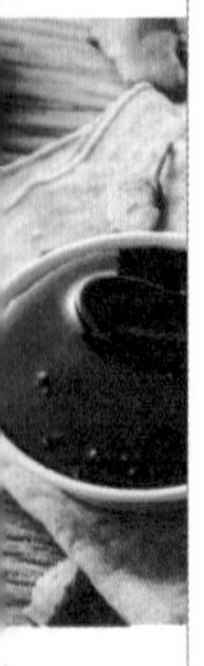

或濡数，为湿热蕴结之征。

【治疗法则】 清热除湿，化瘀止痛。

膏方：清热调血膏

【来源】 本方来源于《古今医鉴》。

【组成】 牡丹皮100克、黄连100克、生地200克、当归200克、白芍200克、川芎100克、红花100克、桃仁100克、莪术100克、香附100克、延胡索100克、红藤50克、败酱草50克、薏苡仁100克。

【方解】 方中黄连、薏苡仁清热除湿；红藤、败酱草清热解毒；当归、川芎、桃仁、红花、牡丹皮活血祛瘀通经；莪术、香附、延胡索行气活血止痛；生地、白芍凉血清热，缓急止痛。全方共奏清热除湿，化瘀止痛之效。

【图解】

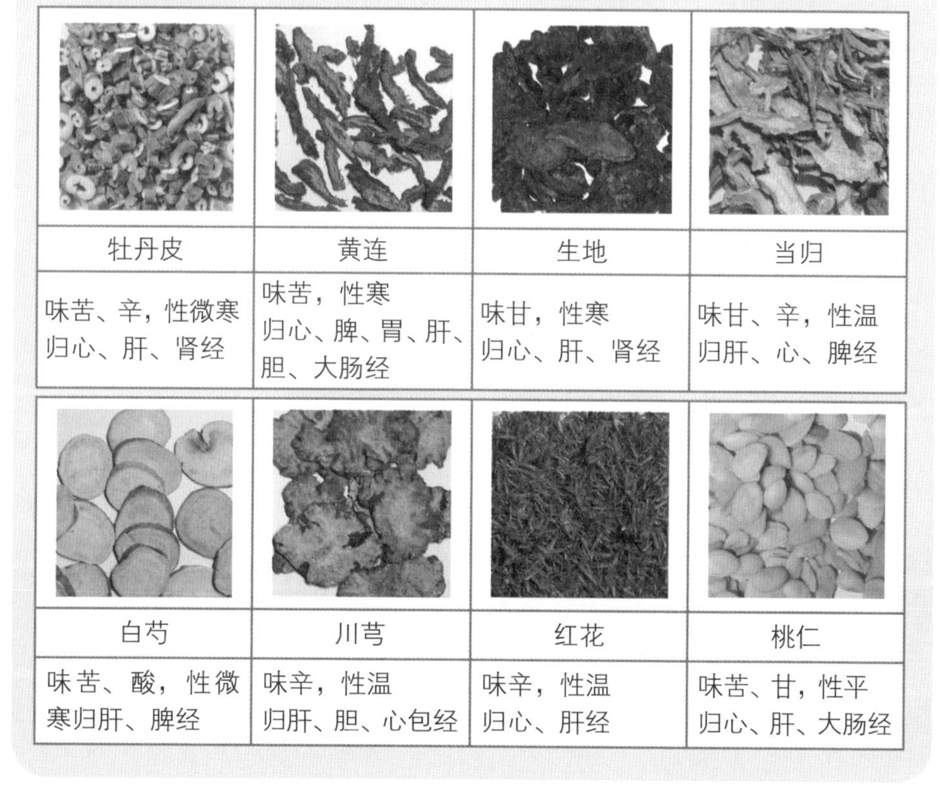

牡丹皮	黄连	生地	当归
味苦、辛，性微寒 归心、肝、肾经	味苦，性寒 归心、脾、胃、肝、胆、大肠经	味甘，性寒 归心、肝、肾经	味甘、辛，性温 归肝、心、脾经

白芍	川芎	红花	桃仁
味苦、酸，性微寒归肝、脾经	味辛，性温 归肝、胆、心包经	味辛，性温 归心、肝经	味苦、甘，性平 归心、肝、大肠经

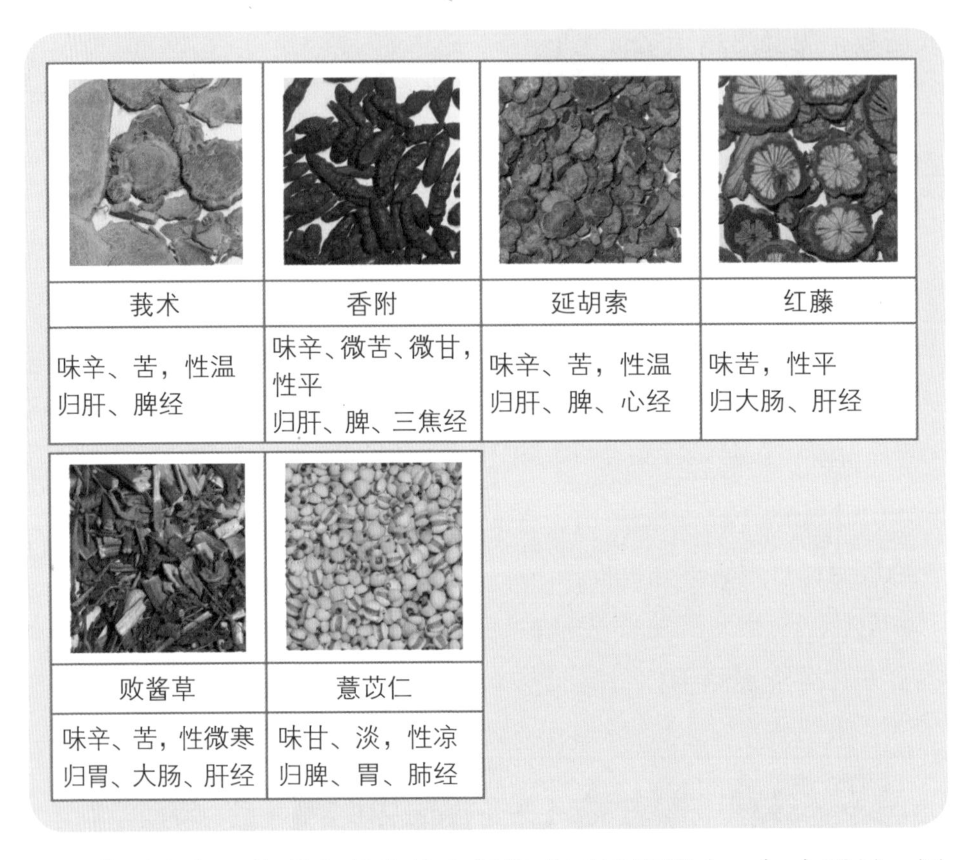

莪术	香附	延胡索	红藤
味辛、苦，性温 归肝、脾经	味辛、微苦、微甘，性平 归肝、脾、三焦经	味辛、苦，性温 归肝、脾、心经	味苦，性平 归大肠、肝经
败酱草	薏苡仁		
味辛、苦，性微寒 归胃、大肠、肝经	味甘、淡，性凉 归脾、胃、肺经		

【制法】　将膏方药物放入铜锅或不锈钢锅内，加水适量，浸泡12小时，先用武火煮开，再以文火煎煮90分钟后取汁，上法连续煎煮3次，去渣，合并药汁，用文火浓缩熬糊，再加入胶类和糖收膏，以滴水成珠为度。糖一般用冰糖为宜，胃病者用麦芽糖，妇女产后用赤砂糖（红糖），糖尿病者用蛋白糖，便秘者加用蜂蜜。胶类首选阿胶，胶应先以绍兴酒浸泡而后入药汁内溶化。

【功效】　滋肾益阴，清热利湿。

【用法】　每日早晚各服30克（约1汤匙），开水冲服；早晨与晚上睡前1小时空腹服用为好；1周后可增至1.5汤匙。

【注意事项】

①服药时忌食萝卜、浓茶、咖啡，如遇感冒发热、咳嗽、大便溏薄或胃口不佳时，暂停数日，待病愈后再进服。饮食忌生冷油腻，

以免阻碍脾胃运化，影响膏药吸收。

② 若冲服时有微量沉淀（为药粉），请搅匀再服。

③ 所用汤匙应洗净，并避免生水进入盛药容器；每次开盖的时间要短，避免污染；为防止霉变也可放入冰箱内贮存。

④ 糖尿病患者忌用冰糖、饴糖、蜂蜜，可以用木糖醇或女贞糖。

【随症加减】 若月经过多或经期延长者，酌加槐花、地榆、马齿苋；带下量多者，酌加黄檗、樗根白皮。

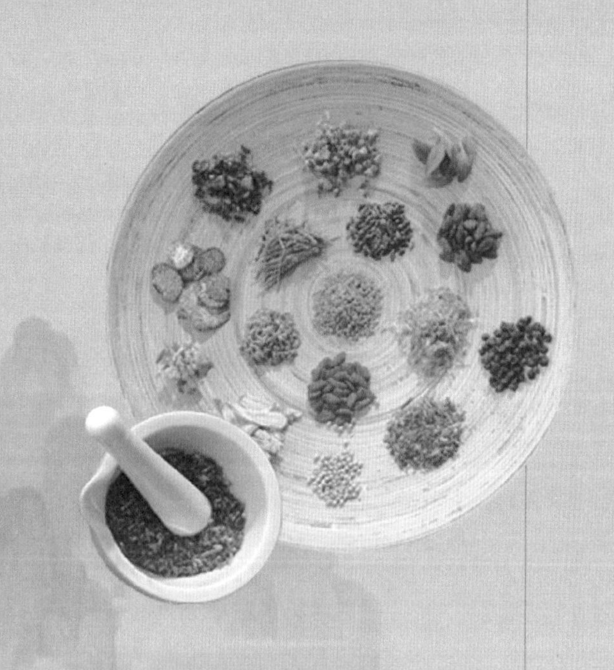

第四章

带下病调理膏方

带下病是指带下量明显增多或减少，色、质、气味发生异常，或伴有全身或局部症状者。生理性带下属于妇女体内的一种阴液，为润泽于阴户的色白或透明，无特殊气味的黏液，其量不多。是在肾气盛，二七而天癸至，任脉通，太冲脉盛，月事以时下的同时开始明显分泌的，由脾运化、肾闭藏、任脉所司、带脉约束、布露于阴窍。带下明显增多者称为带下过多，带下明显减少称为带下过少。在某些生理性情况下也可出现带下量增多或减少，如妇女在月经期前后、排卵期、妊娠期带下量增多而无其他不适者，为生理性带下；绝经前后白带减少而无明显不适者，也为生理现象。

第一节　带下过多调理膏方

带下过多是指带下量明显增多，色、质、气味明显异常，或伴有局部及全身症状者。

1. 临床表现

（1）症状：带下量明显增多，色、质、气味明显异常，或伴有阴部瘙痒、灼热、疼痛，或兼有尿频、尿痛等局部及全身症状。

（2）妇科检查：可见各类阴道炎、宫颈炎、盆腔炎的体征。

2. 检查

（1）阴道分泌物涂片检查：清洁度常在Ⅲ度以上，或可查到滴虫、白色念珠菌及其他病原体。

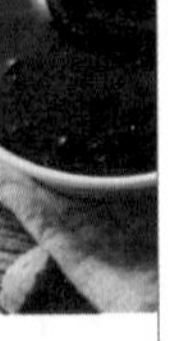

（2）血液分析：急性或亚急性盆腔炎者，血白细胞计数可升高。

（3）影像学检查：B 超检查对盆腔炎症及盆腔肿瘤有诊断意义。

（4）必要时可行宫颈拭子病原体培养、病变局部活组织检查、卵巢功能检测。

3. 辨证膏方

本病辨证要点主要是根据带下的量、色、质、气味的异常以辨寒热虚实。一般而言，带下色淡、质稀者为虚寒；色黄、质稠、有臭秽者为实热。临证需结合全身症状、舌脉、病史等进行综合分析。

一、脾虚症

【主要症候】 带下量多，色白或淡黄，质稀薄，或如涕如唾，绵绵不断，无臭；面色㿠白或萎黄，四肢倦怠，脘胁不舒，纳少便溏，或四肢浮肿；舌淡胖，苔白或腻，脉细缓。

【治疗法则】 健脾益气，升阳除湿。

膏方：完带膏

【来源】 本方来源于《傅青主女科》，原文：“终年累月下流白物，如涕如唾，不能禁止，甚则臭秽者，所谓白带也，完带汤主之。”

【组成】 人参 150 克、白术 150 克、白芍 120 克、山药 200 克、苍术 100 克、陈皮 150 克、柴胡 100 克、荆芥 120 克、车前子 100 克、甘草 60 克。

【方解】 方中人参、白术、山药、甘草益气健脾，白术重在健脾阳，山药重在健脾阴，各药协同为君；苍术、陈皮燥湿健脾，行气和胃；白芍柔肝，轻用柴胡稍佐疏肝解郁，并升阳除湿；荆芥入血分，祛风除湿；车前子利水渗湿。本方为脾、胃、肝三经同治之方，寓补于散之内，寄消于升之中，重在一个湿字，其补、散、升、消，都是为湿邪开路，补虚而不滞邪，

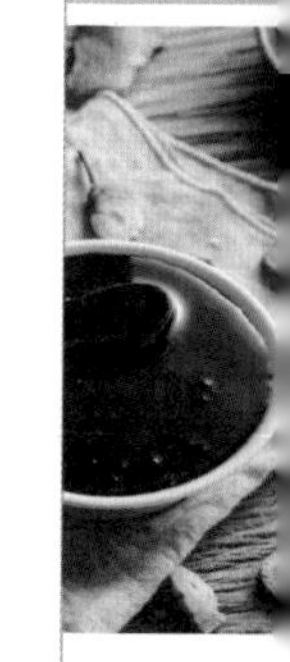

以达健脾益气，升阳除湿止带之效。

【图解】

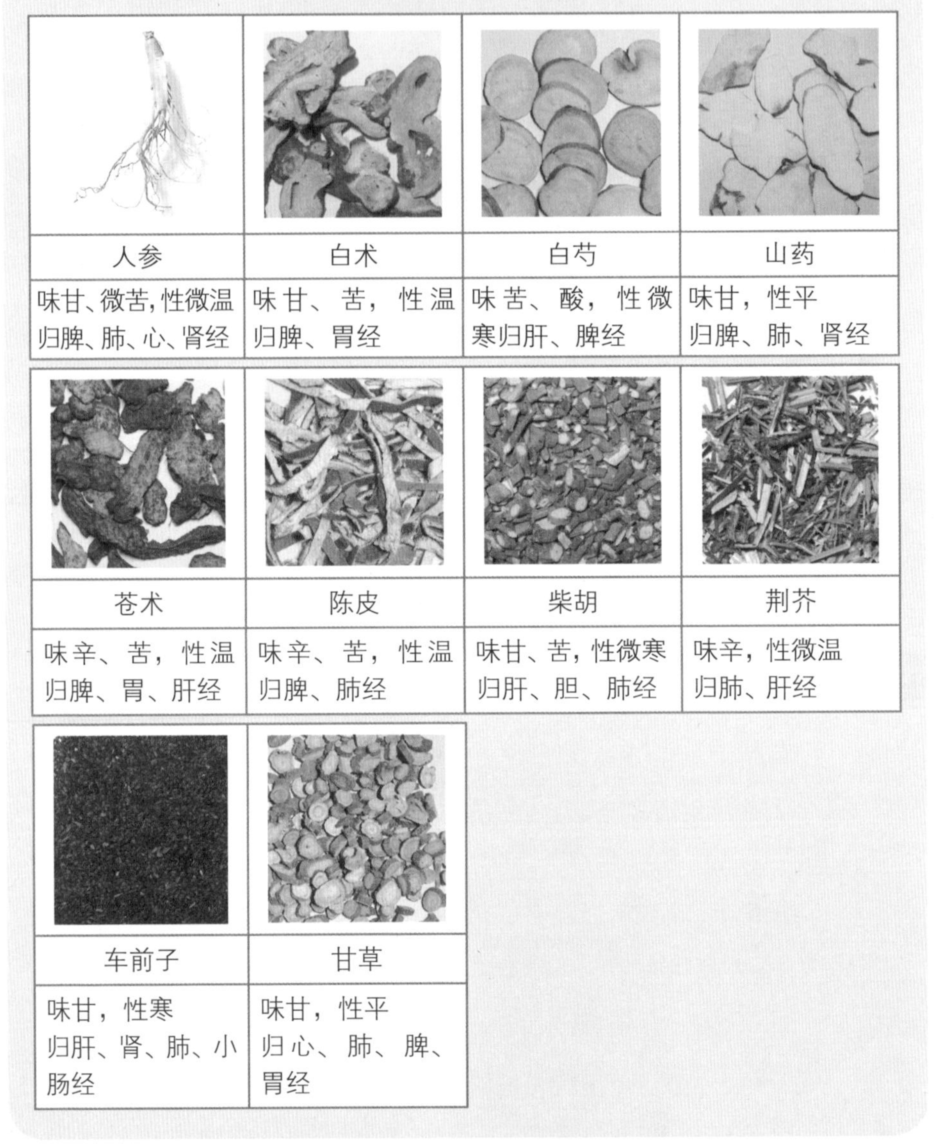

人参	白术	白芍	山药
味甘、微苦，性微温 归脾、肺、心、肾经	味甘、苦，性温 归脾、胃经	味苦、酸，性微寒归肝、脾经	味甘，性平 归脾、肺、肾经

苍术	陈皮	柴胡	荆芥
味辛、苦，性温 归脾、胃、肝经	味辛、苦，性温 归脾、肺经	味甘、苦，性微寒 归肝、胆、肺经	味辛，性微温 归肺、肝经

车前子	甘草
味甘，性寒 归肝、肾、肺、小肠经	味甘，性平 归心、肺、脾、胃经

【制法】 将膏方药物放入铜锅或不锈钢锅内，加水适量，浸泡12小时，先用武火煮开，再以文火煎煮90分钟后取汁，上法连续煎煮3次，去渣，合并药汁，用文火浓缩熬糊，再加入胶类和糖收膏，以滴水成珠为度。糖一般用冰糖为宜，胃病者用麦芽糖，妇

女产后用赤砂糖（红糖），糖尿病者用蛋白糖，便秘者加用蜂蜜。胶类首选阿胶，胶应先以绍兴酒浸泡而后入药汁内溶化。

【功效】 滋肾益阴，清热利湿。

【用法】 每日早晚各服30克（约1汤匙），开水冲服；早晨与晚上睡前1小时空腹服用为好；1周后可增至1.5汤匙。

【注意事项】

① 服药时忌食萝卜、浓茶、咖啡，如遇感冒发热、咳嗽、大便溏薄或胃口不佳时，暂停数日，待病愈后再进服。饮食忌生冷油腻，以免阻碍脾胃运化，影响膏药吸收。

② 若冲服时有微量沉淀（为药粉），请搅匀再服。

③ 所用汤匙应洗净，并避免生水进入盛药容器；每次开盖的时间要短，避免污染；为防止霉变也可放入冰箱内贮存。

④ 糖尿病患者忌用冰糖、饴糖、蜂蜜，可以用木糖醇或女贞糖。

⑤ 服药期间忌食生冷及刺激性物，避免情绪起伏过大，经期避免游泳、泡浴或当风着凉。

【随症加减】 若气虚重者加黄芪；兼肾虚腰酸者加杜仲、续断、菟丝子；寒凝腹痛者加香附、艾叶；纳呆加砂仁、厚朴；带多日久，滑脱不止者加固涩止带药，如芡实、乌贼骨、白果之类。

二、湿热下注症

【主要症候】 带下量多，色黄或呈脓性，质黏稠，有臭气，或带下色白质黏，呈豆渣样，外阴瘙痒；小腹作痛，口苦口腻，胸闷纳呆，小便短赤；舌红，苔黄腻，脉滑数。

【治疗法则】 清热利湿，佐以杀虫解毒。

膏方：止带膏

【来源】 本方来源于《世补斋·不谢方》。

【组成】 茯苓150克、车前子150克、泽泻120克、茵

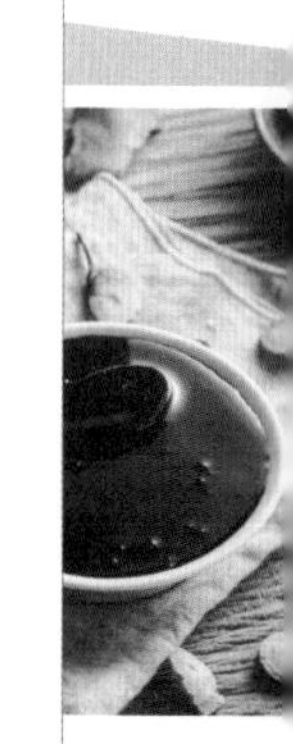

陈200克、赤芍100克、牡丹皮150克、黄檗100克、栀子120克、牛膝100克。

【方解】 方中猪苓、茯苓、车前子、泽泻利水渗湿止带；赤芍、牡丹皮清热，凉血活血；黄檗、栀子、茵陈泻热解毒，燥湿止带；牛膝利水通淋，引诸药下行，使热清湿除带自止。

【图解】

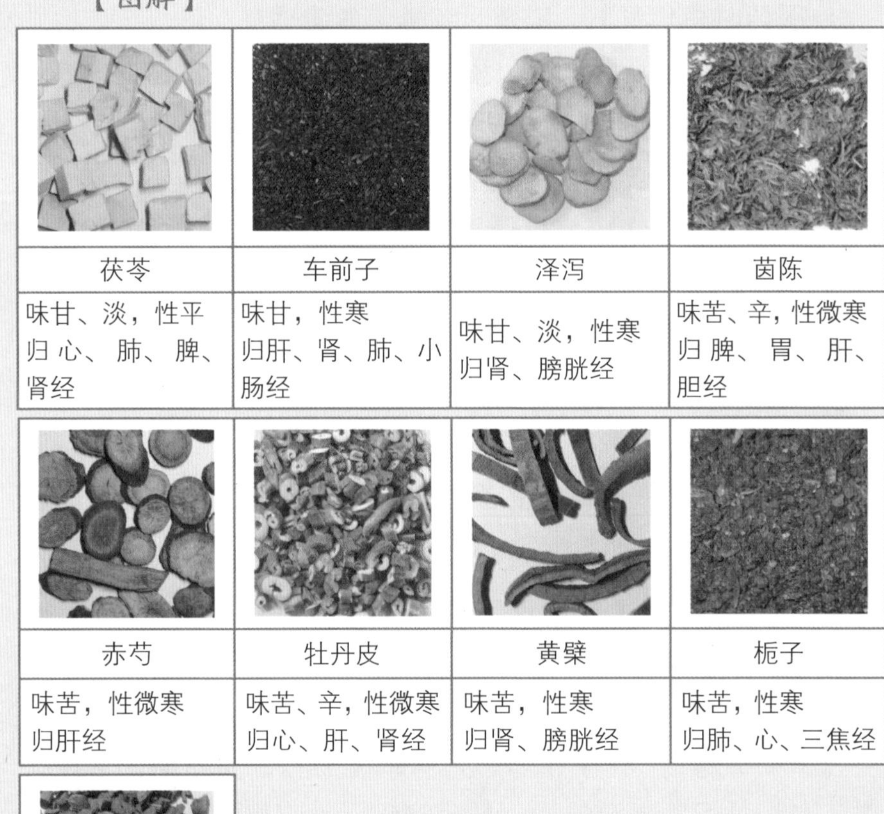

茯苓	车前子	泽泻	茵陈
味甘、淡，性平 归心、肺、脾、肾经	味甘，性寒 归肝、肾、肺、小肠经	味甘、淡，性寒 归肾、膀胱经	味苦、辛，性微寒 归脾、胃、肝、胆经

赤芍	牡丹皮	黄檗	栀子
味苦，性微寒 归肝经	味苦、辛，性微寒 归心、肝、肾经	味苦，性寒 归肾、膀胱经	味苦，性寒 归肺、心、三焦经

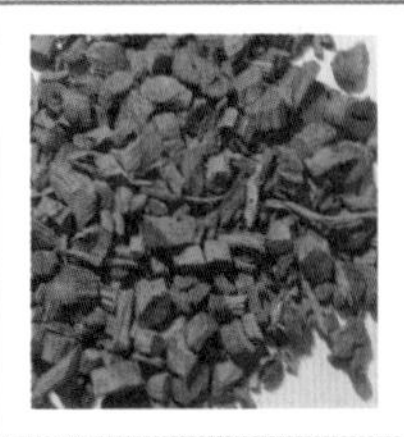

牛膝
味甘、苦、酸，性平 归肝、肾经

【制法】 将膏方药物放入铜锅或不锈钢锅内，加水适量，浸泡 12 小时，先用武火煮开，再以文火煎煮 90 分钟后取汁，上法连续煎煮 3 次，去渣，合并药汁，用文火浓缩熬糊，再加入胶类和糖收膏，以滴水成珠为度。糖一般用冰糖为宜，胃病者用麦芽糖，妇女产后用赤砂糖（红糖），糖尿病者用蛋白糖，便秘者加用蜂蜜。胶类首选阿胶，胶应先以绍兴酒浸泡而后入药汁内溶化。

【功效】 清热除湿止带。

【用法】 每日早晚各服 30 克（约 1 汤匙），开水冲服；早晨与晚上睡前 1 小时空腹服用为好；1 周后可增至 1.5 汤匙。

【注意事项】

① 服药时忌食萝卜、浓茶、咖啡，如遇感冒发热、咳嗽、大便溏薄或胃口不佳时，暂停数日，待病愈后再进服。饮食忌生冷油腻，以免阻碍脾胃运化，影响膏药吸收。

② 若冲服时有微量沉淀（为药粉），请搅匀再服。

③ 所用汤匙应洗净，并避免生水进入盛药容器；每次开盖的时间要短，避免污染；为防止霉变也可放入冰箱内贮存。

④ 糖尿病患者忌用冰糖、饴糖、蜂蜜，可以用木糖醇或女贞糖。

⑤ 服药期间忌食生冷及刺激性物，避免情绪起伏过大，经期避免游泳、泡浴或当风着凉。

【随症加减】 腹痛加川楝子、延胡索；带下有臭味者加土茯苓、苦参。

三、肾阳虚症

【主要症候】 带下量多，绵绵不断，质清稀如水；腰酸如折，畏寒肢冷，小腹冷感，面色晦暗，小便清长，或夜尿多，大便溏薄；舌质淡，苔白润，脉沉迟。

【治疗法则】 温肾培元，固涩止带。

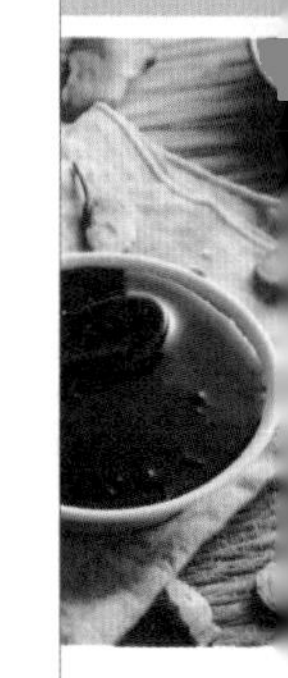

膏方：内补膏

【来源】 本方来源于《女科切要》。

【组成】 鹿茸100克、肉苁蓉100克、菟丝子150克、蒺藜100克、肉桂60克、附子60克、黄芪200克、桑螵蛸150克、白蒺藜100克、紫苑茸100克。

【方解】 方中鹿茸、肉苁蓉补肾阳益精血；菟丝子补肝肾、固任脉；蒺藜温肾止腰痛；肉桂、附子补火壮阳，温养命门；黄芪补气助阳；桑螵蛸收涩固精；白蒺藜疏肝祛风；紫苑温肺益肾。全方共奏温肾培元，固涩止带之功。

【图解】

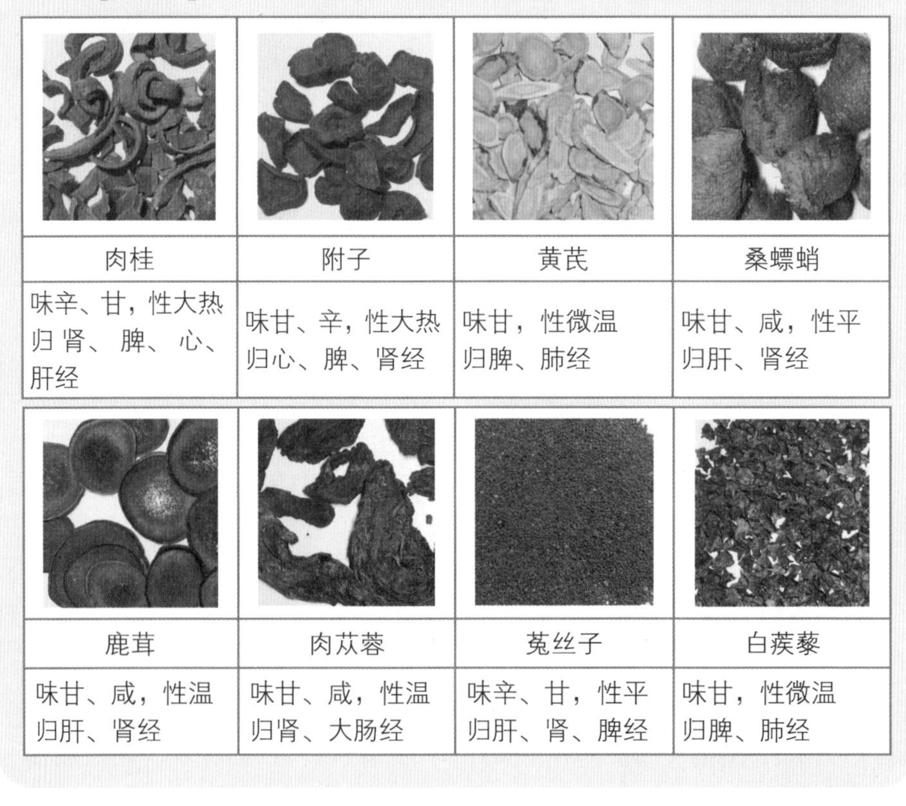

肉桂	附子	黄芪	桑螵蛸
味辛、甘，性大热 归肾、脾、心、肝经	味甘、辛，性大热 归心、脾、肾经	味甘，性微温 归脾、肺经	味甘、咸，性平 归肝、肾经

鹿茸	肉苁蓉	菟丝子	白蒺藜
味甘、咸，性温 归肝、肾经	味甘、咸，性温 归肾、大肠经	味辛、甘，性平 归肝、肾、脾经	味甘，性微温 归脾、肺经

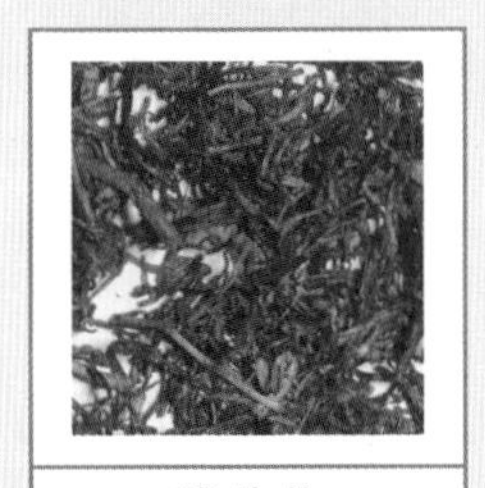

紫苑茸

味辛，苦，性温
归肺经

【制法】　将膏方药物放入铜锅或不锈钢锅内，加水适量，浸泡 12 小时，先用武火煮开，再以文火煎煮 90 分钟后取汁，上法连续煎煮 3 次，去渣，合并药汁，用文火浓缩熬糊，再加入胶类和糖收膏，以滴水成珠为度。糖一般用冰糖为宜，胃病者用麦芽糖，妇女产后用赤砂糖（红糖），糖尿病者用蛋白糖，便秘者加用蜂蜜。胶类首选阿胶，胶应先以绍兴酒浸泡而后入药汁内溶化。

【功效】　温肾培元，固涩止带。

【用法】　每日早晚各服 30 克（约 1 汤匙），开水冲服；早晨与晚上睡前 1 小时空腹服用为好；1 周后可增至 1.5 汤匙。

【注意事项】

① 服药时忌食萝卜、浓茶、咖啡，如遇感冒发热、咳嗽、大便溏薄或胃口不佳时，暂停数日，待病愈后再进服。饮食忌生冷油腻，以免阻碍脾胃运化，影响膏药吸收。

② 若冲服时有微量沉淀（为药粉），请搅匀再服。

③ 所用汤匙应洗净，并避免生水进入盛药容器；每次开盖的时间要短，避免污染；为防止霉变也可放入冰箱内贮存。

④ 糖尿病患者忌用冰糖、饴糖、蜂蜜，可以用木糖醇或女贞糖。

⑤ 服药期间忌食生冷及刺激性物，避免情绪起伏过大，经期避免游泳、泡浴或当风着凉。

【随症加减】　若便溏者去肉苁蓉，加补骨脂、肉豆蔻；小便

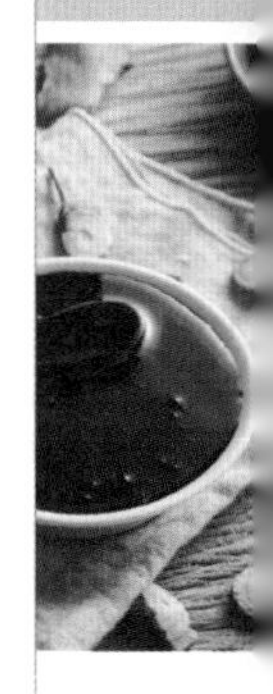

清长或夜尿频多加益智仁、覆盆子；若带下如崩，加鹿角霜、莲子、白芷。

四、阴虚挟湿症

【主要症候】 带下量多，色黄或赤白相兼，质稠，有气味，阴部灼热感，或阴部瘙痒，腰酸腿软，头晕耳鸣，五心烦热，咽干口燥，或烘热汗出，失眠多梦；舌质红，苔少或黄腻，脉细数。

【治疗法则】 滋肾益阴，清热利湿。

膏方：知柏地黄膏

【来源】 本方来源于《医宗金鉴》。

【组成】 熟地黄 150 克、山茱萸 60 克、山药 150 克、泽泻 100 克、茯苓 100 克、牡丹皮 100 克、知母 100 克、黄檗 100 克。

【方解】 方中熟地滋阴补肾，益精生血；山茱萸温补肝肾，收涩精气；山药健脾益肾，涩精止泻；泽泻清泻肾火；牡丹皮清肝泻火；茯苓健脾利湿；知母、黄檗清热泻火滋阴。

【图解】

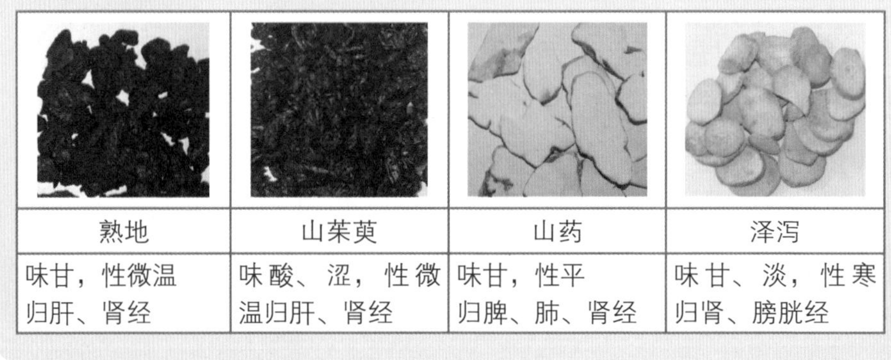

熟地	山茱萸	山药	泽泻
味甘，性微温 归肝、肾经	味酸、涩，性微温归肝、肾经	味甘，性平 归脾、肺、肾经	味甘、淡，性寒 归肾、膀胱经

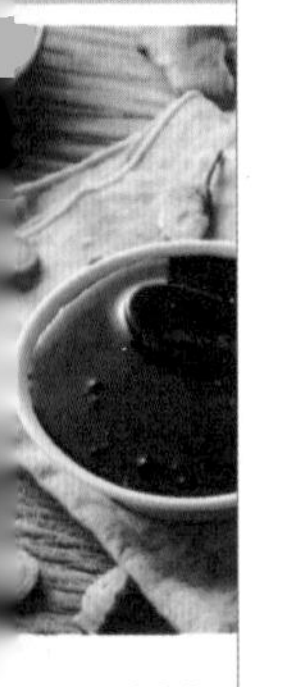

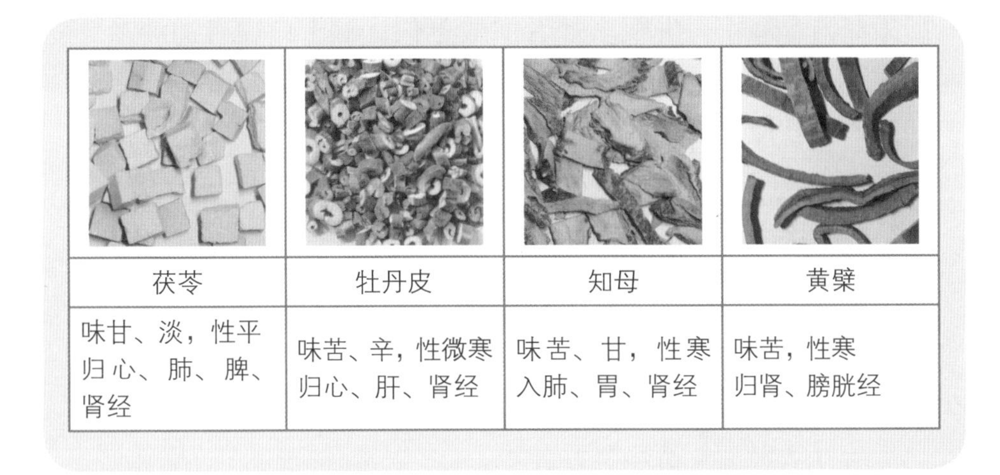

茯苓	牡丹皮	知母	黄檗
味甘、淡，性平 归心、肺、脾、肾经	味苦、辛，性微寒 归心、肝、肾经	味苦、甘，性寒 入肺、胃、肾经	味苦，性寒 归肾、膀胱经

【制法】　将膏方药物放入铜锅或不锈钢锅内，加水适量，浸泡 12 小时，先用武火煮开，再以文火煎煮 90 分钟后取汁，上法连续煎煮 3 次，去渣，合并药汁，用文火浓缩熬糊，再加入胶类和糖收膏，以滴水成珠为度。糖一般用冰糖为宜，胃病者用麦芽糖，妇女产后用赤砂糖（红糖），糖尿病者用蛋白糖，便秘者加用蜂蜜。胶类首选阿胶，胶应先以绍兴酒浸泡而后入药汁内溶化。

【功效】　滋肾益阴，清热利湿。

【用法】　每日早晚各服 30 克（约 1 汤匙），开水冲服；早晨与晚上睡前 1 小时空腹服用为好；1 周后可增至 1.5 汤匙。

【注意事项】

① 服药时忌食萝卜、浓茶、咖啡，如遇感冒发热、咳嗽、大便溏薄或胃口不佳时，暂停数日，待病愈后再进服。饮食忌生冷油腻，以免阻碍脾胃运化，影响膏药吸收。

② 若冲服时有微量沉淀（为药粉），请搅匀再服。

③ 所用汤匙应洗净，并避免生水进入盛药容器；每次开盖的时间要短，避免污染；为防止霉变也可放入冰箱内贮存。

④ 糖尿病患者忌用冰糖、饴糖、蜂蜜，可以用木糖醇或女贞糖。

⑤ 服药期间忌食生冷及刺激性物，避免情绪起伏过大，经期避免游泳、泡浴或当风着凉。

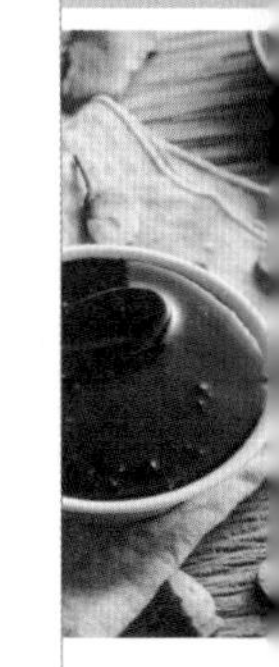

【随症加减】　失眠多梦者加酸枣仁；咽干口燥者加沙参、麦冬；五心烦热者加地骨皮、银柴胡；头晕目眩者加女贞子、旱莲草、白菊花；舌苔厚腻者加薏苡仁、扁豆、车前草。

五、热毒蕴结症

【主要症候】　带下量多，黄绿如脓，或赤白相兼，或五色杂下，质黏腻，臭秽难闻；小腹疼痛，腰骶酸痛，烦热头晕，口苦咽干，小便短赤，大便干结；舌红，苔黄或黄腻，脉滑数。

【治疗法则】　清热解毒。

膏方：五味消毒膏

【来源】　本方来源于《医宗金鉴》。

【组成】　蒲公英 120 克、金银花 100 克、野菊花 100 克、紫花地丁 120 克、天葵子 60 克、土茯苓 100 克、败酱草 100 克、鱼腥草 120 克、薏苡仁 100 克。

【方解】　方中蒲公英、金银花、野菊花、紫花地丁、天葵子均为清热解毒之品。加败酱草、土茯苓、鱼腥草、薏苡仁清热解毒、利水除湿。

【图解】

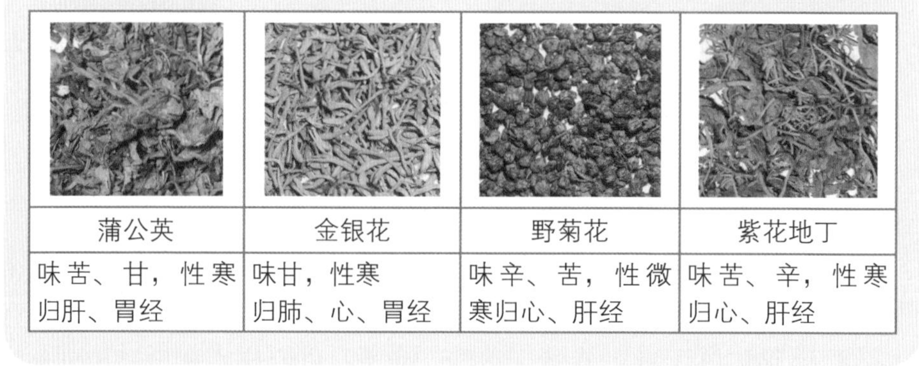

蒲公英	金银花	野菊花	紫花地丁
味苦、甘，性寒归肝、胃经	味甘，性寒归肺、心、胃经	味辛、苦，性微寒归心、肝经	味苦、辛，性寒归心、肝经

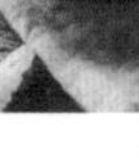

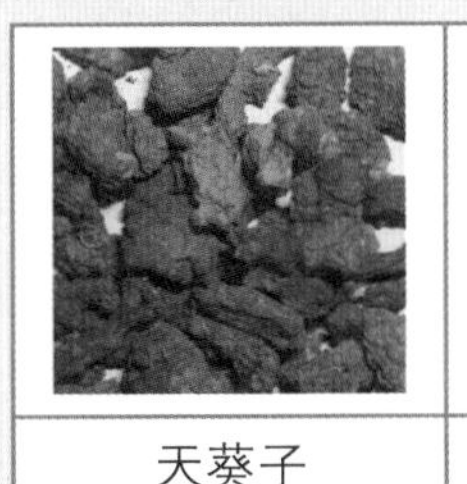	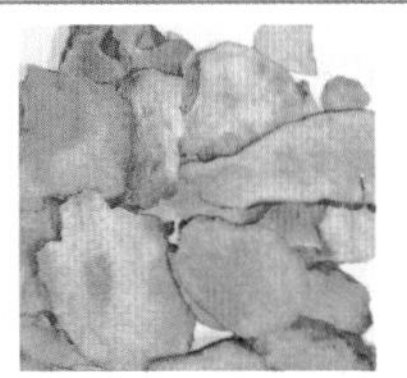	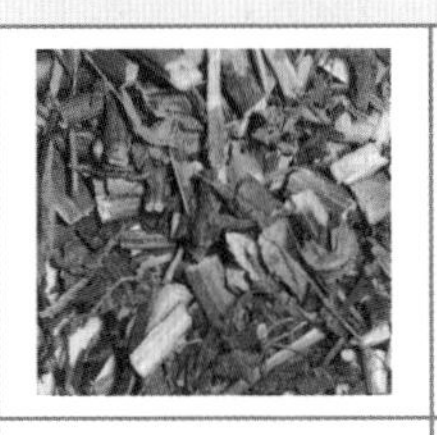	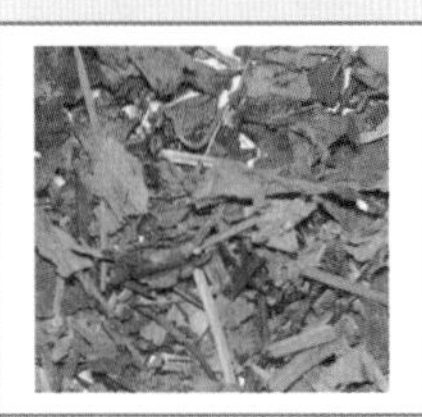
天葵子	土茯苓	败酱草	鱼腥草
味辛、苦，性大寒归肺、膀胱经	味甘、淡，性平归肝、胃经	味辛、苦，性凉归胃、大肠、肝经	味辛，性寒归肺经
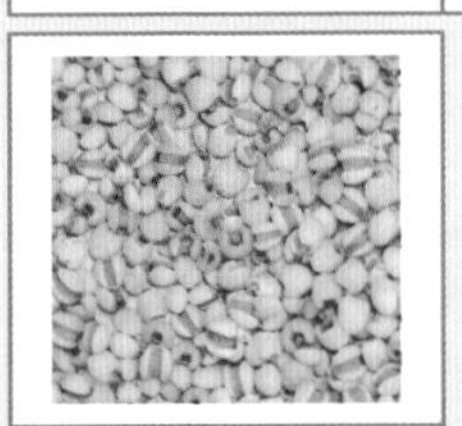			
薏苡仁			
味甘、淡，性凉归脾、胃、肺经			

【制法】　将膏方药物放入铜锅或不锈钢锅内，加水适量，浸泡12小时，先用武火煮开，再以文火煎煮90分钟后取汁，上法连续煎煮3次，去渣，合并药汁，用文火浓缩熬糊，再加入胶类和糖收膏，以滴水成珠为度。糖一般用冰糖为宜，胃病者用麦芽糖，妇女产后用赤砂糖（红糖），糖尿病者用蛋白糖，便秘者加用蜂蜜。胶类首选阿胶，胶应先以绍兴酒浸泡而后入药汁内溶化。

【功效】　滋肾益阴，清热利湿。

【用法】　每日早晚各服30克（约1汤匙），开水冲服；早晨与晚上睡前1小时空腹服用为好；1周后可增至1.5汤匙。

【注意事项】

① 服药时忌食萝卜、浓茶、咖啡，如遇感冒发热、咳嗽、大便溏薄或胃口不佳时，暂停数日，待病愈后再进服。饮食忌生冷油腻，以免阻碍脾胃运化，影响膏药吸收。

② 若冲服时有微量沉淀（为药粉），请搅匀再服。

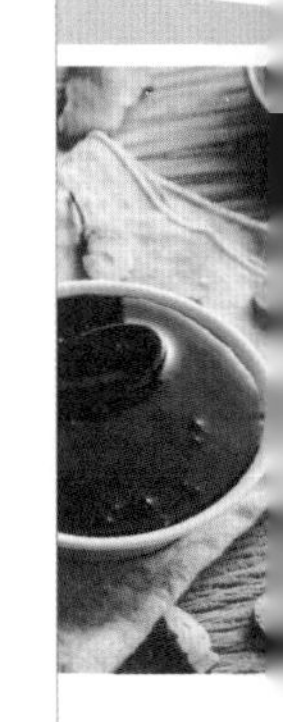

③ 所用汤匙应洗净，并避免生水进入盛药容器；每次开盖的时间要短，避免污染；为防止霉变也可放入冰箱内贮存。

④ 糖尿病患者忌用冰糖、饴糖、蜂蜜，可以用木糖醇或女贞糖。

⑤ 服药期间忌食生冷及刺激性物，避免情绪起伏过大，经期避免游泳、泡浴或当风着凉。

【随症加减】 若腰骶酸痛，带下恶臭难闻者，加半枝莲、穿心莲以清热解毒。

第二节 带下过少调理膏方

带下过少是指带下量明显减少，导致阴中干涩痒痛，甚至阴部萎缩者。

1. 临床表现

（1）症状：带下过少，甚至全无，阴道干涩、痒痛，甚至阴部萎缩。或伴有性欲低下，性交疼痛，烘热汗出，月经错后、稀发、经量偏少，闭经，不孕等。

（2）妇科检查：阴道黏膜褶皱明显减少或消失，或阴道壁菲薄充血，分泌物极少，宫颈、宫体或有萎缩。

2. 检查

（1）阴道脱落细胞涂片检查：提示雄激素水平较低。

（2）内分泌激素测定：卵巢功能低下者，促卵泡生成素（FSH）、促黄体生成素（LH）升高，而雌二醇（E2）下降；希恩综合征者，激素水平均下降。

3. 辨证膏方

本病虽有肝肾阴虚、血枯瘀阻之不同，其根本是阴血不足，治

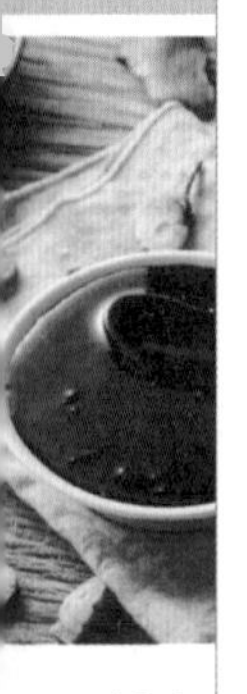

疗重在滋补肝肾之阴精，佐以养血、化瘀等。用药不可肆意攻伐，过用辛燥苦寒之品，以免耗津伤阴，犯虚虚之戒。

一、肝肾亏损症

【主要症候】 带下过少，甚至全无，阴部干涩灼痛，或伴阴痒，阴部萎缩，性交疼痛，甚则性交干涩困难；头晕耳鸣，腰膝酸软，烘热汗出，烦热胸闷，夜寐不安，小便黄，大便干结，舌红苔少，脉细数或沉弦细。

【治疗法则】 滋补肝肾，养精益血。

膏方：左归膏

【来源】 本方来源于《景岳全书》卷五十一，原文："治真阴肾水不足，不能滋养营卫，渐至衰弱，或虚热往来，自汗盗汗，或神不守舍，血不归原，或虚损伤阴，或遗淋不禁，或气虚昏运，或眼花耳聋，或口燥舌干，或腰酸腿软，凡精髓内亏，津液枯涸等证，俱速宜壮水之主，以培左肾之元阴，而精血自充矣。宜此方主之。"

【组成】 熟地黄150克、山药150克、枸杞子120克、山茱萸200克、菟丝子100克、鹿角胶150克、龟甲胶100克、川牛膝120克、知母100克、肉苁蓉60克、紫河车100克、麦冬150克。

【方解】 方中熟地、山茱萸、山药、枸杞子益肝肾、补精血；菟丝子补肾益精；鹿角胶、龟甲胶滋补精血，补益冲任；川牛膝引药下行。加紫河车大补精血；麦冬养阴润燥；知母养阴清热，全方共奏滋补肝肾、养精益津之功。

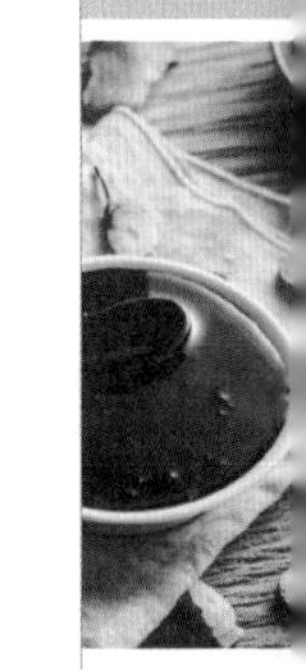

【图解】

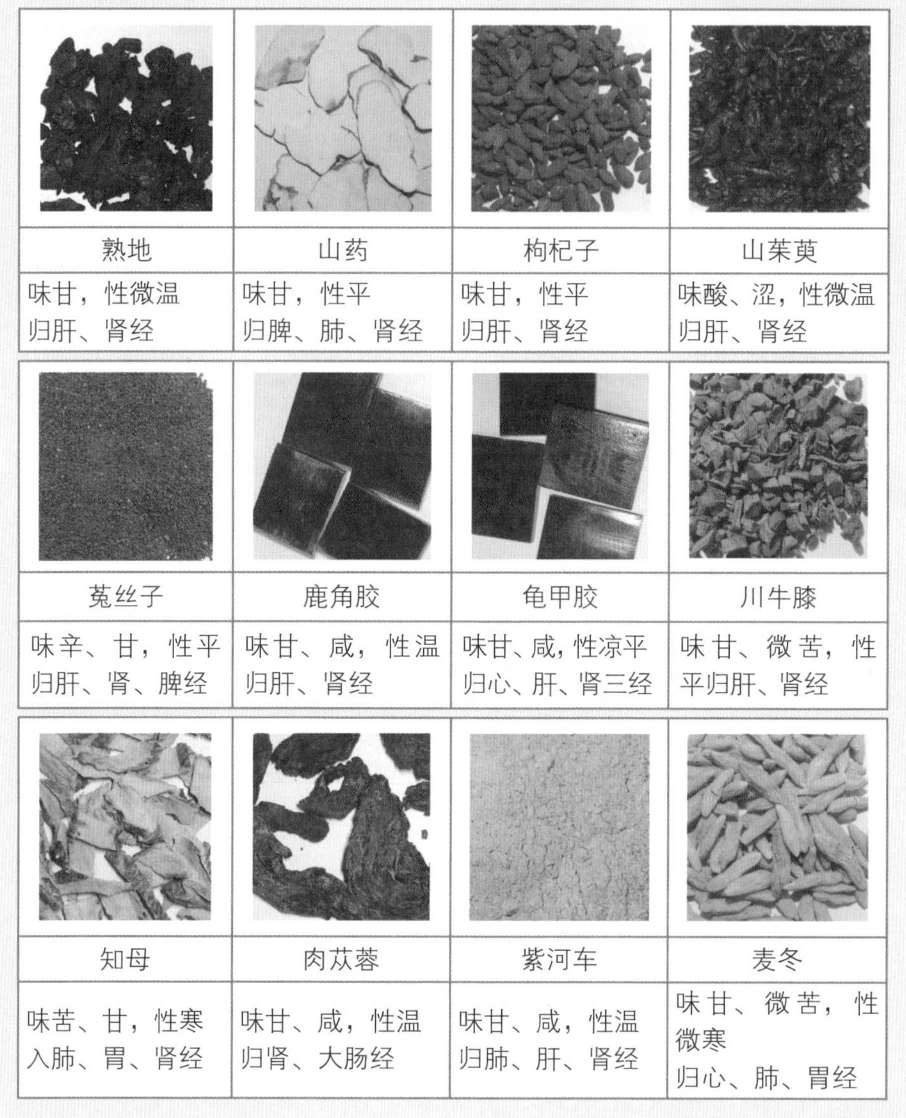

熟地	山药	枸杞子	山茱萸
味甘，性微温 归肝、肾经	味甘，性平 归脾、肺、肾经	味甘，性平 归肝、肾经	味酸、涩，性微温 归肝、肾经
菟丝子	**鹿角胶**	**龟甲胶**	**川牛膝**
味辛、甘，性平 归肝、肾、脾经	味甘、咸，性温 归肝、肾经	味甘、咸，性凉平 归心、肝、肾三经	味甘、微苦，性平归肝、肾经
知母	**肉苁蓉**	**紫河车**	**麦冬**
味苦、甘，性寒 入肺、胃、肾经	味甘、咸，性温 归肾、大肠经	味甘、咸，性温 归肺、肝、肾经	味甘、微苦，性微寒 归心、肺、胃经

【制法】 将膏方药物放入铜锅或不锈钢锅内，加水适量，浸泡 12 小时，先用武火煮开，再以文火煎煮 90 分钟后取汁，上法连续煎煮 3 次，去渣，合并药汁，用文火浓缩熬糊，再加入胶类和糖收膏，以滴水成珠为度。糖一般用冰糖为宜，胃病者用麦芽糖，妇女产后用赤砂糖（红糖），糖尿病者用蛋白糖，便秘者加用蜂蜜。

胶类首选阿胶，胶应先以绍兴酒浸泡而后入药汁内溶化。

【功效】 滋肾益阴，清热利湿。

【用法】 每日早晚各服 30 克（约 1 汤匙），开水冲服；早晨与晚上睡前 1 小时空腹服用为好；1 周后可增至 1.5 汤匙。

【注意事项】

① 服药时忌食萝卜、浓茶、咖啡，如遇感冒发热、咳嗽、大便溏薄或胃口不佳时，暂停数日，待病愈后再进服。饮食忌生冷油腻，以免阻碍脾胃运化，影响膏药吸收。

② 若冲服时有微量沉淀（为药粉），请搅匀再服。

③ 所用汤匙应洗净，并避免生水进入盛药容器；每次开盖的时间要短，避免污染；为防止霉变也可放入冰箱内贮存。

④ 糖尿病患者忌用冰糖、饴糖、蜂蜜，可以用木糖醇或女贞糖。

⑤ 服药期间忌食生冷及刺激性物，避免情绪起伏过大，经期避免游泳、泡浴或当风着凉。

【随症加减】 如阴虚阳亢，头痛甚者，加天麻、钩藤、石决明；心火偏盛者，加黄连、青龙齿；皮肤瘙痒者，加蝉蜕、防风、白蒺藜；大便干结者，加生地、玄参、何首乌。

二、血枯瘀阻症

【主要症候】 带下过少，甚则全无，阴中干涩，阴痒；或面色无华，头晕眼花，心悸失眠，神疲乏力，或经行腹痛，经色紫黯，有血块，肌肤甲错，或下腹有包块；舌质黯，边有瘀点瘀斑，脉细涩。

【治疗法则】 补血益津，活血化瘀。

膏方：小营膏

【来源】 本方来源于《景岳全书·新方八阵》。

【组成】 当归 150 克、白芍 150 克、熟地 120 克、山药 200 克、枸杞子 100 克、炙甘草 150 克、丹参 100 克、桃仁 120 克、

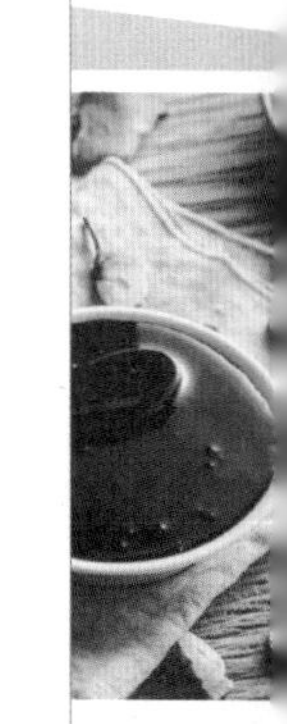

牛膝 100 克。

【方解】 方中当归、白芍养血润燥；熟地、枸杞子滋阴养血填精；山药健脾滋肾；炙甘草益气健脾。加丹参、桃仁活血祛瘀；牛膝引药下行。全方补血益精，活血行瘀。

【图解】

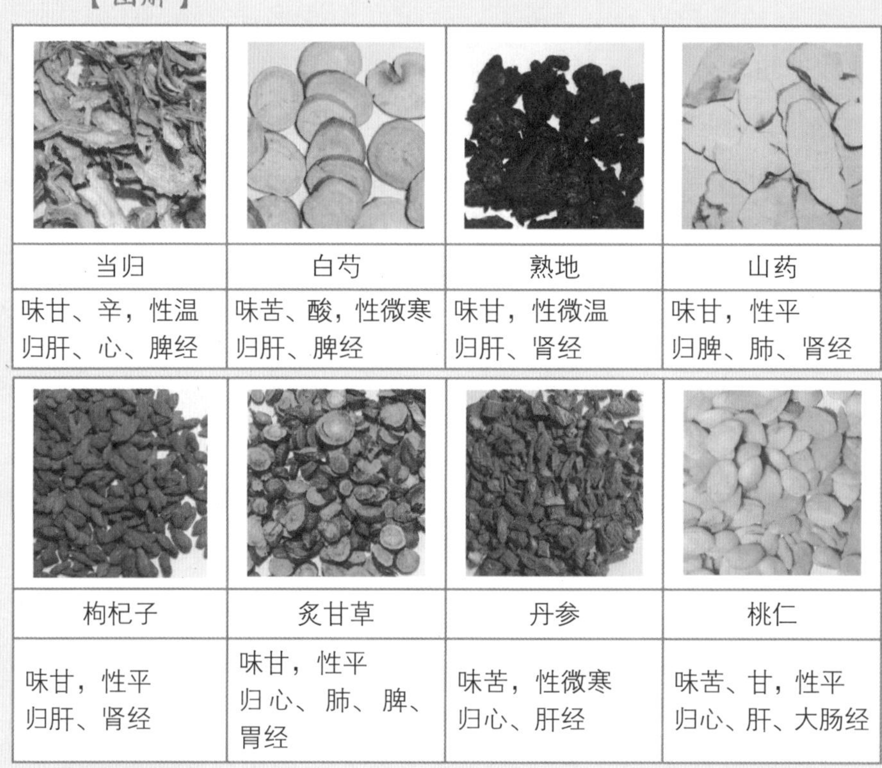

当归	白芍	熟地	山药
味甘、辛，性温 归肝、心、脾经	味苦、酸，性微寒 归肝、脾经	味甘，性微温 归肝、肾经	味甘，性平 归脾、肺、肾经

枸杞子	炙甘草	丹参	桃仁
味甘，性平 归肝、肾经	味甘，性平 归心、肺、脾、胃经	味苦，性微寒 归心、肝经	味苦、甘，性平 归心、肝、大肠经

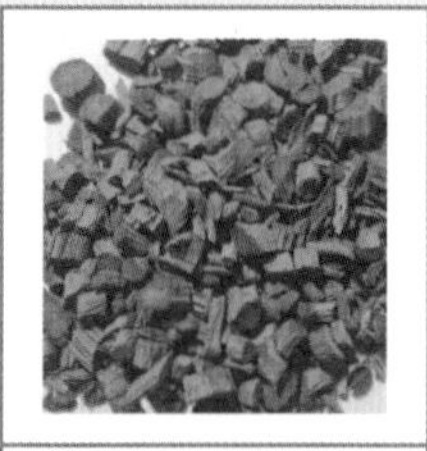

牛膝
味苦、甘、酸，性平 归肝、肾经

【制法】 将膏方药物放入铜锅或不锈钢锅内，加水适量，浸泡12小时，先用武火煮开，再以文火煎煮90分钟后取汁，上法连续煎煮3次，去渣，合并药汁，用文火浓缩熬糊，再加入胶类和糖收膏，以滴水成珠为度。糖一般用冰糖为宜，胃病者用麦芽糖，妇女产后用赤砂糖（红糖），糖尿病者用蛋白糖，便秘者加用蜂蜜。胶类首选阿胶，胶应先以绍兴酒浸泡而后入药汁内溶化。

【功效】 滋肾益阴，清热利湿。

【用法】 每日早晚各服30克（约1汤匙），开水冲服；早晨与晚上睡前1小时空腹服用为好；1周后可增至1.5汤匙。

【注意事项】

① 服药时忌食萝卜、浓茶、咖啡，如遇感冒发热、咳嗽、大便溏薄或胃口不佳时，暂停数日，待病愈后再进服。饮食忌生冷油腻，以免阻碍脾胃运化，影响膏药吸收。

② 若冲服时有微量沉淀（为药粉），请搅匀再服。

③ 所用汤匙应洗净，并避免生水进入盛药容器；每次开盖的时间要短，避免污染；为防止霉变也可放入冰箱内贮存。

④ 糖尿病患者忌用冰糖、饴糖、蜂蜜，可以用木糖醇或女贞糖。

⑤ 服药期间忌食生冷及刺激性物，避免情绪起伏过大，经期避免游泳、泡浴或当风着凉。

【随症加减】 大便干结者，加胡麻仁、首乌；小腹疼痛明显者，加五灵脂、延胡索；下腹有包块者，加鸡血藤、三棱、莪术。

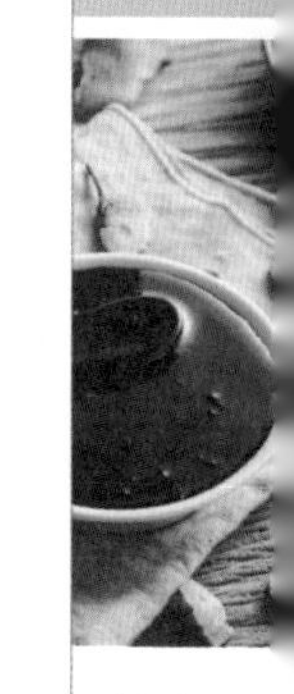

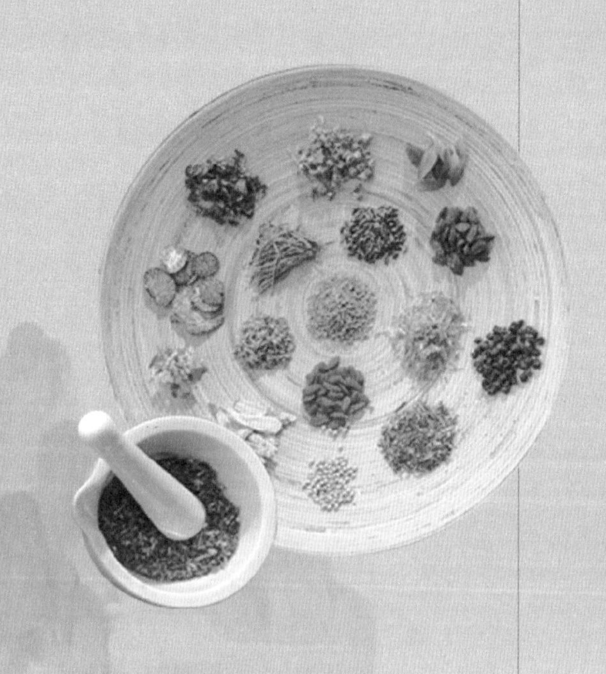

第五章

女性产后病调理膏方

产妇分娩后至产褥期内发生与分娩或产褥有关的疾病，称为产后病。产后病的发病机制概括有三：一为失血过多，亡血伤津，虚阳浮散，或血虚火动，易致产后血晕、产后痉症、产后发热、产后大便难等证。二为瘀血内阻，气机不利，血行不畅，或气机逆乱，可致产后血晕、产后腹痛、产后发热、产后身痛、恶露不绝等。三为外感六淫或饮食房劳所伤等，导致产后腹痛、产后痉症、产后发热、产后身痛、恶露不绝等。总之，产后脏腑伤动，百节空虚，腠理不实，卫表不固，摄生稍有不慎便可发生各种产后病。根据临床，最常见的产后病有：流产后体虚、产后发热、产后缺乳、产后腹痛、产后自汗盗汗、产后恶露不绝。

前人在产后病的诊断上强调“三审”。即先审少腹痛与不痛，以别恶露之有无；次审大便通与不通，以验津液之盛衰；再审乳汁的行与不行及饮食多少，以察胃气之强弱。通过三审，结合产妇体质、病症特点，脉舌变化等进行综合分析，对疾病做出比较客观的诊断与辨析。在治疗上应根据产后“多虚多瘀，易寒易热”的特点，本着“勿拘于产后，勿忘于产后”的原则结合病情进行辨证论治。

第一节　流产后体虚调理膏方

流产后体虚是指患者在流产时因失血过多或阴道创伤，消耗母体的气、血、津、液，使得产妇的机体免疫力急速下降，机体对外界的防御能力减弱，从而易出现体虚、眩晕、盗汗、小腹坠胀、腰痛、神疲乏力等症状。

1. 临床表现

（1）症状：出血量时多时少，或淋漓不净，色淡红或稍黯，小腹坠胀或伴腰痛，神疲乏力，头昏心慌，易感冒、自汗、盗汗、晕眩，觉带下量多等。

（2）妇科检查：子宫偏大，质软，宫颈口关闭。

2. 理化检查

（1）血常规检查：常有不同程度的贫血，白细胞、中性粒细胞可升高。

（2）影像学检查：超声检查常提示子宫内膜偏薄或子宫偏大。

3. 辨证膏方

一、血虚气浮症

【主要症候】 产时失血较多，身有微热，或者热势颇甚，恶寒喜热，或则面色红赤如涂朱，头晕目眩，心悸少寐，腹痛隐隐，舌质淡红，苔薄白，脉虚稍数。

【治疗法则】 补血敛气。

膏方：八珍汤去川芎加黄芪

【来源】 本方来源于《正体类要》。

【组成】 当归200克、白芍200克、熟地200克、白术200克、党参200克、茯苓200克、炙甘草100克、黄芪300克、炮姜60克。

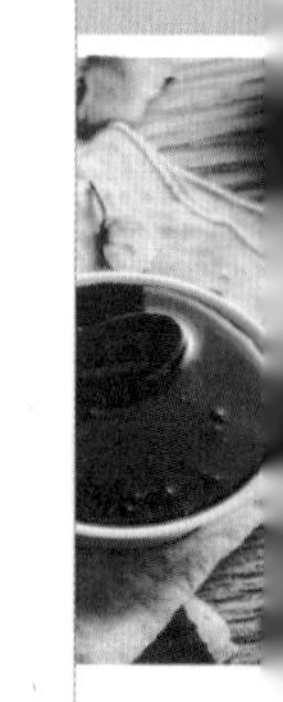

【图解】

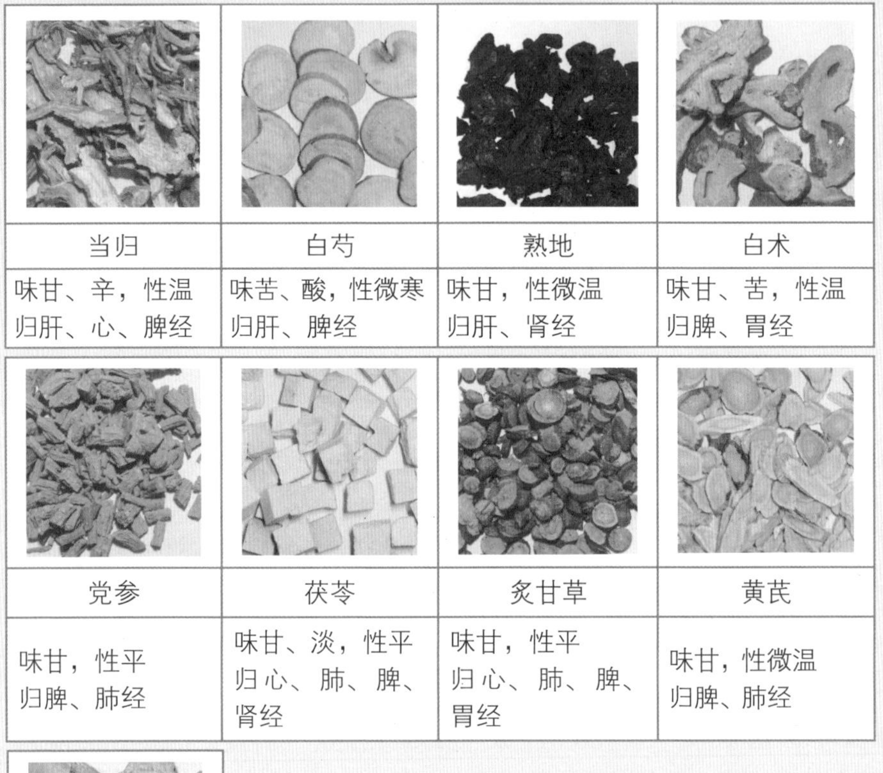

当归	白芍	熟地	白术
味甘、辛，性温 归肝、心、脾经	味苦、酸，性微寒 归肝、脾经	味甘，性微温 归肝、肾经	味甘、苦，性温 归脾、胃经

党参	茯苓	炙甘草	黄芪
味甘，性平 归脾、肺经	味甘、淡，性平 归心、肺、脾、肾经	味甘，性平 归心、肺、脾、胃经	味甘，性微温 归脾、肺经

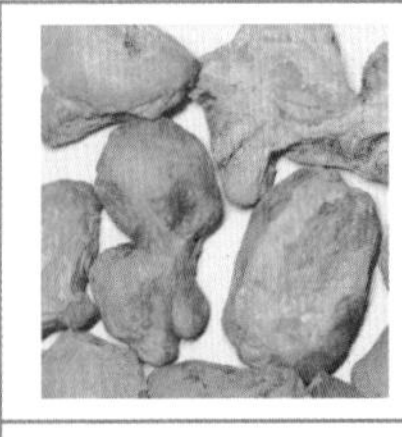

炮姜
味辛，性热 归脾、胃、肾经

【制法】　将膏方药物放入铜锅或不锈钢锅内，加水适量，浸泡12小时，先用武火煮开，再以文火煎煮90分钟后取汁，上法连续煎煮3次，去渣，合并药汁，用文火浓缩熬糊，再加入胶类和糖收膏，以滴水成珠为度。糖一般用冰糖为宜，胃病者用麦芽糖，妇女产后用赤砂糖（红糖），糖尿病者用蛋白糖，便秘者加用蜂蜜。

胶类首选阿胶，阳虚者加用鹿角胶，胶应先以绍兴酒浸泡而后入药汁内溶化。

【功效】 气血双补。

【用法】 每日早晚各服30克（约1汤匙），开水冲服；早晨与晚上睡前1小时空腹服用为好；1周后可增至1.5汤匙。

【注意事项】

① 服药时忌食萝卜、浓茶、咖啡，如遇感冒发热、咳嗽、大便溏薄或胃口不佳时，暂停数日，待病愈后再进服。饮食忌生冷油腻，以免阻碍脾胃运化，影响膏药吸收。

② 若冲服时有微量沉淀（为药粉），请搅匀再服。

③ 所用汤匙应洗净，并避免生水进入盛药容器；每次开盖的时间要短，避免污染；为防止霉变也可放入冰箱内贮存。

④ 糖尿病患者忌用冰糖、饴糖、蜂蜜，可以用木糖醇或女贞糖。

二、血虚火旺症

【主要症候】 产后低热，午后为甚，烦躁失眠，头晕耳鸣，腰背酸楚，口苦口干，大便艰难，小便黄少，舌质红，苔黄少，脉细弦数。

【治疗法则】 养血清火。

膏方：加减一阴煎

【来源】 本方来源于《景岳全书》。

【组成】 生地黄300克、熟地黄300克、白芍200克、麦冬120克、甘草60克、怀牛膝90克、丹参120克、青蒿180克、炙鳖甲200克、炒丹皮200克。

【图解】

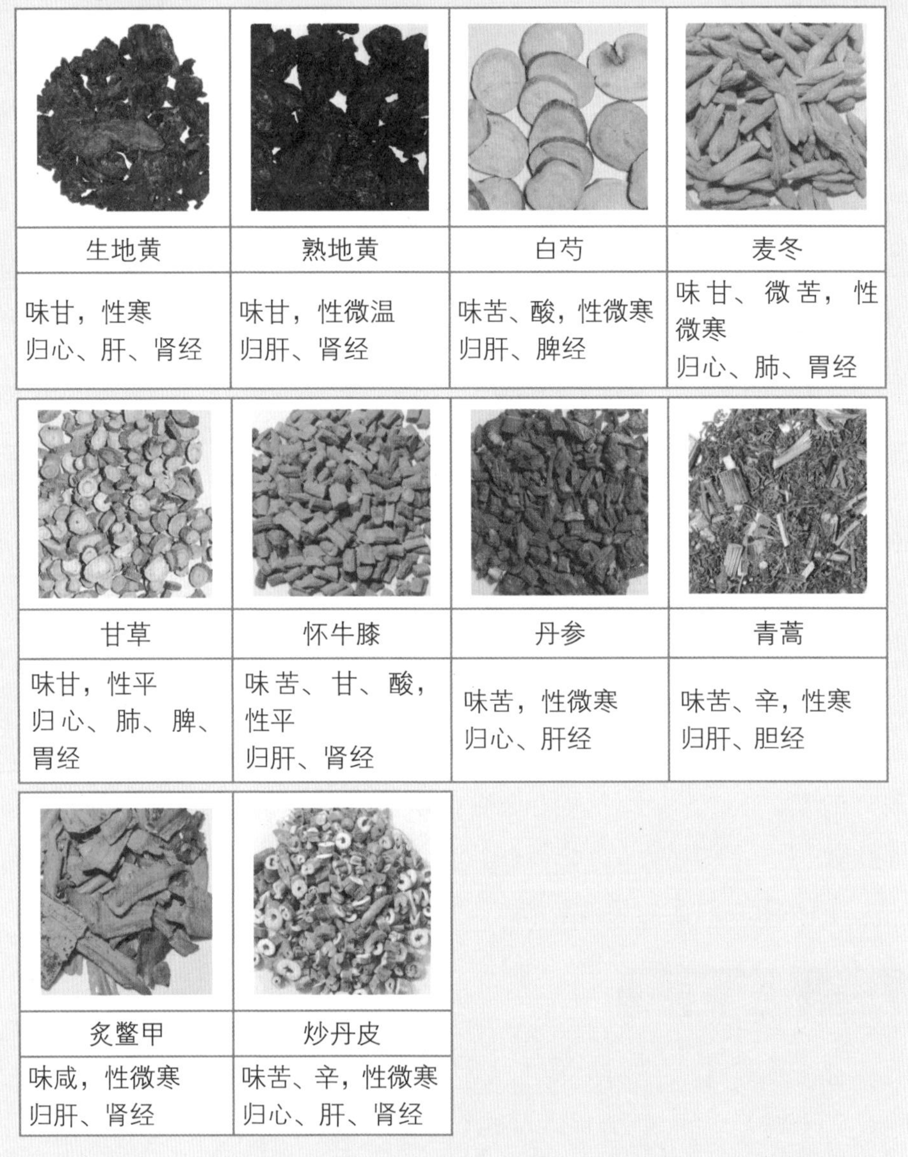

生地黄	熟地黄	白芍	麦冬
味甘，性寒 归心、肝、肾经	味甘，性微温 归肝、肾经	味苦、酸，性微寒 归肝、脾经	味甘、微苦，性微寒 归心、肺、胃经

甘草	怀牛膝	丹参	青蒿
味甘，性平 归心、肺、脾、胃经	味苦、甘、酸，性平 归肝、肾经	味苦，性微寒 归心、肝经	味苦、辛，性寒 归肝、胆经

炙鳖甲	炒丹皮
味咸，性微寒 归肝、肾经	味苦、辛，性微寒 归心、肝、肾经

【制法】　将膏方药物放入铜锅或不锈钢锅内，加水适量，浸泡12小时，先用武火煮开，再以文火煎煮90分钟后取汁，上法连续煎煮3次，去渣，合并药汁，用文火浓缩熬糊，再加入胶类和糖收膏，以滴水成珠为度。糖一般用冰糖为宜，胃病者用麦芽糖，妇

女产后用赤砂糖（红糖），糖尿病者用蛋白糖，便秘者加用蜂蜜。胶类首选阿胶，阳虚者加用鹿角胶，胶应先以绍兴酒浸泡而后入药汁内溶化。

【功效】 清热养血。

【用法】 每日早晚各服30克（约1汤匙），开水冲服；早晨与晚上睡前1小时空腹服用为好；1周后可增至1.5汤匙。

【注意事项】

① 服药时忌食萝卜、浓茶、咖啡，如遇感冒发热、咳嗽、大便溏薄或胃口不佳时，暂停数日，待病愈后再进服。饮食忌生冷油腻，以免阻碍脾胃运化，影响膏药吸收。

② 若冲服时有微量沉淀（为药粉），请搅匀再服。

③ 所用汤匙应洗净，并避免生水进入盛药容器；每次开盖的时间要短，避免污染；为防止霉变也可放入冰箱内贮存。

④ 糖尿病患者忌用冰糖、饴糖、蜂蜜，可以用木糖醇或女贞糖。

第二节　产后发热调理膏方

产后发热是指产褥期内，出现发热持续不退，或突发高热寒战，并伴有其他症状者。

1. 临床表现

（1）症状：临床表现为产褥期内，尤以新产后出现以发热为主，表现为持续发热，或突然寒战高热，或发热恶寒，或乍寒乍热，或低热缠绵等症状。除发热以外，常伴有恶露异常和下腹疼痛，尤其是恶露异常。

（2）体征：若产后24小时之后至10天内出现体温超过38℃，

大多数情况下表示有产褥期感染。

2. 理化检查

（1）血常规检查：见白细胞总数及中性粒细胞升高。

（2）宫腔分泌物或血培养可找到致病菌。

（3）影像学检查：包括B超、CT、磁共振等。B超检查盆腔有液性暗区，提示有炎症或脓肿。彩色多普勒、CT、磁共振等检测，能对感染形成的包块、脓肿及静脉血栓做出定位和定性。

3. 辨证膏方

本病虚实轻重有别，临证应根据发热的特点、恶露、小腹痛等情况以及伴随的全身症状，综合分析明辨。治疗以调气血、和营卫为主，时时应注意产后多虚多瘀的特点，实证亦不可过于发表攻里，但又不可片面强调补虚，而忽视外感邪毒和里实之证，致犯虚虚实实之戒。

一、血瘀症

【主要症候】 产后寒热时作，恶露不下或下亦甚少，色紫黯有块，小腹疼痛拒按。舌质紫黯或有瘀点，脉弦涩。

【治疗法则】 活血化瘀，和营退热。

膏方：生化汤

【来源】 本方来源于《傅青主女科》。原文“凡新产后，荣卫俱虚，易发寒热，身痛腹痛，绝不可妄投发散之剂，当用生化汤为主，稍佐发散之药。”

【组成】 当归200克、川芎100克、桃仁200克、炮姜100克、炙甘草100克、丹参200克、牡丹皮200克、益母草200克。

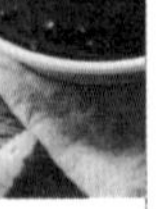

【图解】

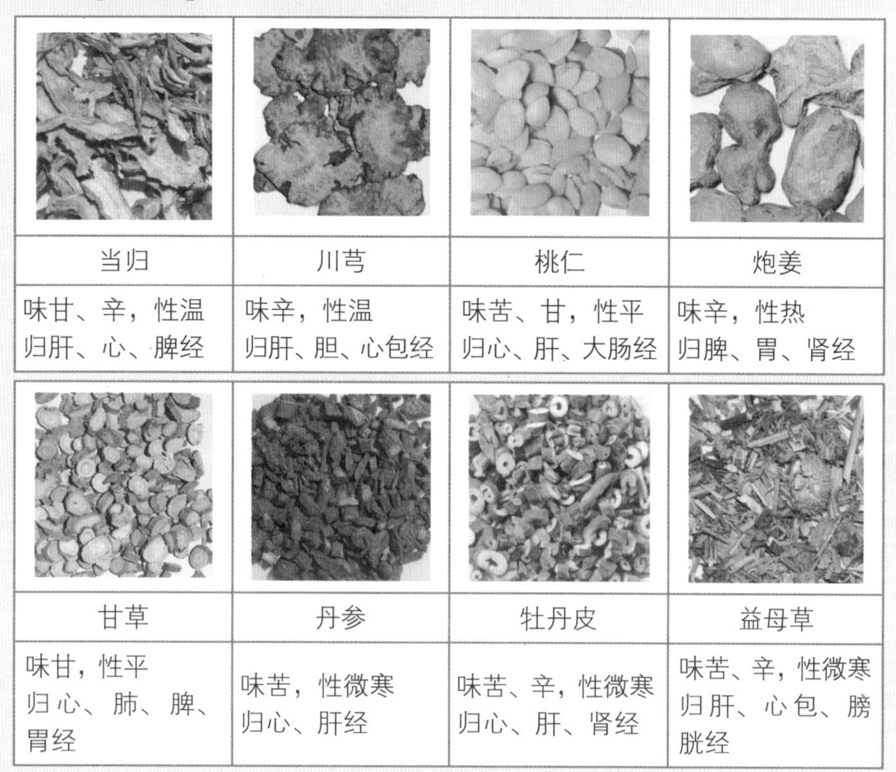

当归	川芎	桃仁	炮姜
味甘、辛，性温 归肝、心、脾经	味辛，性温 归肝、胆、心包经	味苦、甘，性平 归心、肝、大肠经	味辛，性热 归脾、胃、肾经

甘草	丹参	牡丹皮	益母草
味甘，性平 归心、肺、脾、胃经	味苦，性微寒 归心、肝经	味苦、辛，性微寒 归心、肝、肾经	味苦、辛，性微寒 归肝、心包、膀胱经

【制法】　将膏方药物放入铜锅或不锈钢锅内，加水适量，浸泡 12 小时，先用武火煮开，再以文火煎煮 90 分钟后取汁，上法连续煎煮 3 次，去渣，合并药汁，用文火浓缩熬糊，再加入胶类和糖收膏，以滴水成珠为度。糖一般用冰糖为宜，胃病者用麦芽糖，妇女产后用赤砂糖（红糖），糖尿病者用蛋白糖，便秘者加用蜂蜜。胶类首选阿胶，阳虚者加用鹿角胶，胶应先以绍兴酒浸泡而后入药汁内溶化。

【功效】　补血活血，化瘀生新。

【用法】　每日早晚各服 30 克（约 1 汤匙），开水冲服；早晨与晚上睡前 1 小时空腹服用为好；1 周后可增至 1.5 汤匙。

【注意事项】

① 服药时忌食萝卜、浓茶、咖啡，如遇感冒发热、咳嗽、大便溏薄或胃口不佳时，暂停数日，待病愈后再进服。饮食忌生冷油腻，以免阻碍脾胃运化，影响膏药吸收。

② 若冲服时有微量沉淀（为药粉），请搅匀再服。

③ 所用汤匙应洗净，并避免生水进入盛药容器；每次开盖的时间要短，避免污染；为防止霉变也可放入冰箱内贮存。

④ 糖尿病患者忌用冰糖、饴糖、蜂蜜，可以用木糖醇或女贞糖。

二、血虚症

【主要症候】 产后低热不退，腹痛绵绵，喜按，恶露量或多或少，色淡质稀，自汗，头晕，心悸，舌质淡，苔薄白，脉细数。

【治疗法则】 补血益气，和营退热。

膏方：补中益气汤

【来源】 本方来源于《脾胃论·饮食劳倦所伤始为热中论》。原文："脾胃之气下流，使谷气不得升浮，是春生之令不行，则无阳以扩其荣卫，则不经风寒，乃生寒热，此皆脾胃之气不足所致也。"

【组成】 黄芪100克、甘草200克、人参100克、当归200克、陈皮100克、升麻100克、柴胡200克、白术200克、地骨皮200克。

【图解】

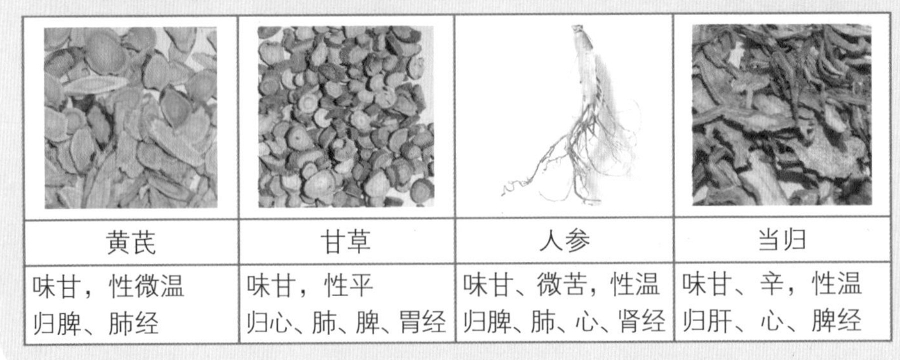

黄芪	甘草	人参	当归
味甘，性微温 归脾、肺经	味甘，性平 归心、肺、脾、胃经	味甘、微苦，性温 归脾、肺、心、肾经	味甘、辛，性温 归肝、心、脾经

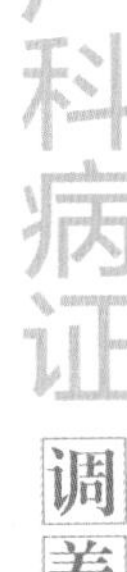

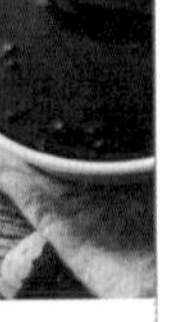

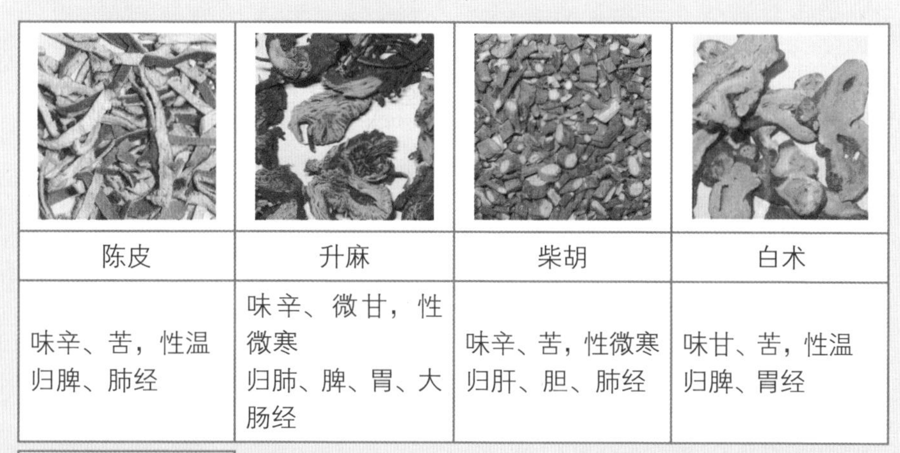

陈皮	升麻	柴胡	白术
味辛、苦，性温 归脾、肺经	味辛、微甘，性微寒 归肺、脾、胃、大肠经	味辛、苦，性微寒 归肝、胆、肺经	味甘、苦，性温 归脾、胃经
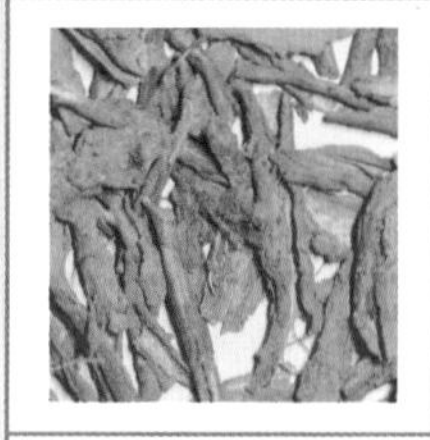			
地骨皮			
味甘，性寒 归肺、肝、肾经			

【制法】　将膏方药物放入铜锅或不锈钢锅内，加水适量，浸泡 12 小时，先用武火煮开，再以文火煎煮 90 分钟后取汁，上法连续煎煮 3 次，去渣，合并药汁，用文火浓缩熬糊，再加入胶类和糖收膏，以滴水成珠为度。人参等贵重药物，则不宜与他药同煎，以免造成浪费，应该用小火另煎浓汁，于收膏时将药汁冲入，或将人参研成细粉，于收膏时调入膏中，这样可以充分发挥其药效。糖一般用冰糖为宜，胃病者用麦芽糖，妇女产后用赤砂糖（红糖），糖尿病者用蛋白糖，便秘者加用蜂蜜。胶类首选阿胶，阳虚者加用鹿角胶，胶应先以绍兴酒浸泡而后入药汁内溶化。

【功效】　补血益气。

【用法】　每日早晚各服 30 克（约 1 汤匙），开水冲服；早晨与晚上睡前 1 小时空腹服用为好；1 周后可增至 1.5 汤匙。

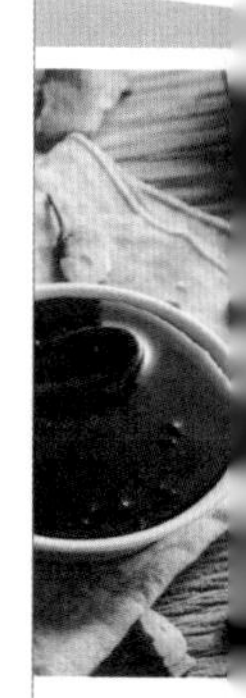

【注意事项】

① 服药时忌食萝卜、浓茶、咖啡，如遇感冒发热、咳嗽、大便溏薄或胃口不佳时，暂停数日，待病愈后再进服。饮食忌生冷油腻，以免阻碍脾胃运化，影响膏药吸收。

② 若冲服时有微量沉淀（为药粉），请搅匀再服。

③ 所用汤匙应洗净，并避免生水进入盛药容器；每次开盖的时间要短，避免污染；为防止霉变也可放入冰箱内贮存。

④ 糖尿病患者忌用冰糖、饴糖、蜂蜜，可以用木糖醇或女贞糖。

三、感染邪毒症

【主要症候】 产后发热恶寒，或高热寒战，小腹疼痛拒按，恶露初时量多，继则量少，色紫黯，质如败酱，其气臭秽，心烦不宁，口渴喜饮，小便短赤，大便燥结，舌红，苔黄而干，脉数有力。

【治疗法则】 清热解毒，凉血化瘀。

膏方：解毒活血汤

【来源】 本方来源于《医林改错》。

【组成】 连翘100克、葛根100克、柴胡200克、枳壳100克、当归200克、赤芍药200克、生地黄200克、红花200克、桃仁200克、甘草100克、金银花200克、黄芩100克。

【图解】

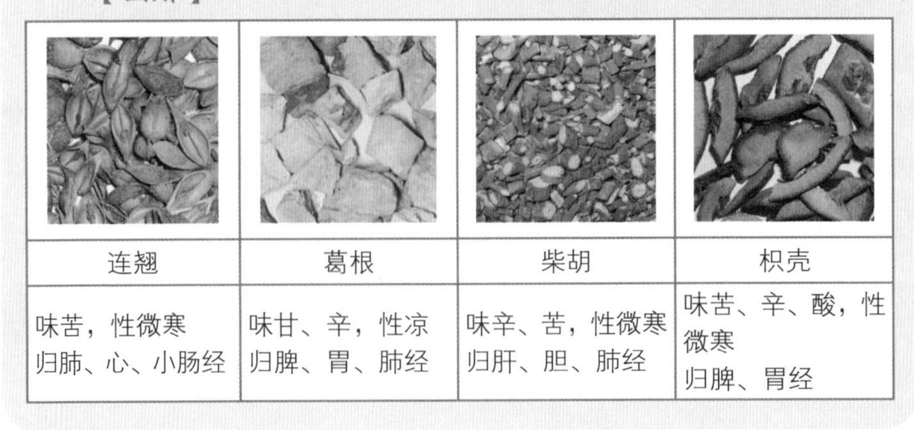

连翘	葛根	柴胡	枳壳
味苦，性微寒 归肺、心、小肠经	味甘、辛，性凉 归脾、胃、肺经	味辛、苦，性微寒 归肝、胆、肺经	味苦、辛、酸，性微寒 归脾、胃经

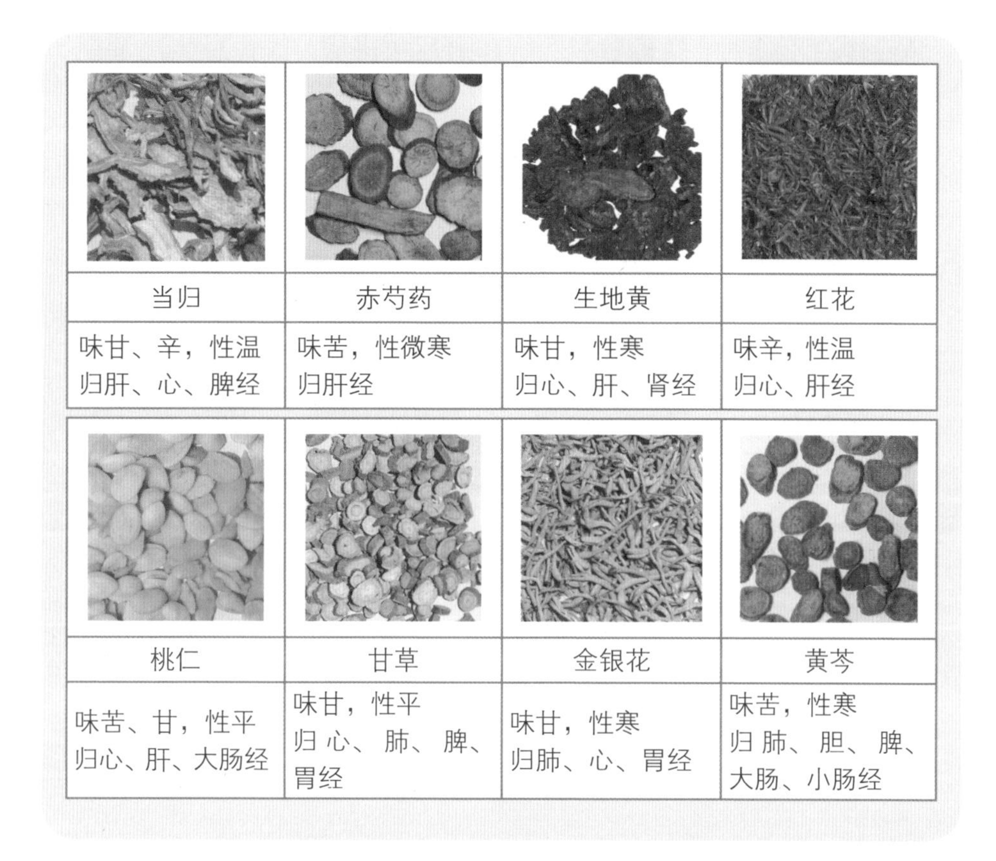

当归	赤芍药	生地黄	红花
味甘、辛，性温 归肝、心、脾经	味苦，性微寒 归肝经	味甘，性寒 归心、肝、肾经	味辛，性温 归心、肝经

桃仁	甘草	金银花	黄芩
味苦、甘，性平 归心、肝、大肠经	味甘，性平 归 心、 肺、 脾、 胃经	味甘，性寒 归肺、心、胃经	味苦，性寒 归 肺、 胆、 脾、 大肠、小肠经

【制法】　将膏方药物放入铜锅或不锈钢锅内，加水适量，浸泡 12 小时，先用武火煮开，再以文火煎煮 90 分钟后取汁，上法连续煎煮 3 次，去渣，合并药汁，用文火浓缩熬糊，再加入胶类和糖收膏，以滴水成珠为度。糖一般用冰糖为宜，胃病者用麦芽糖，妇女产后用赤砂糖（红糖），糖尿病者用蛋白糖，便秘者加用蜂蜜。胶类首选阿胶，阳虚者加用鹿角胶，胶应先以绍兴酒浸泡而后入药汁内溶化。

【功效】　清热解毒。

【用法】　每日早晚各服 30 克（约 1 汤匙），开水冲服；早晨与晚上睡前 1 小时空腹服用为好；1 周后可增至 1.5 汤匙。

【注意事项】

① 服药时忌食萝卜、浓茶、咖啡，如遇感冒发热、咳嗽、大便

溏薄或胃口不佳时，暂停数日，待病愈后再进服。饮食忌生冷油腻，以免阻碍脾胃运化，影响膏药吸收。

② 若冲服时有微量沉淀（为药粉），请搅匀再服。

③ 所用汤匙应洗净，并避免生水进入盛药容器；每次开盖的时间要短，避免污染；为防止霉变也可放入冰箱内贮存。

④ 糖尿病患者忌用冰糖、饴糖、蜂蜜，可以用木糖醇或女贞糖。

四、外感症

【主要症候】 产后发热恶寒，头痛身疼，鼻塞流涕，咳嗽，苔薄白，脉浮紧。

【治疗法则】 养血祛风，散寒解表。

膏方：荆防四物汤

【来源】《医宗金鉴》。

【组成】 荆芥 200 克、川芎 100 克、防风 200 克、当归 100 克、白芍 100 克、地黄 200 克、紫苏叶 200 克。

【图解】

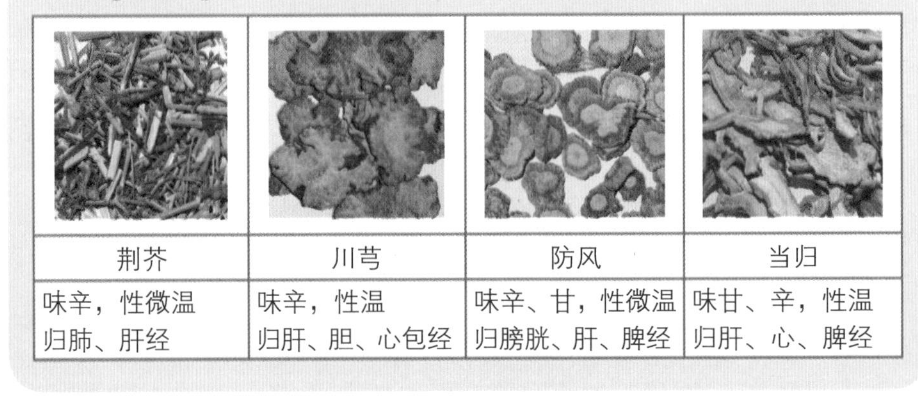

荆芥	川芎	防风	当归
味辛，性微温 归肺、肝经	味辛，性温 归肝、胆、心包经	味辛、甘，性微温 归膀胱、肝、脾经	味甘、辛，性温 归肝、心、脾经

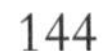

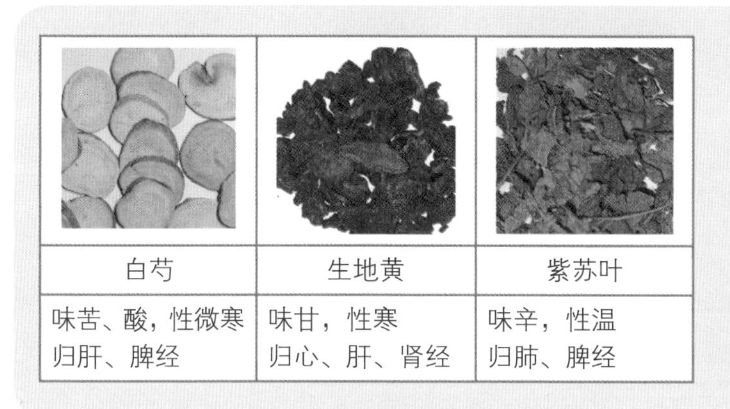

白芍	生地黄	紫苏叶
味苦、酸，性微寒 归肝、脾经	味甘，性寒 归心、肝、肾经	味辛，性温 归肺、脾经

【制法】　将膏方药物放入铜锅或不锈钢锅内，加水适量，浸泡 12 小时，先用武火煮开，再以文火煎煮 90 分钟后取汁，上法连续煎煮 3 次，去渣，合并药汁，用文火浓缩熬糊，再加入胶类和糖收膏，以滴水成珠为度。糖一般用冰糖为宜，胃病者用麦芽糖，妇女产后用赤砂糖（红糖），糖尿病者用蛋白糖，便秘者加用蜂蜜。胶类首选阿胶，阳虚者加用鹿角胶，胶应先以绍兴酒浸泡而后入药汁内溶化。

【功效】　养血祛风，散寒解表。

【用法】　每日早晚各服 30 克（约 1 汤匙），开水冲服；早晨与晚上睡前 1 小时空腹服用为好；1 周后可增至 1.5 汤匙。

【注意事项】

① 服药时忌食萝卜、浓茶、咖啡，如遇感冒发热、咳嗽、大便溏薄或胃口不佳时，暂停数日，待病愈后再进服。饮食忌生冷油腻，以免阻碍脾胃运化，影响膏药吸收。

② 若冲服时有微量沉淀（为药粉），请搅匀再服。

③ 所用汤匙应洗净，并避免生水进入盛药容器；每次开盖的时间要短，避免污染；为防止霉变也可放入冰箱内贮存。

④ 糖尿病患者忌用冰糖、饴糖、蜂蜜，可以用木糖醇或女贞糖。

第三节　产后缺乳调理膏方

产后缺乳是指产后哺乳期内，产妇乳汁甚少或无乳可下者，称“缺乳”，又称“产后乳汁不行”。

1. 临床表现

（1）症状：产妇在哺乳期中，乳汁甚少，不足以喂养婴儿，或全无乳汁。亦有原本乳汁正常，情志过度刺激后突然缺乳者。

（2）体征：虚症乳房触诊可见乳房柔软，不胀不痛，乳汁点滴而下；实证乳房触诊可见乳房胀满而痛，挤压乳汁疼痛难出；虚实夹杂者触诊可见乳房胀大而软。应注意有无乳头皴裂而致乳汁壅塞不通。

2. 辨证膏方

本病应根据乳汁清稀或稠、乳房有无胀痛，结合舌脉及其他症状辨虚实。乳汁甚少而清稀，乳房柔软，多为气血虚弱；若乳汁稠，胸胁胀满，乳房胀硬疼痛，多为肝气郁滞，治疗当以调理气血，通络下乳。

一、气血虚弱症

【主要症候】　产后乳汁少甚或全无，乳汁稀薄，乳房柔软无胀感，面色少华，倦怠乏力；舌淡苔薄白，脉细弱。

【治疗法则】　补气养血，佐以通乳。

膏方：通乳丹

【来源】　傅青主《傅青主女科》。原文“妇人产后绝无

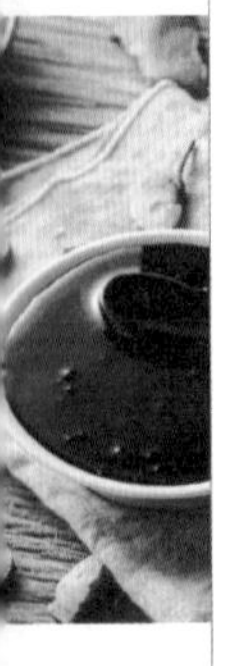

点滴之乳，人以为乳管之闭也，谁知是气与血之两涸乎！夫乳乃气血之所化而成也，无血固不能生乳汁，无气亦不能生乳汁，新产之妇，血已大亏，血本自顾不暇，又何能以化乳？乳全赖气之力，以行血而化之也。方用通乳丹。”

【组成】　人参200克、黄芪100克、当归200克、木通100克、麦冬100克、桔梗200克、猪蹄200克。

【图解】

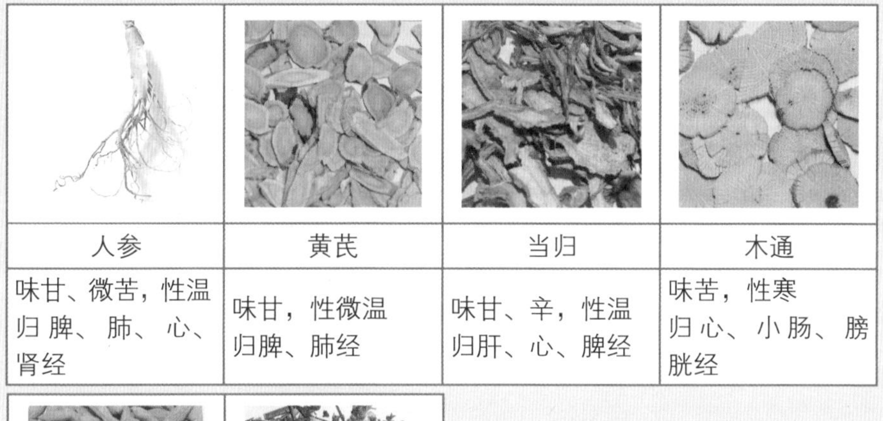

人参	黄芪	当归	木通
味甘、微苦，性温 归脾、肺、心、肾经	味甘，性微温 归脾、肺经	味甘、辛，性温 归肝、心、脾经	味苦，性寒 归心、小肠、膀胱经

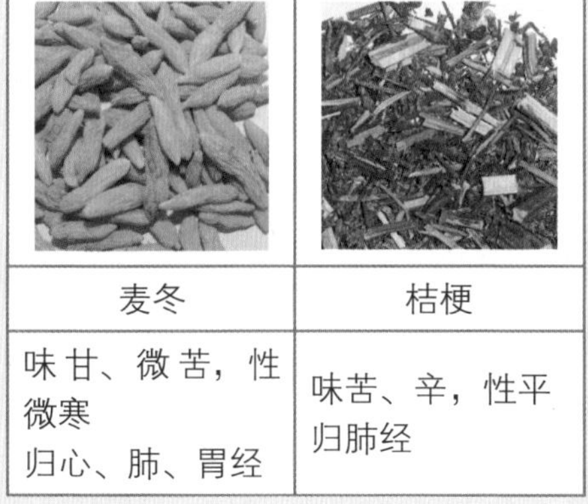

麦冬	桔梗
味甘、微苦，性微寒 归心、肺、胃经	味苦、辛，性平 归肺经

【制法】　将膏方药物放入铜锅或不锈钢锅内，加水适量，浸泡12小时，先用武火煮开，再以文火煎煮90分钟后取汁，上法连续煎煮3次，去渣，合并药汁，用文火浓缩熬糊，再加入胶类和糖收膏，以滴水成珠为度。人参等贵重药物，则不宜与他药同煎，以免造成浪费，应该用小火另煎浓汁，于收膏时将药汁冲入，或将人

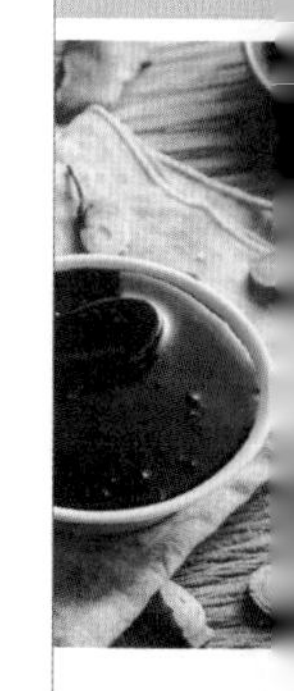

参研成细粉，于收膏时调入膏中，这样可以充分发挥其药效。糖一般用冰糖为宜，胃病者用麦芽糖，妇女产后用赤砂糖（红糖），糖尿病者用蛋白糖，便秘者加用蜂蜜。胶类首选阿胶，阳虚者加用鹿角胶，胶应先以绍兴酒浸泡而后入药汁内溶化。

【功效】 补气养血，滋阴通脉，利气通乳。

【用法】 每日早晚各服30克（约1汤匙），开水冲服；早晨与晚上睡前1小时空腹服用为好；1周后可增至1.5汤匙。

【注意事项】

① 服药时忌食萝卜、浓茶、咖啡，如遇感冒发热、咳嗽、大便溏薄或胃口不佳时，暂停数日，待病愈后再进服。饮食忌生冷油腻，以免阻碍脾胃运化，影响膏药吸收。

② 若冲服时有微量沉淀（为药粉），请搅匀再服。

③ 所用汤匙应洗净，并避免生水进入盛药容器；每次开盖的时间要短，避免污染；为防止霉变也可放入冰箱内贮存。

④ 糖尿病患者忌用冰糖、饴糖、蜂蜜，可以用木糖醇或女贞糖。

二、阴虚症

【主要症候】 乳汁很少，甚至全无，乳房无胀满感，头晕腰酸，烦热口渴，夜寐甚差，形体消瘦，舌质花裂偏红，苔黄薄腻，或舌质光红少苔，脉细弦带数。

【治疗法则】 滋阴养血，佐以通乳。

膏方：归芍地黄汤加味

【来源】 经验方

【组成】 白芍200克、熟地200克、山药200克、山萸肉100克、桑葚子100克、炙鳖甲200克、玄参100克、炒丹皮100克、茯苓100克、麦冬100克、通草100克。

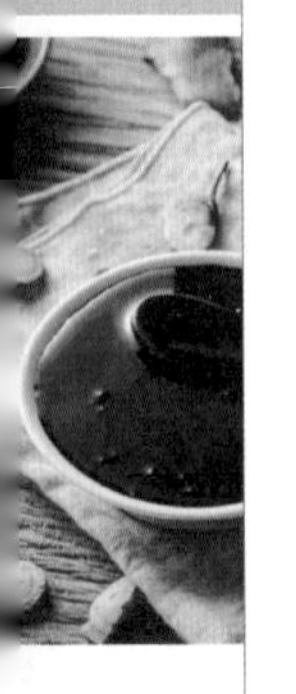

【图解】

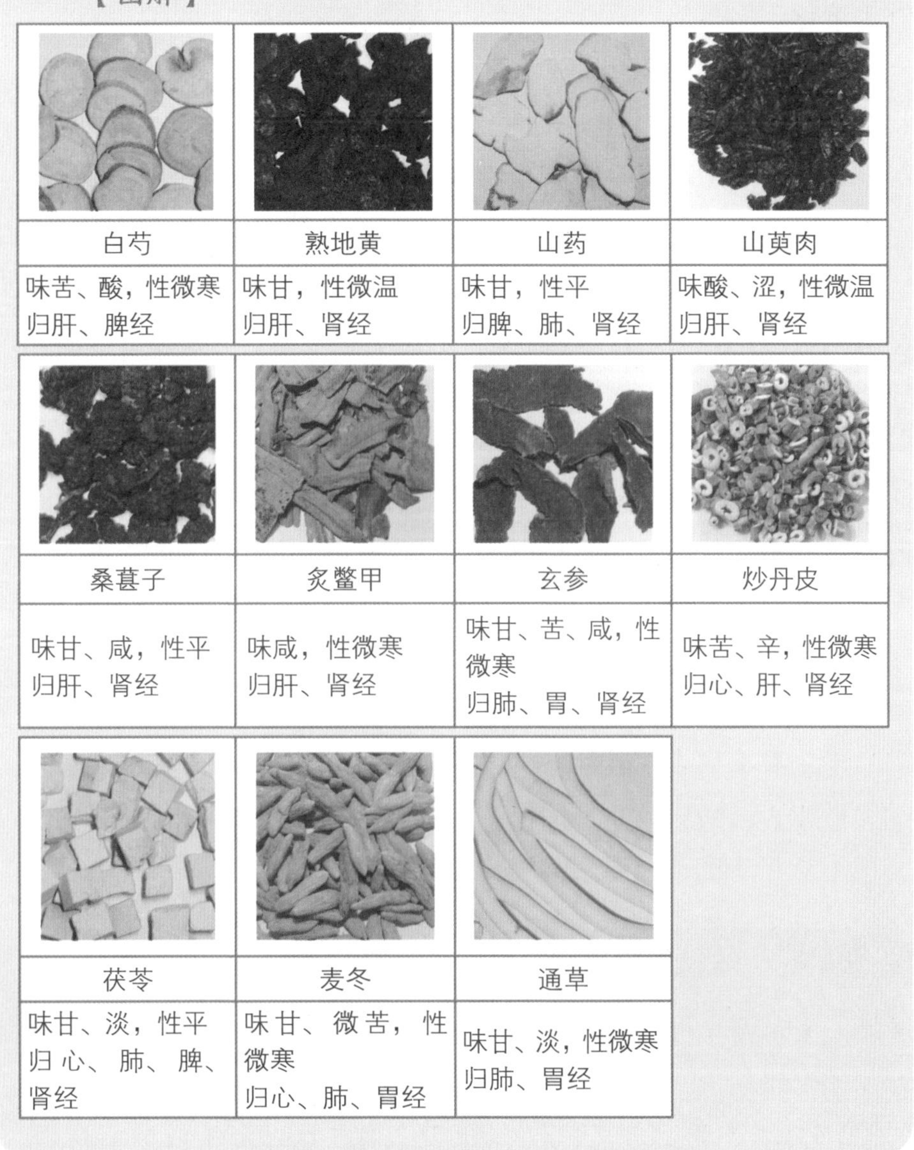

白芍	熟地黄	山药	山萸肉
味苦、酸，性微寒 归肝、脾经	味甘，性微温 归肝、肾经	味甘，性平 归脾、肺、肾经	味酸、涩，性微温 归肝、肾经

桑葚子	炙鳖甲	玄参	炒丹皮
味甘、咸，性平 归肝、肾经	味咸，性微寒 归肝、肾经	味甘、苦、咸，性微寒 归肺、胃、肾经	味苦、辛，性微寒 归心、肝、肾经

茯苓	麦冬	通草
味甘、淡，性平 归心、肺、脾、肾经	味甘、微苦，性微寒 归心、肺、胃经	味甘、淡，性微寒 归肺、胃经

【制法】　将膏方药物放入铜锅或不锈钢锅内，加水适量，浸泡12小时，先用武火煮开，再以文火煎煮90分钟后取汁，上法连续煎煮3次，去渣，合并药汁，用文火浓缩熬糊，再加入胶类和糖收膏，以滴水成珠为度。糖一般用冰糖为宜，胃病者用麦芽糖，妇女产后用赤砂糖（红糖），糖尿病者用蛋白糖，便秘者加用蜂蜜。

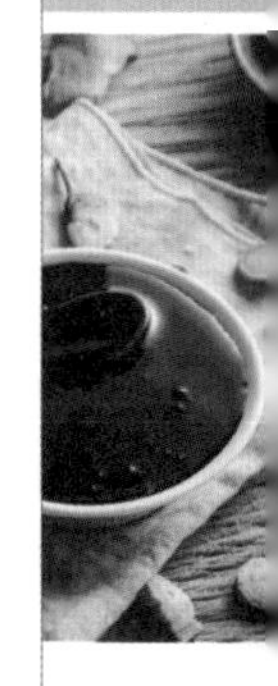

胶类首选阿胶，阳虚者加用鹿角胶，胶应先以绍兴酒浸泡而后入药汁内溶化。

【功效】 滋阴养血通乳。

【用法】 每日早晚各服30克（约1汤匙），开水冲服；早晨与晚上睡前1小时空腹服用为好；1周后可增至1.5汤匙。

【注意事项】

① 服药时忌食萝卜、浓茶、咖啡，如遇感冒发热、咳嗽、大便溏薄或胃口不佳时，暂停数日，待病愈后再进服。饮食忌生冷油腻，以免阻碍脾胃运化，影响膏药吸收。

② 若冲服时有微量沉淀（为药粉），请搅匀再服。

③ 所用汤匙应洗净，并避免生水进入盛药容器；每次开盖的时间要短，避免污染；为防止霉变也可放入冰箱内贮存。

④ 糖尿病患者忌用冰糖、饴糖、蜂蜜，可以用木糖醇或女贞糖。

三、阳虚症

【主要症候】 乳汁下少，甚至全无，乳汁清稀，乳房无胀痛，纳欠神疲，腰酸尿频，形体畏寒，舌质淡红，苔白腻，脉细弱。

【治疗法则】 温阳益气，佐以通乳。

膏方：参茸丸加味

【来源】《北京市中药成方选集》。

【组成】 红参60克、鹿角片200克、山药200克、熟地200克、淫羊藿180克、黄芪200克、肉桂60克、紫河车180克、当归200克、通草60克、炙甘草120克。

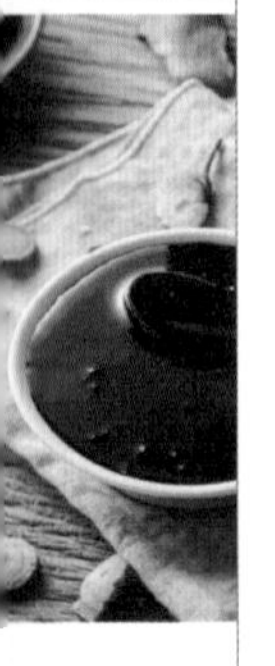

【图解】

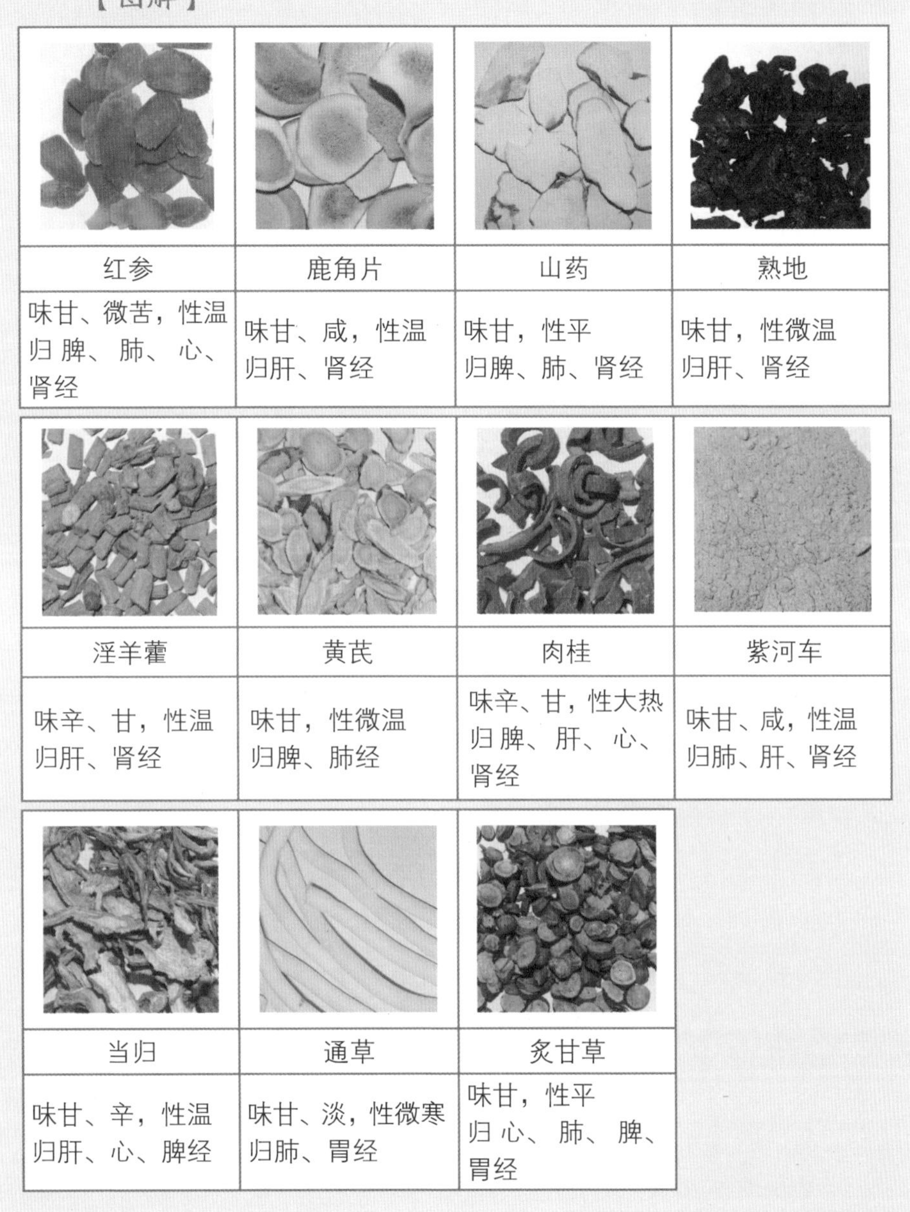

红参	鹿角片	山药	熟地
味甘、微苦，性温 归脾、肺、心、肾经	味甘、咸，性温 归肝、肾经	味甘，性平 归脾、肺、肾经	味甘，性微温 归肝、肾经

淫羊藿	黄芪	肉桂	紫河车
味辛、甘，性温 归肝、肾经	味甘，性微温 归脾、肺经	味辛、甘，性大热 归脾、肝、心、肾经	味甘、咸，性温 归肺、肝、肾经

当归	通草	炙甘草
味甘、辛，性温 归肝、心、脾经	味甘、淡，性微寒 归肺、胃经	味甘，性平 归心、肺、脾、胃经

【制法】 将膏方药物放入铜锅或不锈钢锅内，加水适量，浸泡 12 小时，先用武火煮开，再以文火煎煮 90 分钟后取汁，上法连续煎煮 3 次，去渣，合并药汁，用文火浓缩熬糊，再加入胶类和糖

收膏，以滴水成珠为度。糖一般用冰糖为宜，胃病者用麦芽糖，妇女产后用赤砂糖（红糖），糖尿病者用蛋白糖，便秘者加用蜂蜜。胶类首选阿胶，阳虚者加用鹿角胶，胶应先以绍兴酒浸泡而后入药汁内溶化。

【功效】 温阳益气通乳。

【用法】 每日早晚各服30克（约1汤匙），开水冲服；早晨与晚上睡前1小时空腹服用为好；1周后可增至1.5汤匙。

【注意事项】

① 服药时忌食萝卜、浓茶、咖啡，如遇感冒发热、咳嗽、大便溏薄或胃口不佳时，暂停数日，待病愈后再进服。饮食忌生冷油腻，以免阻碍脾胃运化，影响膏药吸收。

② 若冲服时有微量沉淀（为药粉），请搅匀再服。

③ 所用汤匙应洗净，并避免生水进入盛药容器；每次开盖的时间要短，避免污染；为防止霉变也可放入冰箱内贮存。

④ 糖尿病患者忌用冰糖、饴糖、蜂蜜，可以用木糖醇或女贞糖。

四、肝郁气滞症

【主要症候】 产后乳汁少甚或全无，乳房胀硬，疼痛，乳汁稠；伴胸胁胀满，情志抑郁，食欲不振；舌质正常，苔薄黄，脉弦或弦滑。

【治疗法则】 疏肝解郁，通络下乳。

膏方：下乳涌泉散

【来源】 清太医院配方。

【组成】 白芍200克、当归100克、川芎200克、生地黄100克、柴胡100克、青皮200克、天花粉200克、漏芦100克、通草100克、桔梗150克、白芷100克、穿山甲50克、王不留行50克、甘草100克。

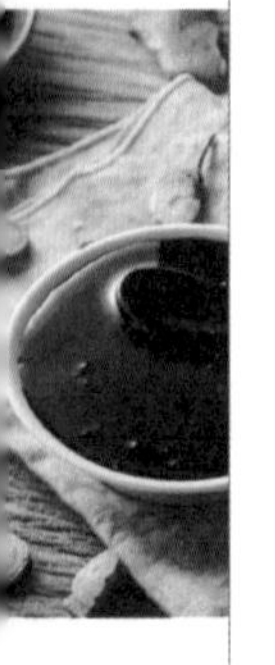

【图解】

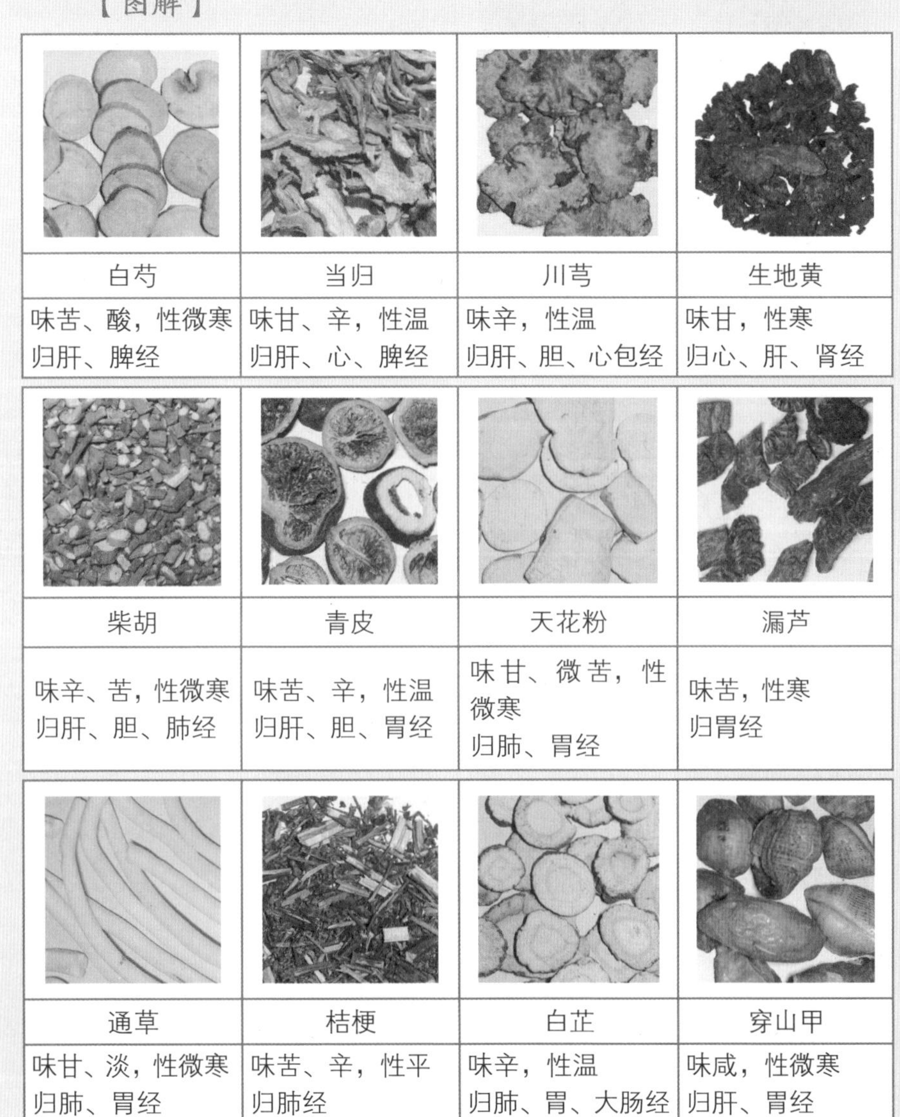

白芍	当归	川芎	生地黄
味苦、酸，性微寒 归肝、脾经	味甘、辛，性温 归肝、心、脾经	味辛，性温 归肝、胆、心包经	味甘，性寒 归心、肝、肾经
柴胡	**青皮**	**天花粉**	**漏芦**
味辛、苦，性微寒 归肝、胆、肺经	味苦、辛，性温 归肝、胆、胃经	味甘、微苦，性微寒 归肺、胃经	味苦，性寒 归胃经
通草	**桔梗**	**白芷**	**穿山甲**
味甘、淡，性微寒 归肺、胃经	味苦、辛，性平 归肺经	味辛，性温 归肺、胃、大肠经	味咸，性微寒 归肝、胃经

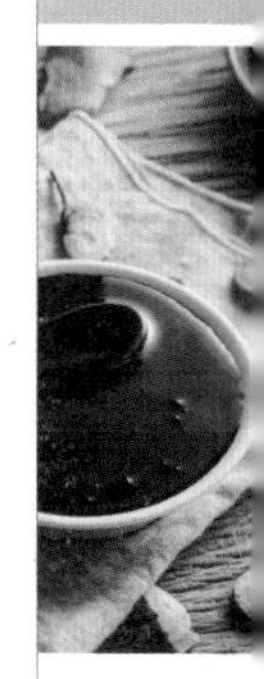

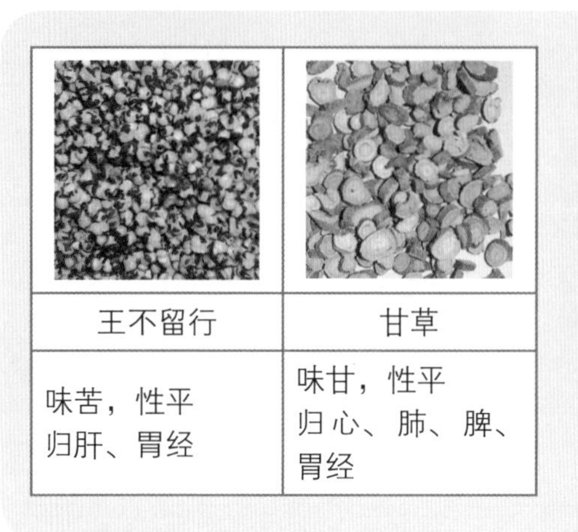

王不留行	甘草
味苦，性平 归肝、胃经	味甘，性平 归心、肺、脾、胃经

【制法】　将膏方药物放入铜锅或不锈钢锅内，加水适量，浸泡 12 小时，先用武火煮开，再以文火煎煮 90 分钟后取汁，上法连续煎煮 3 次，去渣，合并药汁，用文火浓缩熬糊，再加入胶类和糖收膏，以滴水成珠为度。人参等贵重药物，则不宜与他药同煎，以免造成浪费，应该用小火另煎浓汁，于收膏时将药汁冲入，或将人参研成细粉，于收膏时调入膏中，这样可以充分发挥其药效。糖一般用冰糖为宜，胃病者用麦芽糖，妇女产后用赤砂糖（红糖），糖尿病者用蛋白糖，便秘者加用蜂蜜。胶类首选阿胶，阳虚者加用鹿角胶，胶应先以绍兴酒浸泡而后入药汁内溶化。

【功效】　补血行血，疏肝理气，通络行乳。

【用法】　每日早晚各服 30 克（约 1 汤匙），开水冲服；早晨与晚上睡前 1 小时空腹服用为好；1 周后可增至 1.5 汤匙。

【注意事项】

① 服药时忌食萝卜、浓茶、咖啡，如遇感冒发热、咳嗽、大便溏薄或胃口不佳时，暂停数日，待病愈后再进服。饮食忌生冷油腻，以免阻碍脾胃运化，影响膏药吸收。

② 若冲服时有微量沉淀（为药粉），请搅匀再服。

③ 所用汤匙应洗净，并避免生水进入盛药容器；每次开盖的时间要短，避免污染；为防止霉变也可放入冰箱内贮存。

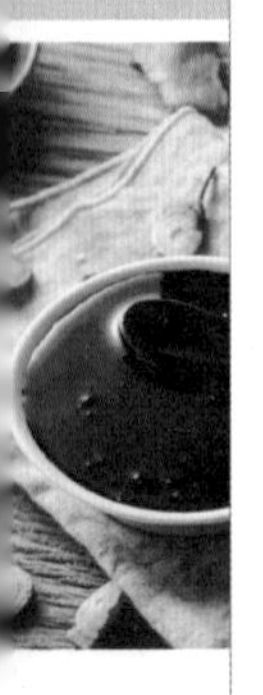

④ 糖尿病患者忌用冰糖、饴糖、蜂蜜，可以用木糖醇或女贞糖。

五、痰湿壅阻症

【主要症候】 乳汁稀少，或点滴全无，乳房丰满柔软，形体肥胖，胸闷泛恶，纳食欠佳，或食多乳少，大便偏溏，舌质胖，苔白腻，脉沉细而滑。

【治疗法则】 健脾化痰，疏肝通络。

膏方：漏芦散

【来源】《妇人大全良方》。

【组成】 漏芦200克、瓜蒌皮200克、茯苓200克、土贝母200克、炙远志120克、苍术120克、香附120克、王不留行120克、穿山甲（饲养）120克。

【图解】

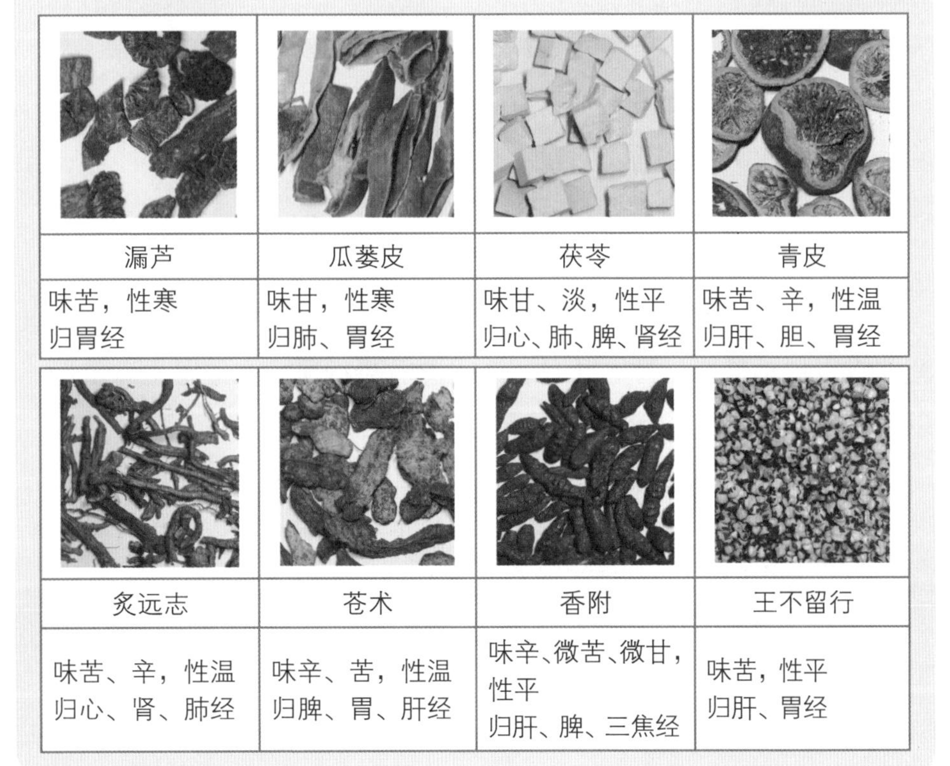

漏芦	瓜蒌皮	茯苓	青皮
味苦，性寒 归胃经	味甘，性寒 归肺、胃经	味甘、淡，性平 归心、肺、脾、肾经	味苦、辛，性温 归肝、胆、胃经

炙远志	苍术	香附	王不留行
味苦、辛，性温 归心、肾、肺经	味辛、苦，性温 归脾、胃、肝经	味辛、微苦、微甘，性平 归肝、脾、三焦经	味苦，性平 归肝、胃经

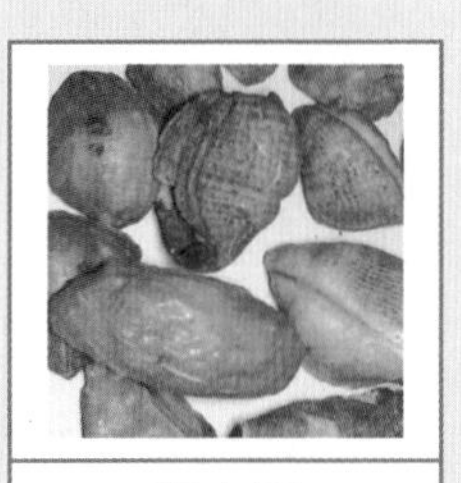

穿山甲

味咸，性微寒
归肝、胃经

【制法】 将膏方药物放入铜锅或不锈钢锅内，加水适量，浸泡12小时，先用武火煮开，再以文火煎煮90分钟后取汁，上法连续煎煮3次，去渣，合并药汁，用文火浓缩熬糊，再加入胶类和糖收膏，以滴水成珠为度。糖一般用冰糖为宜，胃病者用麦芽糖，妇女产后用赤砂糖（红糖），糖尿病者用蛋白糖，便秘者加用蜂蜜。胶类首选阿胶，阳虚者加用鹿角胶，胶应先以绍兴酒浸泡而后入药汁内溶化。

【功效】 健脾化痰通络。

【用法】 每日早晚各服30克（约1汤匙），开水冲服；早晨与晚上睡前1小时空腹服用为好；1周后可增至1.5汤匙。

【注意事项】

① 服药时忌食萝卜、浓茶、咖啡，如遇感冒发热、咳嗽、大便溏薄或胃口不佳时，暂停数日，待病愈后再进服。饮食忌生冷油腻，以免阻碍脾胃运化，影响膏药吸收。

② 若冲服时有微量沉淀（为药粉），请搅匀再服。

③ 所用汤匙应洗净，并避免生水进入盛药容器；每次开盖的时间要短，避免污染；为防止霉变也可放入冰箱内贮存。

④ 糖尿病患者忌用冰糖、饴糖、蜂蜜，可以用木糖醇或女贞糖。

六、乳汁蓄积症

【主要症候】 乳房胀满疼痛，甚则胀硬焮红，痛甚结块，手不可近，乳汁不行，或伴发热、胸闷，烦躁、口渴思饮，舌质红苔黄腻，脉细弦数。

【治疗法则】 疏肝通络，清热解毒。

膏方：加味连翘散

【来源】 经验方。

【组成】 连翘200克、升麻100克、玄参180克、赤芍180克、甘草100克、白蔹180克、杏仁200克、穿山甲200克、王不留行200克、蒲公英200克。

【图解】

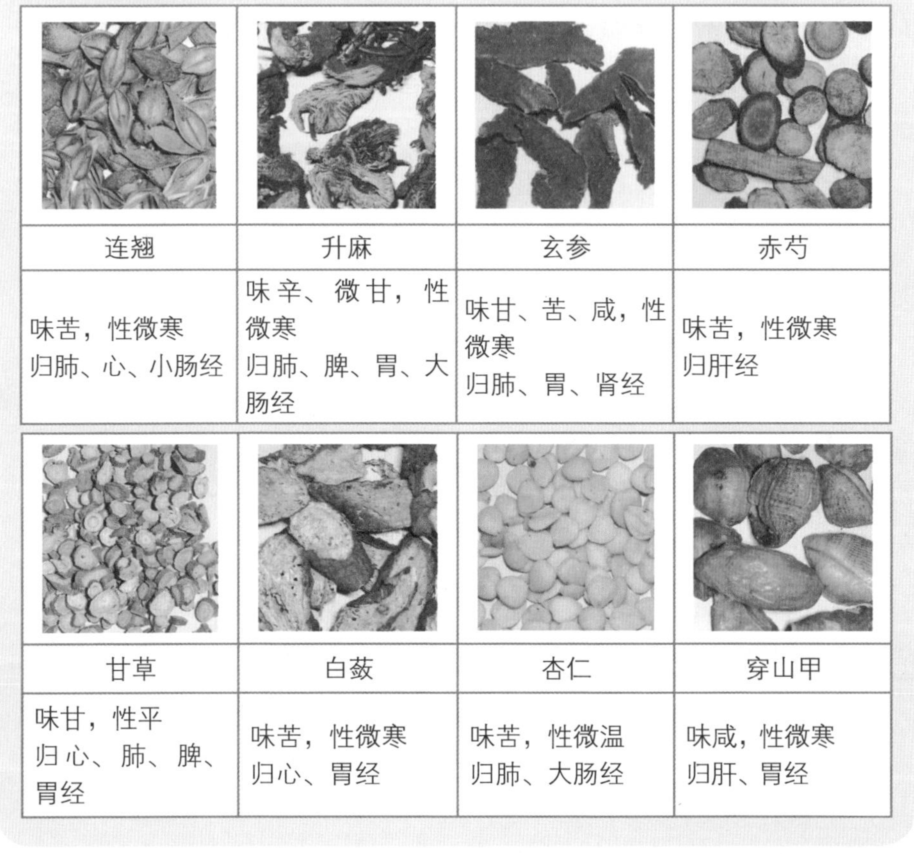

连翘	升麻	玄参	赤芍
味苦，性微寒 归肺、心、小肠经	味辛、微甘，性微寒 归肺、脾、胃、大肠经	味甘、苦、咸，性微寒 归肺、胃、肾经	味苦，性微寒 归肝经

甘草	白蔹	杏仁	穿山甲
味甘，性平 归心、肺、脾、胃经	味苦，性微寒 归心、胃经	味苦，性微温 归肺、大肠经	味咸，性微寒 归肝、胃经

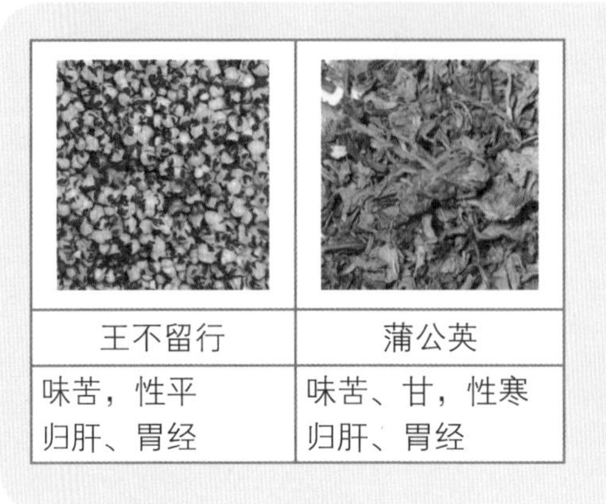

王不留行	蒲公英
味苦，性平 归肝、胃经	味苦、甘，性寒 归肝、胃经

【制法】　将膏方药物放入铜锅或不锈钢锅内，加水适量，浸泡 12 小时，先用武火煮开，再以文火煎煮 90 分钟后取汁，上法连续煎煮 3 次，去渣，合并药汁，用文火浓缩熬糊，再加入胶类和糖收膏，以滴水成珠为度。糖一般用冰糖为宜，胃病者用麦芽糖，妇女产后用赤砂糖（红糖），糖尿病者用蛋白糖，便秘者加用蜂蜜。胶类首选阿胶，阳虚者加用鹿角胶，胶应先以绍兴酒浸泡而后入药汁内溶化。

【功效】　清热解毒疏肝通络。

【用法】　每日早晚各服 30 克（约 1 汤匙），开水冲服；早晨与晚上睡前 1 小时空腹服用为好；1 周后可增至 1.5 汤匙。

【注意事项】

① 服药时忌食萝卜、浓茶、咖啡，如遇感冒发热、咳嗽、大便溏薄或胃口不佳时，暂停数日，待病愈后再进服。饮食忌生冷油腻，以免阻碍脾胃运化，影响膏药吸收。

② 若冲服时有微量沉淀（为药粉），请搅匀再服。

③ 所用汤匙应洗净，并避免生水进入盛药容器；每次开盖的时间要短，避免污染；为防止霉变也可放入冰箱内贮存。

④ 糖尿病患者忌用冰糖、饴糖、蜂蜜，可以用木糖醇或女贞糖。

第四节　产后腹痛调理膏方

产后腹痛是指产妇在产褥期内，发生与分娩或产褥有关的小腹疼痛，称为产后腹痛。

1. 临床表现

（1）症状：新产后至产褥期内出现小腹部阵发性剧烈疼痛，或小腹隐隐作痛，多日不解，不伴寒热，常伴有恶露量少，色紫黯有块，排出不畅；或恶露量少，色淡红。

（2）体征：腹痛时，下腹部可触及子宫呈球状硬块，或腹部柔软，无块。

2. 理化检查

（1）实验室检查常无异常。

（2）影像学检查：B 超提示宫腔正常或有少量胎盘、胎膜残留。若合并感染，可见粘连带。

3. 辨证膏方

本病辨证以腹痛的性质，恶露的量、色、质、气味的变化为主。治疗当以补虚化瘀，调畅气血为主。虚者补而调之，实者调而通之，促使气充血畅，胞脉流通则腹痛自除。临证根据产后多虚多瘀的特点，用药勿过于滋腻，勿过于攻逐，使胞脉血足气充濡养子宫，瘀血畅行，恶露排出，子宫缩复正常，则腹痛自除。

一、气血两虚症

【主要症候】　产后下腹隐隐作痛数日不止，喜按喜揉，恶露量少，色淡红，质稀无块；面色苍白，头晕眼花，心悸怔忡，大便

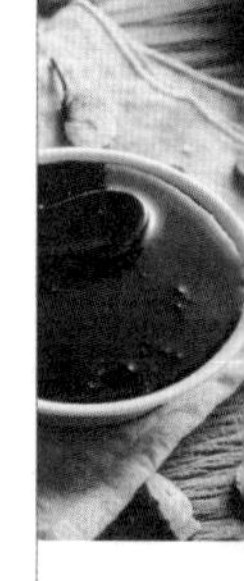

干结；舌质淡，苔薄白，脉细弱。

【治疗法则】 补血益气，缓急止痛。

膏方：肠宁汤

【来源】《傅青主女科》。“补气补血药也，气血既生，不必止疼而疼自止矣。”

【组成】 当归 200 克、熟地 100 克、阿胶 200 克、人参 100 克、山药 100 克、续断 200 克、麦冬 200 克、肉桂 200 克、甘草 200 克。

【图解】

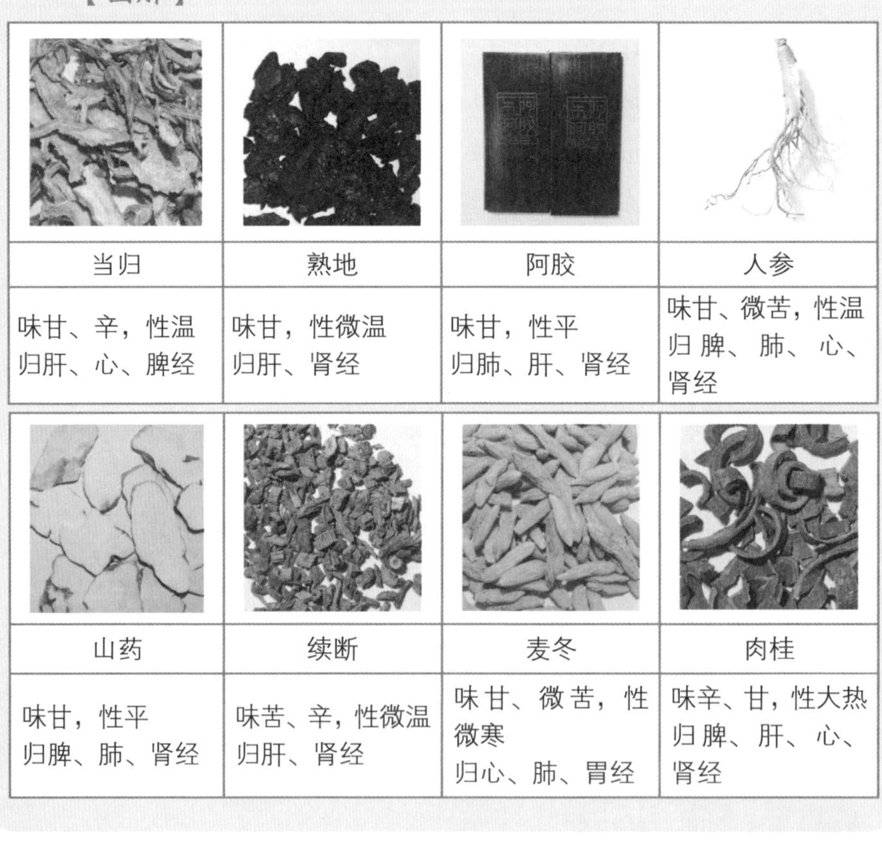

当归	熟地	阿胶	人参
味甘、辛，性温 归肝、心、脾经	味甘，性微温 归肝、肾经	味甘，性平 归肺、肝、肾经	味甘、微苦，性温 归脾、肺、心、肾经

山药	续断	麦冬	肉桂
味甘，性平 归脾、肺、肾经	味苦、辛，性微温 归肝、肾经	味甘、微苦，性微寒 归心、肺、胃经	味辛、甘，性大热 归脾、肝、心、肾经

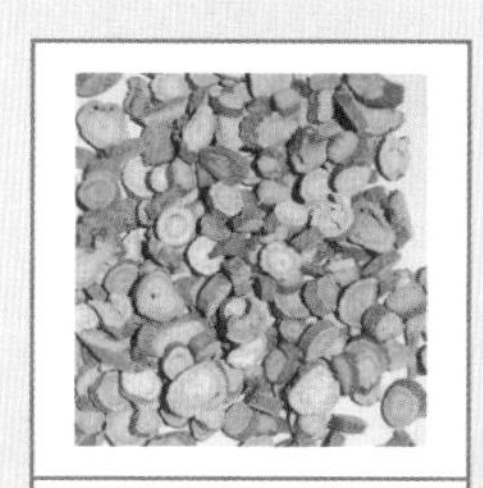

甘草

味甘，性平
归心、肺、脾、胃经

【制法】 将膏方药物放入铜锅或不锈钢锅内，加水适量，浸泡12小时，先用武火煮开，再以文火煎煮90分钟后取汁，上法连续煎煮3次，去渣，合并药汁，用文火浓缩熬糊，再加入胶类和糖收膏，以滴水成珠为度。人参等贵重药物，则不宜与他药同煎，以免造成浪费，应该用小火另煎浓汁，于收膏时将药汁冲入，或将人参研成细粉，于收膏时调入膏中，这样可以充分发挥其药效。糖一般用冰糖为宜，胃病者用麦芽糖，妇女产后用赤砂糖（红糖），糖尿病者用蛋白糖，便秘者加用蜂蜜。胶类首选阿胶，阳虚者加用鹿角胶，胶应先以绍兴酒浸泡而后入药汁内溶化。

【功效】 养血益阴，补气生津。

【用法】 每日早晚各服30克（约1汤匙），开水冲服；早晨与晚上睡前1小时空腹服用为好；1周后可增至1.5汤匙。

【注意事项】

① 服药时忌食萝卜、浓茶、咖啡，如遇感冒发热、咳嗽、大便溏薄或胃口不佳时，暂停数日，待病愈后再进服。饮食忌生冷油腻，以免阻碍脾胃运化，影响膏药吸收。

② 若冲服时有微量沉淀（为药粉），请搅匀再服。

③ 所用汤匙应洗净，并避免生水进入盛药容器；每次开盖的时间要短，避免污染；为防止霉变也可放入冰箱内贮存。

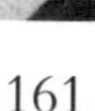

④ 糖尿病患者忌用冰糖、饴糖、蜂蜜，可以用木糖醇或女贞糖。

二、瘀滞子宫症

【主要症候】 产后小腹疼痛，拒按，得热痛减；恶露量少，涩滞不畅，色紫黯有块，块下痛减；面色青白，四肢不温，或伴胸胁胀痛；舌质紫黯，脉沉紧或弦涩。

【治疗法则】 温经活血，祛瘀止痛。

膏方：生化汤

【来源】《傅青主女科》。

【组成】 当归 200 克，川芎 200 克，桃仁 200 克，炮姜 200 克，炙甘草 100 克。

【图解】

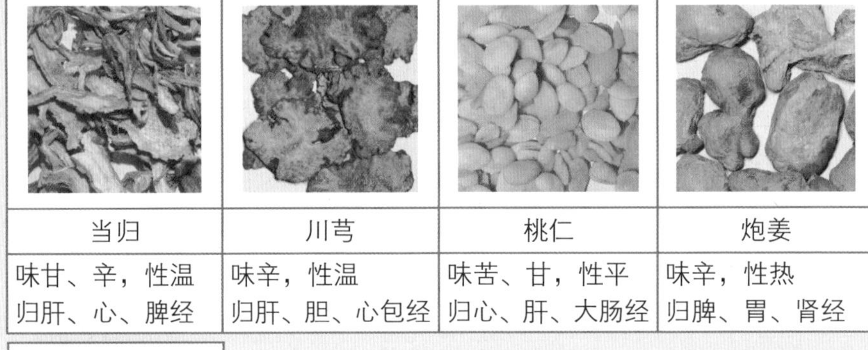

当归	川芎	桃仁	炮姜
味甘、辛，性温 归肝、心、脾经	味辛，性温 归肝、胆、心包经	味苦、甘，性平 归心、肝、大肠经	味辛，性热 归脾、胃、肾经

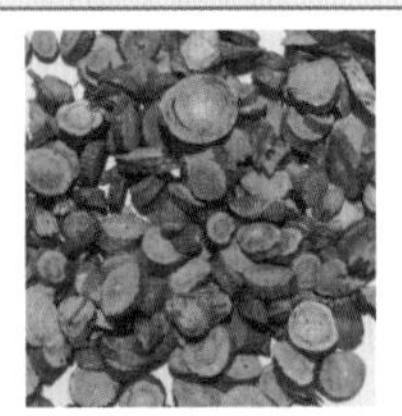

炙甘草
味甘，性平 归心、肺、脾、胃经

【制法】　将膏方药物放入铜锅或不锈钢锅内，加水适量，浸泡 12 小时，先用武火煮开，再以文火煎煮 90 分钟后取汁，上法连续煎煮 3 次，去渣，合并药汁，用文火浓缩熬糊，再加入胶类和糖收膏，以滴水成珠为度。糖一般用冰糖为宜，胃病者用麦芽糖，妇女产后用赤砂糖（红糖），糖尿病者用蛋白糖，便秘者加用蜂蜜。胶类首选阿胶，阳虚者加用鹿角胶，胶应先以绍兴酒浸泡而后入药汁内溶化。

【功效】　温经活血，祛瘀止痛。

【用法】　每日早晚各服 30 克（约 1 汤匙），开水冲服；早晨与晚上睡前 1 小时空腹服用为好；1 周后可增至 1.5 汤匙。

【注意事项】

① 服药时忌食萝卜、浓茶、咖啡，如遇感冒发热、咳嗽、大便溏薄或胃口不佳时，暂停数日，待病愈后再进服。饮食忌生冷油腻，以免阻碍脾胃运化，影响膏药吸收。

② 若冲服时有微量沉淀（为药粉），请搅匀再服。

③ 所用汤匙应洗净，并避免生水进入盛药容器；每次开盖的时间要短，避免污染；为防止霉变也可放入冰箱内贮存。

④ 糖尿病患者忌用冰糖、饴糖、蜂蜜，可以用木糖醇或女贞糖。

三、热结症

【主要症候】　产后小腹疼痛拒按，或灼热疼痛，恶露初则量多，继则量少，色紫黯或如败酱，其气臭秽，高热不退，口渴欲饮，大便秘结，小便短赤，舌红绛，苔黄而燥，或起芒刺，脉弦数。

【治疗法则】　泄热逐瘀，活血止痛。

膏方：大黄牡丹皮汤

【来源】《金匮要略》。

【组成】　大黄 200 克、牡丹皮 200 克、桃仁 200 克、冬瓜子 200 克、芒硝 60 克。

【图解】

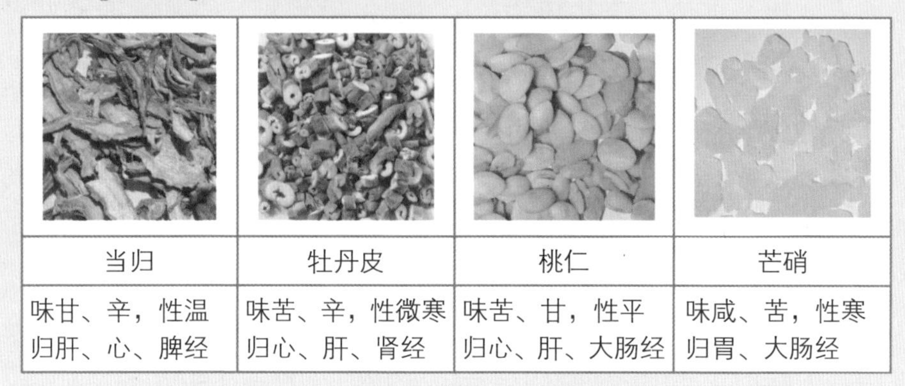

当归	牡丹皮	桃仁	芒硝
味甘、辛，性温 归肝、心、脾经	味苦、辛，性微寒 归心、肝、肾经	味苦、甘，性平 归心、肝、大肠经	味咸、苦，性寒 归胃、大肠经

【制法】　将膏方药物放入铜锅或不锈钢锅内，加水适量，浸泡 12 小时，先用武火煮开，再以文火煎煮 90 分钟后取汁，上法连续煎煮 3 次，去渣，合并药汁，用文火浓缩熬糊，再加入胶类和糖收膏，以滴水成珠为度。糖一般用冰糖为宜，胃病者用麦芽糖，妇女产后用赤砂糖（红糖），糖尿病者用蛋白糖，便秘者加用蜂蜜。胶类首选阿胶，阳虚者加用鹿角胶，胶应先以绍兴酒浸泡而后入药汁内溶化。

【功效】　急下存阴，逐瘀止痛。

【用法】　每日早晚各服 30 克（约 1 汤匙），开水冲服；早晨与晚上睡前 1 小时空腹服用为好；1 周后可增至 1.5 汤匙。

【注意事项】

① 服药时忌食萝卜、浓茶、咖啡，如遇感冒发热、咳嗽、大便溏薄或胃口不佳时，暂停数日，待病愈后再进服。饮食忌生冷油腻，以免阻碍脾胃运化，影响膏药吸收。

② 若冲服时有微量沉淀（为药粉），请搅匀再服。

③ 所用汤匙应洗净，并避免生水进入盛药容器；每次开盖的时间要短，避免污染；为防止霉变也可放入冰箱内贮存。

④ 糖尿病患者忌用冰糖、饴糖、蜂蜜，可以用木糖醇或女贞糖。

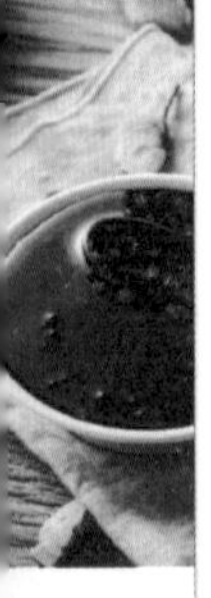

第五节　产后自汗盗汗调理膏方

产妇于产后出现涔涔汗出，持续不止者称为“产后自汗”。若寐中汗出湿衣，醒来即止者，称为“产后盗汗”。

1. 临床表现

（1）症状：本病以产后出汗量多和持续时间长为特点。产后自汗见白昼汗多，动则益甚；产后盗汗者，寐中汗出，醒后即止。

（2）体征：检查多无阳性体征。

2. 理化检查

（1）实验室检查常无异常。

（2）影像学检查：对盗汗疑有肺结核者，应进行肺部X线检查。

3. 辨证膏方

产后自汗气虚者，治以益气固表，和营止汗。阴虚者，治以益气养阴，生津止汗。

一、自汗气虚症

【主要症候】　产后汗出过多，不能自止，动则加剧；时有恶风身冷，气短懒言，面色㿠白，倦怠乏力；舌质淡，苔薄白，脉细弱。

【治疗法则】　益气固表，和营止汗。

膏方：黄芪汤

【来源】《经效产宝》。

【组成】　黄芪200克、白术100克、防风200克、白茯苓100克、熟地黄100克、牡蛎200克、麦冬200克、甘草200克、大枣 200 克。

【图解】

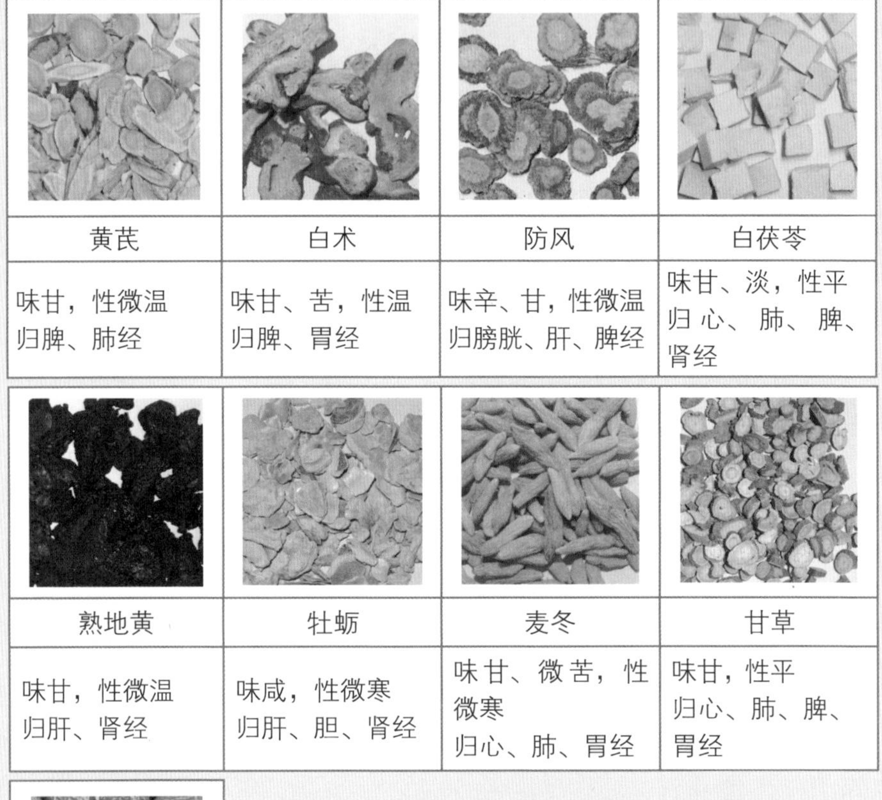

黄芪	白术	防风	白茯苓
味甘，性微温 归脾、肺经	味甘、苦，性温 归脾、胃经	味辛、甘，性微温 归膀胱、肝、脾经	味甘、淡，性平 归心、肺、脾、肾经

熟地黄	牡蛎	麦冬	甘草
味甘，性微温 归肝、肾经	味咸，性微寒 归肝、胆、肾经	味甘、微苦，性微寒 归心、肺、胃经	味甘，性平 归心、肺、脾、胃经

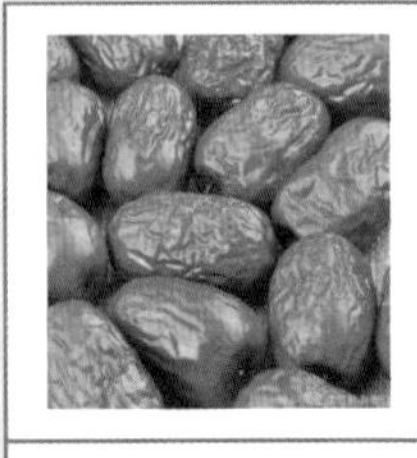

大枣
味甘，性温 归脾、胃、心经

【制法】 将膏方药物放入铜锅或不锈钢锅内，加水适量，浸泡 12 小时，先用武火煮开，再以文火煎煮 90 分钟后取汁，上法连续煎煮 3 次，去渣，合并药汁，用文火浓缩熬糊，再加入胶类和糖

收膏，以滴水成珠为度。糖一般用冰糖为宜，胃病者用麦芽糖，妇女产后用赤砂糖（红糖），糖尿病者用蛋白糖，便秘者加用蜂蜜。胶类首选阿胶，阳虚者加用鹿角胶，胶应先以绍兴酒浸泡而后入药汁内溶化。

【功效】 健脾益气，养血滋阴，固表敛汗。

【用法】 每日早晚各服30克（约1汤匙），开水冲服；早晨与晚上睡前1小时空腹服用为好；1周后可增至1.5汤匙。

【注意事项】

① 服药时忌食萝卜、浓茶、咖啡，如遇感冒发热、咳嗽、大便溏薄或胃口不佳时，暂停数日，待病愈后再进服。饮食忌生冷油腻，以免阻碍脾胃运化，影响膏药吸收。

② 若冲服时有微量沉淀（为药粉），请搅匀再服。

③ 所用汤匙应洗净，并避免生水进入盛药容器；每次开盖的时间要短，避免污染；为防止霉变也可放入冰箱内贮存。

④ 糖尿病患者忌用冰糖、饴糖、蜂蜜，可以用木糖醇或女贞糖。

二、阴虚迫津盗汗症

【主要症候】 产妇熟睡后汗出，甚则湿透内衣，醒来即止，面色潮红，头晕目眩，两耳蝉鸣，按之可缓，口燥咽干，五心烦热，舌红苔少，脉细数。

【治疗法则】 滋阴益气，生津敛汗。

膏方：生脉散加味

【来源】 经验方。

【组成】 人参60克、麦冬200克、太子参200克、山萸肉200克、地骨皮200克、五味子200克、牡蛎400克。

【图解】

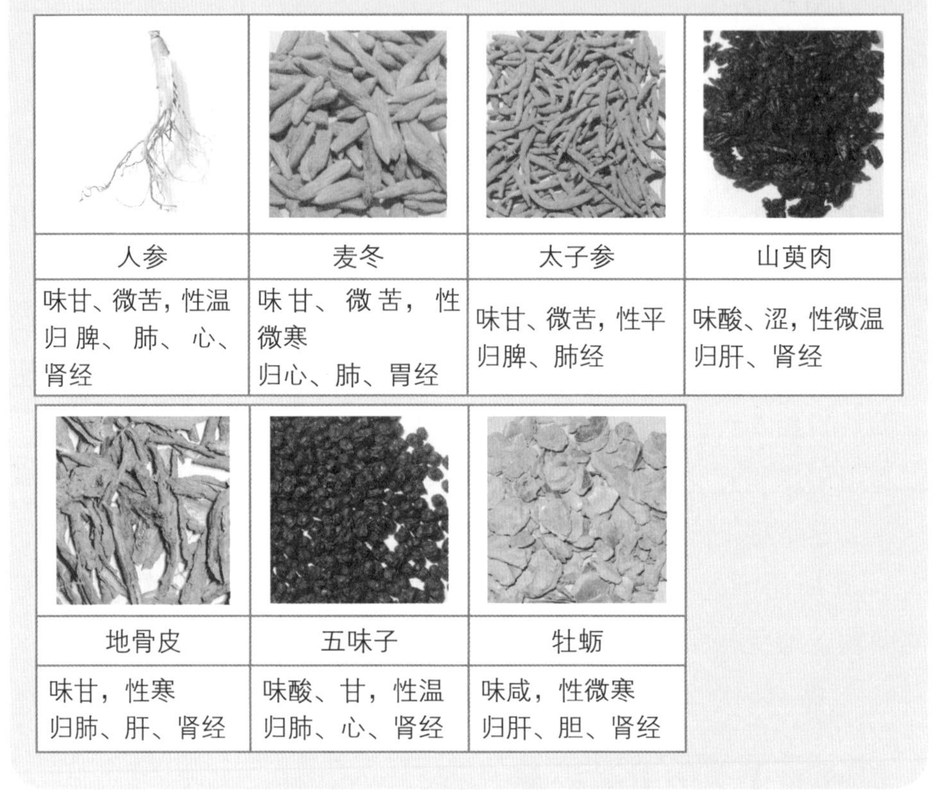

人参	麦冬	太子参	山萸肉
味甘、微苦，性温 归脾、肺、心、肾经	味甘、微苦，性微寒 归心、肺、胃经	味甘、微苦，性平 归脾、肺经	味酸、涩，性微温 归肝、肾经

地骨皮	五味子	牡蛎
味甘，性寒 归肺、肝、肾经	味酸、甘，性温 归肺、心、肾经	味咸，性微寒 归肝、胆、肾经

【制法】 将膏方药物放入铜锅或不锈钢锅内，加水适量，浸泡 12 小时，先用武火煮开，再以文火煎煮 90 分钟后取汁，上法连续煎煮 3 次，去渣，合并药汁，用文火浓缩熬糊，再加入胶类和糖收膏，以滴水成珠为度。糖一般用冰糖为宜，胃病者用麦芽糖，妇女产后用赤砂糖（红糖），糖尿病者用蛋白糖，便秘者加用蜂蜜。胶类首选阿胶，阳虚者加用鹿角胶，胶应先以绍兴酒浸泡而后入药汁内溶化。

【功效】 滋阴益气，生津止汗。

【用法】 每日早晚各服 30 克（约 1 汤匙），开水冲服；早晨与晚上睡前 1 小时空腹服用为好；1 周后可增至 1.5 汤匙。

【注意事项】

① 服药时忌食萝卜、浓茶、咖啡，如遇感冒发热、咳嗽、大便溏薄或胃口不佳时，暂停数日，待病愈后再进服。饮食忌生冷油腻，以免阻碍脾胃运化，影响膏药吸收。

② 若冲服时有微量沉淀（为药粉），请搅匀再服。

③ 所用汤匙应洗净，并避免生水进入盛药容器；每次开盖的时间要短，避免污染；为防止霉变也可放入冰箱内贮存。

④ 糖尿病患者忌用冰糖、饴糖、蜂蜜，可以用木糖醇或女贞糖。

三、心血不足，心液不藏症

【主要症候】 产后自汗或盗汗，或昼自汗夜盗汗，心悸少寐，面色无华，舌质淡红，舌苔薄白，脉细。

【治疗法则】 补血养心，敛液止汗。

膏方：归脾汤

【来源】 经验方。

【组成】 人参60克、黄芪400克、白术200克、茯苓200克、当归200克、酸枣仁200克、五味子200克、木香100克、黄连60克。

【图解】

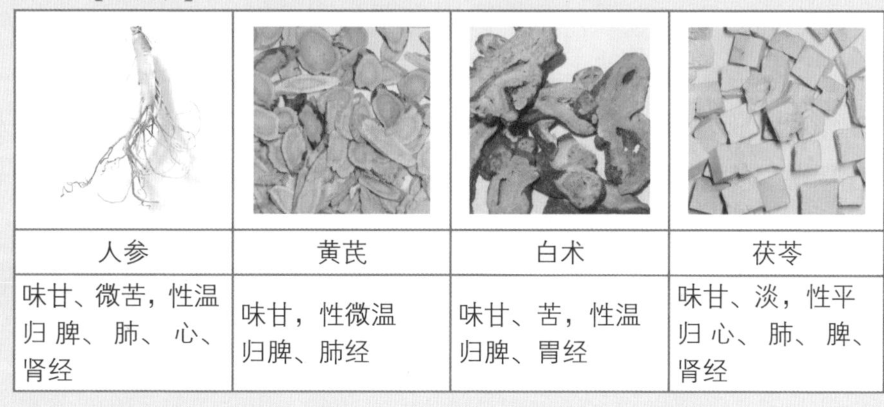

人参	黄芪	白术	茯苓
味甘、微苦，性温 归脾、肺、心、肾经	味甘，性微温 归脾、肺经	味甘、苦，性温 归脾、胃经	味甘、淡，性平 归心、肺、脾、肾经

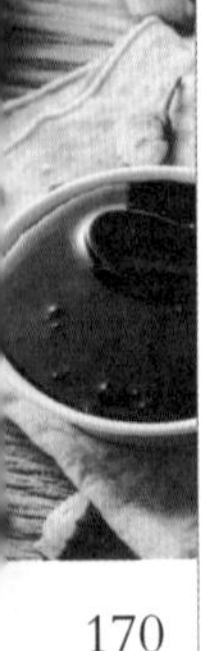

当归	酸枣仁	五味子	木香
味甘、辛，性温 归肝、心、脾经	味甘、酸，性平 归肝、胆、心经	味酸、甘，性温 归肺、心、肾经	味辛、苦，性温 归脾、胃、大肠、三焦、胆经

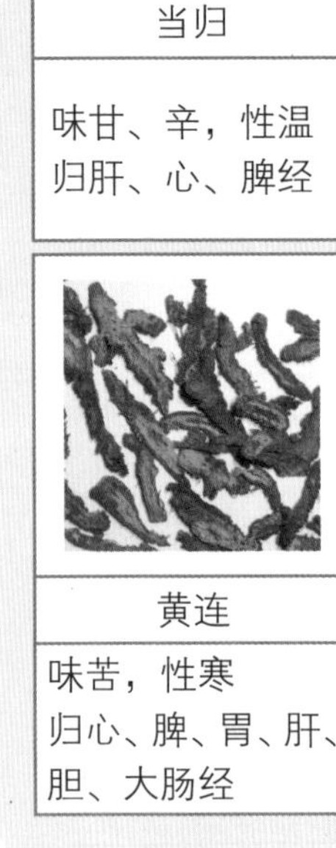

黄连
味苦，性寒 归心、脾、胃、肝、胆、大肠经

【制法】　将膏方药物放入铜锅或不锈钢锅内，加水适量，浸泡 12 小时，先用武火煮开，再以文火煎煮 90 分钟后取汁，上法连续煎煮 3 次，去渣，合并药汁，用文火浓缩熬糊，再加入胶类和糖收膏，以滴水成珠为度。糖一般用冰糖为宜，胃病者用麦芽糖，妇女产后用赤砂糖（红糖），糖尿病者用蛋白糖，便秘者加用蜂蜜。胶类首选阿胶，阳虚者加用鹿角胶，胶应先以绍兴酒浸泡而后入药汁内溶化。

【功效】　补血养心。

【用法】　每日早晚各服 30 克（约 1 汤匙），开水冲服；早晨与晚上睡前 1 小时空腹服用为好；1 周后可增至 1.5 汤匙。

【注意事项】

① 服药时忌食萝卜、浓茶、咖啡，如遇感冒发热、咳嗽、大便

溏薄或胃口不佳时，暂停数日，待病愈后再进服。饮食忌生冷油腻，以免阻碍脾胃运化，影响膏药吸收。

② 若冲服时有微量沉淀（为药粉），请搅匀再服。

③ 所用汤匙应洗净，并避免生水进入盛药容器；每次开盖的时间要短，避免污染；为防止霉变也可放入冰箱内贮存。

④ 糖尿病患者忌用冰糖、饴糖、蜂蜜，可以用木糖醇或女贞糖。

四、湿热症

【主要症候】 自汗盗汗较久，烦热口渴，口黏食欲缺乏，脘腹痞胀，神疲乏力，骨节酸楚，小便少，大便或溏，脉细濡，苔黄腻厚。

【治疗法则】 清利湿热，和营固表。

膏方：甘露消毒丹

【来源】《温热经纬》。

【组成】 山药 200 克、炒丹皮 200 克、茯苓 200 克、泽泻 200 克、碧玉散 200 克、黄连 60 克、核桃干 180 克、焦山楂 180 克、白术 180 克、薏苡仁 300 克。

【图解】

山药	炒丹皮	茯苓	泽泻
味甘，性平 归脾、肺、肾经	味苦、辛，性微寒 归心、肝、肾经	味甘、淡，性平 归心、肺、脾、肾经	味甘、淡，性寒 归肾、膀胱经

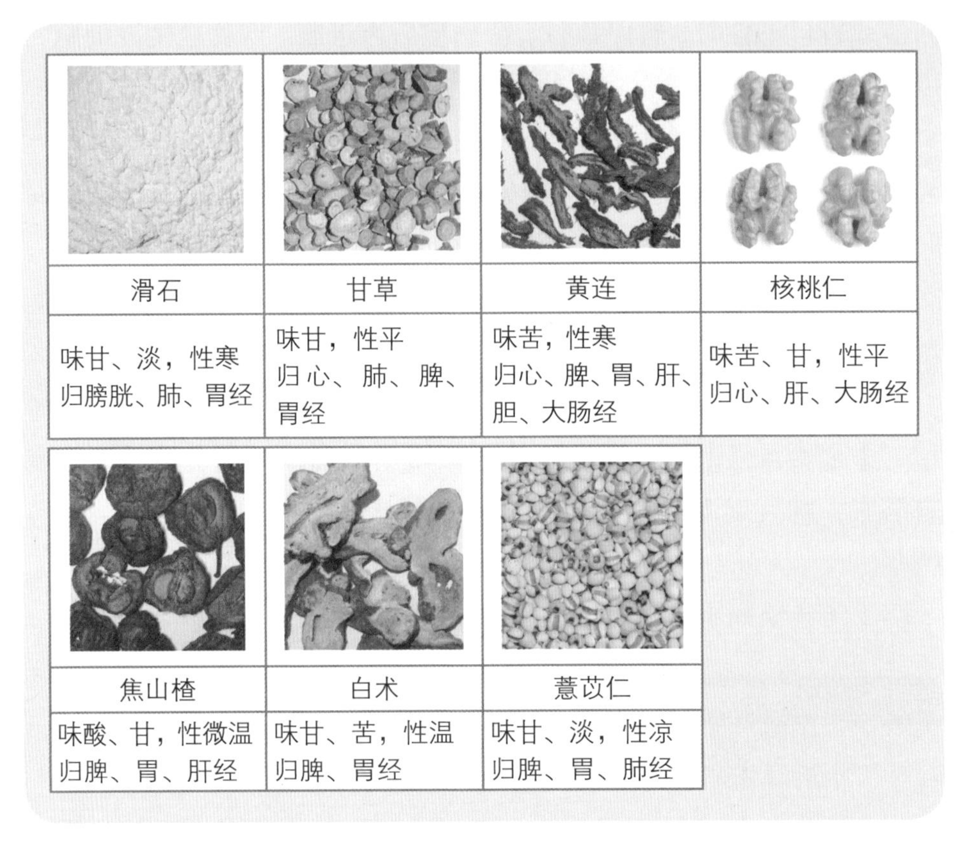

滑石	甘草	黄连	核桃仁
味甘、淡，性寒 归膀胱、肺、胃经	味甘，性平 归心、肺、脾、胃经	味苦，性寒 归心、脾、胃、肝、胆、大肠经	味苦、甘，性平 归心、肝、大肠经

焦山楂	白术	薏苡仁
味酸、甘，性微温 归脾、胃、肝经	味甘、苦，性温 归脾、胃经	味甘、淡，性凉 归脾、胃、肺经

【制法】　将膏方药物放入铜锅或不锈钢锅内，加水适量，浸泡 12 小时，先用武火煮开，再以文火煎煮 90 分钟后取汁，上法连续煎煮 3 次，去渣，合并药汁，用文火浓缩熬糊，再加入胶类和糖收膏，以滴水成珠为度。糖一般用冰糖为宜，胃病者用麦芽糖，妇女产后用赤砂糖（红糖），糖尿病者用蛋白糖，便秘者加用蜂蜜。胶类首选阿胶，阳虚者加用鹿角胶，胶应先以绍兴酒浸泡而后入药汁内溶化。

【功效】　清热利湿止汗。

【用法】　每日早晚各服 30 克（约 1 汤匙），开水冲服；早晨与晚上睡前 1 小时空腹服用为好；1 周后可增至 1.5 汤匙。

【注意事项】

① 服药时忌食萝卜、浓茶、咖啡，如遇感冒发热、咳嗽、大便

溏薄或胃口不佳时，暂停数日，待病愈后再进服。饮食忌生冷油腻，以免阻碍脾胃运化，影响膏药吸收。

② 若冲服时有微量沉淀（为药粉），请搅匀再服。

③ 所用汤匙应洗净，并避免生水进入盛药容器；每次开盖的时间要短，避免污染；为防止霉变也可放入冰箱内贮存。

④ 糖尿病患者忌用冰糖、饴糖、蜂蜜，可以用木糖醇或女贞糖。

第六节　产后恶露不绝调理膏方

恶露是指胎儿娩出后胞宫内残留的瘀浊、败血、浊液等。正常恶露初为暗红色，继则淡红，末为黄色或白色。一般于产后 3 周左右净。如产后恶露持续 1 个月以上仍淋漓不断，称为“恶露不绝”，又称“血露不尽”。但《女科经纶》有“一月为斯”之说，认为如果恶露量、色、质正常，又无其他症状，可不作病论。

1. 临床表现

（1）症状：产后血性恶露日久不尽，量或多或少，色淡红、暗红或紫红，或有恶臭味，可伴神疲懒言、气短乏力、小腹空坠；或伴有小腹疼痛拒按。出血多时可合并贫血，严重者可致昏厥。

（2）体征：妇科检查：子宫大而软，或有压痛，宫口松弛，有时可见残留胎盘组织堵塞于宫颈口。恶露量多、色鲜红时，常伴有软产道裂伤。

2. 理化检查

（1）血常规检查：常伴有不同程度的贫血。

（2）常须将宫内刮出物送病理检查。

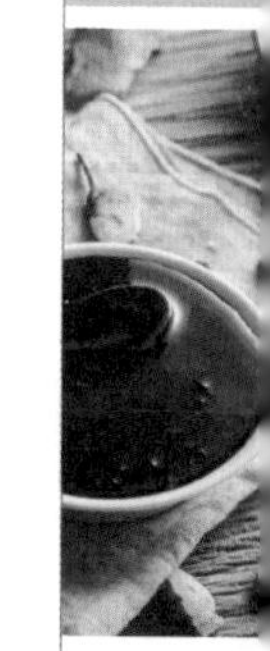

3. 辨证膏方

本病首在根据恶露的量、色、质、气味等辨其寒、热、虚、实。如色淡红、量多、质稀、无臭气者多为气虚；色紫黯、有血块、下腹疼痛者为血瘀；色深红、质黏稠或臭秽者多为血热。治疗应虚者补之，热者清之，瘀者攻之，并随证选加止血药标本同治。

一、气虚症

【主要症候】 恶露过期不尽，量多，色淡，质稀，无臭气；面色晄白，神疲懒言，四肢无力，小腹空坠；舌淡苔薄白，脉细弱。

【治疗法则】 补气摄血固冲。

膏方：补中益气汤

【来源】《脾胃论》。

【组成】 黄芪200克、甘草200克、人参100克、当归200克、陈皮100克、升麻100克、柴胡200克、白术200克、地骨皮200克、艾叶100克、阿胶100克。

【图解】

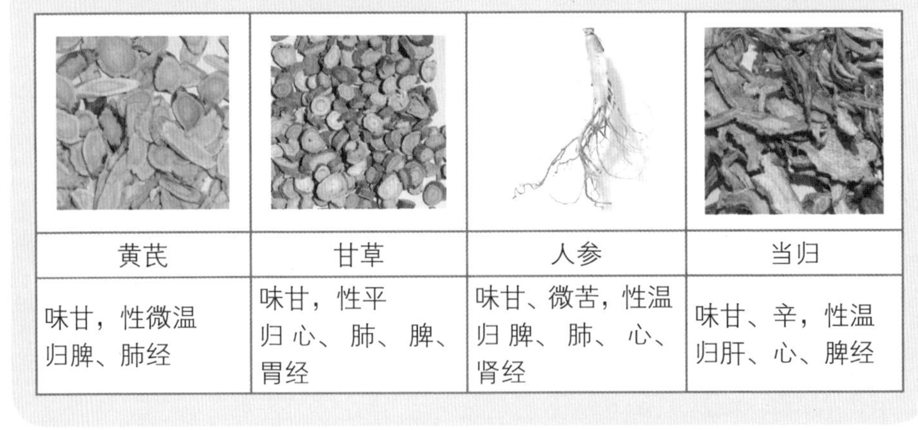

黄芪	甘草	人参	当归
味甘，性微温 归脾、肺经	味甘，性平 归心、肺、脾、胃经	味甘、微苦，性温 归脾、肺、心、肾经	味甘、辛，性温 归肝、心、脾经

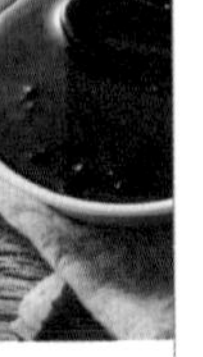

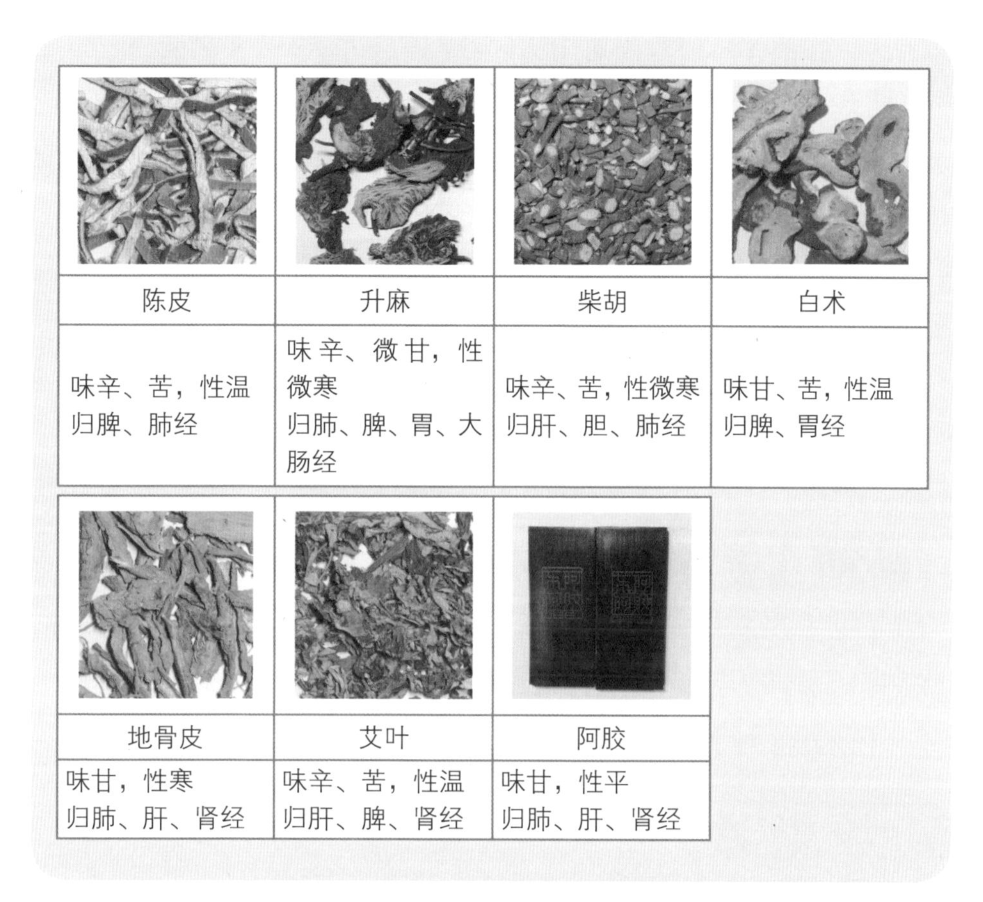

陈皮	升麻	柴胡	白术
味辛、苦，性温 归脾、肺经	味辛、微甘，性微寒 归肺、脾、胃、大肠经	味辛、苦，性微寒 归肝、胆、肺经	味甘、苦，性温 归脾、胃经

地骨皮	艾叶	阿胶
味甘，性寒 归肺、肝、肾经	味辛、苦，性温 归肝、脾、肾经	味甘，性平 归肺、肝、肾经

【制法】 将膏方药物放入铜锅或不锈钢锅内，加水适量，浸泡 12 小时，先用武火煮开，再以文火煎煮 90 分钟后取汁，上法连续煎煮 3 次，去渣，合并药汁，用文火浓缩熬糊，再加入胶类和糖收膏，以滴水成珠为度。人参等贵重药物，则不宜与他药同煎，以免造成浪费，应该用小火另煎浓汁，于收膏时将药汁冲入，或将人参研成细粉，于收膏时调入膏中，这样可以充分发挥其药效。糖一般用冰糖为宜，胃病者用麦芽糖，妇女产后用赤砂糖（红糖），糖尿病者用蛋白糖，便秘者加用蜂蜜。胶类首选阿胶，阳虚者加用鹿角胶，胶应先以绍兴酒浸泡而后入药汁内溶化。

【功效】 温经养血，补气摄血，祛瘀止血。

【用法】 每日早晚各服 30 克（约 1 汤匙），开水冲服；早晨与晚上睡前 1 小时空腹服用为好；1 周后可增至 1.5 汤匙。

【注意事项】

① 服药时忌食萝卜、浓茶、咖啡，如遇感冒发热、咳嗽、大便溏薄或胃口不佳时，暂停数日，待病愈后再进服。饮食忌生冷油腻，以免阻碍脾胃运化，影响膏药吸收。

② 若冲服时有微量沉淀（为药粉），请搅匀再服。

③ 所用汤匙应洗净，并避免生水进入盛药容器；每次开盖的时间要短，避免污染；为防止霉变也可放入冰箱内贮存。

④ 糖尿病患者忌用冰糖、饴糖、蜂蜜，可以用木糖醇或女贞糖。

二、血瘀症

【主要症候】 恶露过期不尽，量时少或时多，色暗有块，小腹疼痛拒按，舌紫黯或边有瘀点，脉沉涩。

【治疗法则】 活血化瘀止血。

膏方：生化汤

【来源】《傅青主女科》。原文“生化汤乃血块圣药。新产后，血块不下，腹痛，先用生化汤煎服；二、三、四日，觉痛减可揉，为虚痛，用加参生化汤；如血块日久不消，半月后则予加味生化汤。”

【组成】 当归 200 克、川芎 100 克、桃仁 200 克、黑姜 100 克、炙甘草 100 克、丹参 200 克、牡丹皮 200 克、益母草 200 克。

【图解】

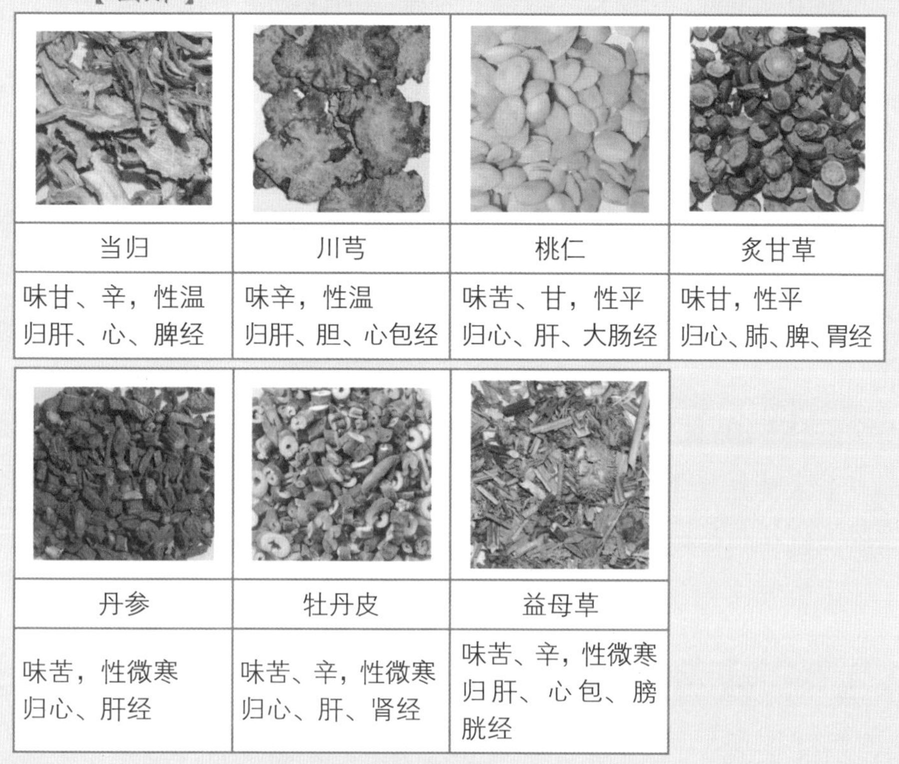

当归	川芎	桃仁	炙甘草
味甘、辛，性温 归肝、心、脾经	味辛，性温 归肝、胆、心包经	味苦、甘，性平 归心、肝、大肠经	味甘，性平 归心、肺、脾、胃经

丹参	牡丹皮	益母草
味苦，性微寒 归心、肝经	味苦、辛，性微寒 归心、肝、肾经	味苦、辛，性微寒 归肝、心包、膀胱经

【制法】　将膏方药物放入铜锅或不锈钢锅内，加水适量，浸泡 12 小时，先用武火煮开，再以文火煎煮 90 分钟后取汁，上法连续煎煮 3 次，去渣，合并药汁，用文火浓缩熬糊，再加入胶类和糖收膏，以滴水成珠为度。人参等贵重药物，则不宜与他药同煎，以免造成浪费，应该用小火另煎浓汁，于收膏时将药汁冲入，或将人参研成细粉，于收膏时调入膏中，这样可以充分发挥其药效。糖一般用冰糖为宜，胃病者用麦芽糖，妇女产后用赤砂糖（红糖），糖尿病者用蛋白糖，便秘者加用蜂蜜。胶类首选阿胶，阳虚者加用鹿角胶，胶应先以绍兴酒浸泡而后入药汁内溶化。

【功效】　补虚化瘀，活血止血。

【用法】　每日早晚各服 30 克（约 1 汤匙），开水冲服；早晨与晚上睡前 1 小时空腹服用为好；1 周后可增至 1.5 汤匙。

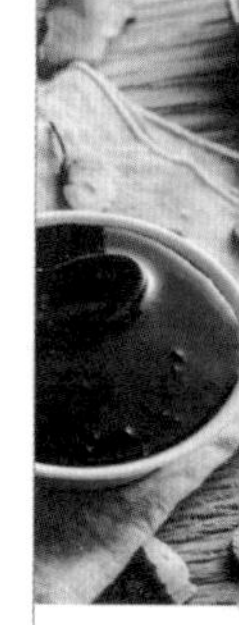

【注意事项】

① 服药时忌食萝卜、浓茶、咖啡，如遇感冒发热、咳嗽、大便溏薄或胃口不佳时，暂停数日，待病愈后再进服。饮食忌生冷油腻，以免阻碍脾胃运化，影响膏药吸收。

② 若冲服时有微量沉淀（为药粉），请搅匀再服。

③ 所用汤匙应洗净，并避免生水进入盛药容器；每次开盖的时间要短，避免污染；为防止霉变也可放入冰箱内贮存。

④ 糖尿病患者忌用冰糖、饴糖、蜂蜜，可以用木糖醇或女贞糖。

三、血热症

【主要症候】 恶露过期不尽，量较多，色紫红，质黏稠，有臭味；面色潮红，口燥咽干；舌质红，脉细数。

【治疗法则】 养阴清热止血。

膏方：保阴煎

【来源】《景岳全书》卷之三十九人集·妇人规（下）原文：“产后恶露不止，若因血热者，宜保阴煎、清化饮。”

【组成】 生地100克、熟地100克、黄芩200克、黄檗100克、白芍100克、山药100克、续断150克、益母草200克、重楼120克、贯众100克、甘草120克。

【图解】

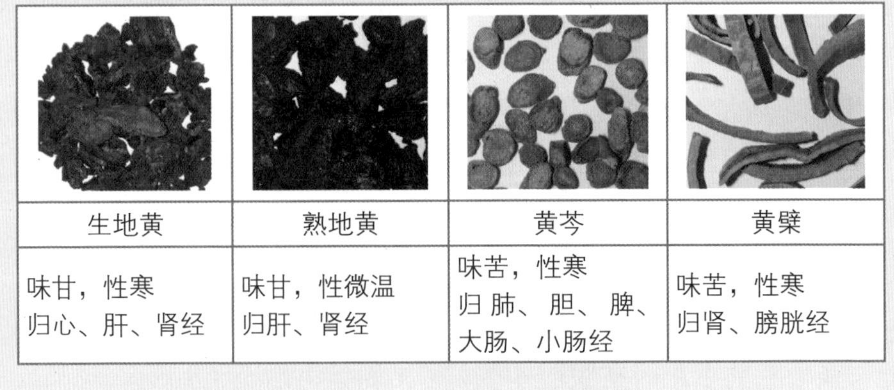

生地黄	熟地黄	黄芩	黄檗
味甘，性寒 归心、肝、肾经	味甘，性微温 归肝、肾经	味苦，性寒 归肺、胆、脾、大肠、小肠经	味苦，性寒 归肾、膀胱经

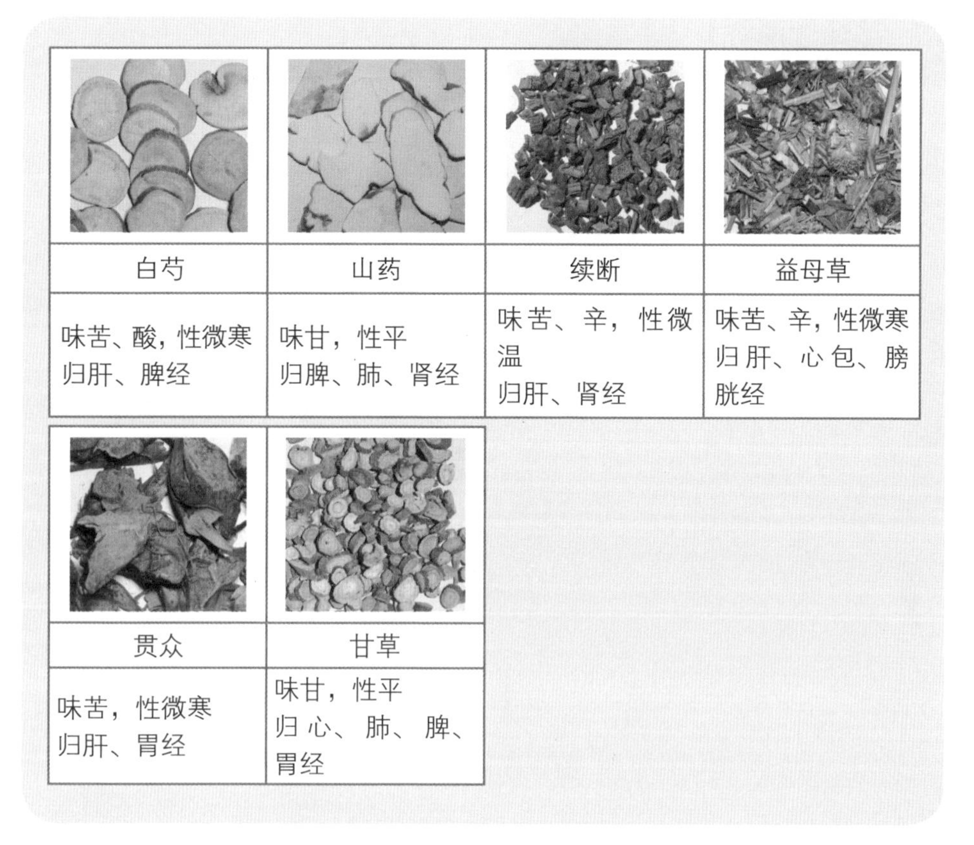

白芍	山药	续断	益母草
味苦、酸，性微寒 归肝、脾经	味甘，性平 归脾、肺、肾经	味苦、辛，性微温 归肝、肾经	味苦、辛，性微寒 归肝、心包、膀胱经
贯众	甘草		
味苦，性微寒 归肝、胃经	味甘，性平 归心、肺、脾、胃经		

【制法】 将膏方药物放入铜锅或不锈钢锅内，加水适量，浸泡 12 小时，先用武火煮开，再以文火煎煮 90 分钟后取汁，上法连续煎煮 3 次，去渣，合并药汁，用文火浓缩熬糊，再加入胶类和糖收膏，以滴水成珠为度。人参等贵重药物，则不宜与他药同煎，以免造成浪费，应该用小火另煎浓汁，于收膏时将药汁冲入，或将人参研成细粉，于收膏时调入膏中，这样可以充分发挥其药效。糖一般用冰糖为宜，胃病者用麦芽糖，妇女产后用赤砂糖（红糖），糖尿病者用蛋白糖，便秘者加用蜂蜜。胶类首选阿胶，阳虚者加用鹿角胶，胶应先以绍兴酒浸泡而后入药汁内溶化。

【功效】 固冲益肾，养阴清热，凉血止血。

【用法】 每日早晚各服 30 克（约 1 汤匙），开水冲服；早晨与晚上睡前 1 小时空腹服用为好；1 周后可增至 1.5 汤匙。

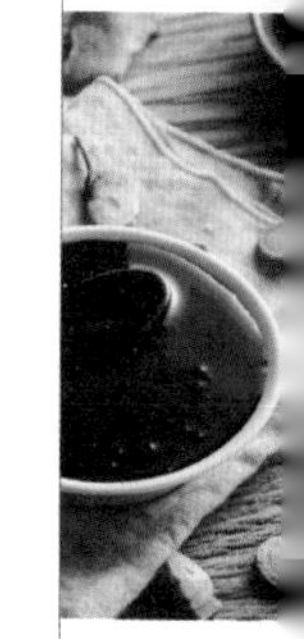

【注意事项】

① 服药时忌食萝卜、浓茶、咖啡，如遇感冒发热、咳嗽、大便溏薄或胃口不佳时，暂停数日，待病愈后再进服。饮食忌生冷油腻，以免阻碍脾胃运化，影响膏药吸收。

② 若冲服时有微量沉淀（为药粉），请搅匀再服。

③ 所用汤匙应洗净，并避免生水进入盛药容器；每次开盖的时间要短，避免污染；为防止霉变也可放入冰箱内贮存。

④ 糖尿病患者忌用冰糖、饴糖、蜂蜜，可以用木糖醇或女贞糖。

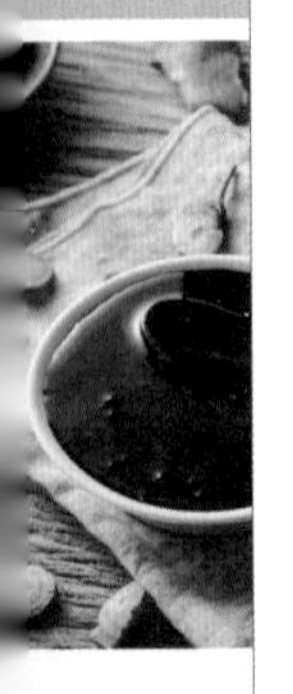

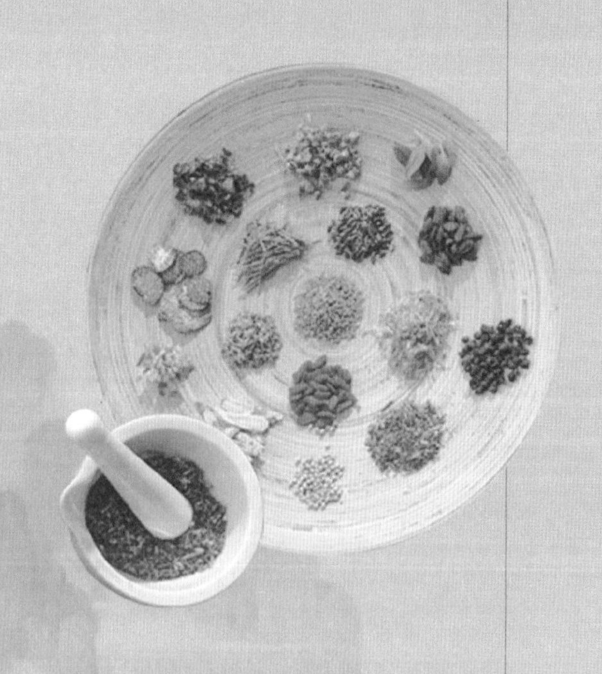

第六章

女性杂病调理膏方

第一节 备孕调理膏方

“女人以血为本”，指的就是经、带、胎、产和哺乳，这些都离不开“血”。中医认为，血是构成并维持人体生命活动的基本物质之一。血生于脾，藏于肝，主于心，内营脏腑，外养肌肤。血是由气推动运行的。气有化血、行血、统血、摄血、载血的功能，气虚则血亏，气滞则血淤，气乱则血崩，气逆则血涌，气陷则血脱。所以，气血功能正常，女性就能保持健康美丽。

中医认为，女性乃气血之人，容易导致气血虚亏，全身器官气血不足而失养，从而造成内分泌、雌激素以及各种代谢功能紊乱。这时就会出现中医所讲的各种虚症，对于女性来说，气血是非常重要的，气血不足，容易造成女性的不孕和衰老。

肝藏血，主疏泄条达；肾为先天之本，主藏精气；脾胃为后天之本，脾统血，主运化，乃生化之源。妇女以血为主，血赖气行。而冲脉又隶于阳明，阳明乃胃经。妇女脾胃健运，气血充盈，则血海满盈，月经正常，胎孕正常，将来孩子则先天足也。所以女性在孕前吃点膏方，把身体调理到最佳状态，在怀孕后抵抗力强，少生病，对自己、孩子都是有好处的。

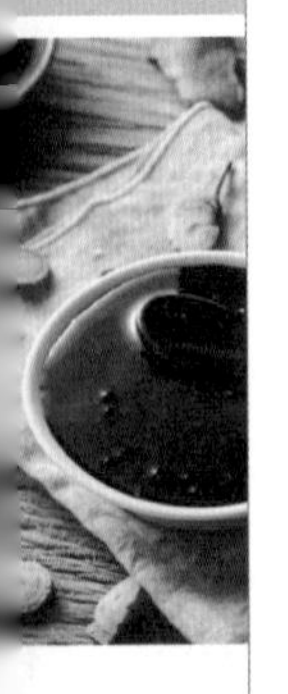

一、孕前检查

在新生命来临前，做好孕前检查，预防出生缺陷，既为宝宝创造一个健康的孕育环境，也是对每一个生命肩负起责任。

（1）妇科检查：检查外生殖器，结合妇科内诊、肉眼观察阴道分泌物及宫颈情况，通过白带常规筛查霉菌、滴虫、支原体衣原体感染、阴道炎症，以及梅毒、淋病等性传播性疾病。如患有性传播疾病，最好先彻底治疗，然后再怀孕，否则可能会引起流产、早产。

（2）肝功能：如果母亲是肝炎患者，怀孕后可能会造成胎儿早产，还可能将肝炎病毒直接传播给孩子。

（3）尿液分析：有助于肾脏疾患的早期诊断，10个月的孕期对母亲的肾脏系统是一个巨大的考验，身体的代谢增加，会使肾脏的负担加重。

（4）血常规：及早发现贫血等血液体统疾病，有助于发现地中海贫血携带者。

（5）TORCH：包括风疹、弓形虫、巨细胞病毒三项。60%～70%的女性都会感染风疹病毒，一旦感染，特别是在妊娠前3个月，可能会引起流产和胎儿畸形。

（6）染色体检查：检查遗传性疾病。检查方法为静脉抽血检查检查时间为孕前3个月。主要适用于有遗传病家族史的育龄夫妇。

（7）妇科内分泌：包括卵泡促激素、黄体生存激素检查等6个项目。主要适用于月经不调、不孕的女性。

（8）口腔检查：如果孕期牙齿疼痛，考虑到治疗用药对胎儿的影响，治疗很棘手。如果牙齿没有其他问题，只需洁牙就可以了，如果牙齿损坏严重，就必须拔牙。

二、辨证膏方

中医采用的膏方调理，主要根据个体状况辨证调补。

（一）肾气虚

【主要症候】　月经不调或停闭，经量或多或少，色黯；头晕耳鸣，腰膝酸软，精神疲倦，小便清长；舌淡，苔薄，脉沉细。

【治疗法则】　补肾益气，温养冲任。

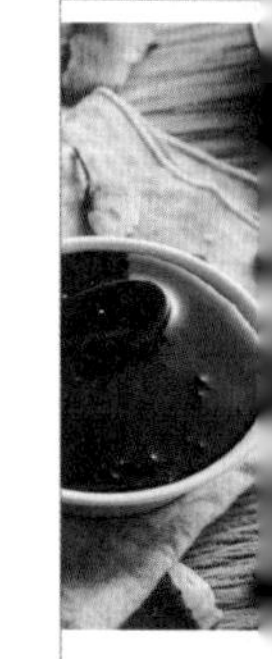

膏方：毓麟珠膏

【来源】 本方来源于《竹林女科证治》卷四，原文："男子精寒，肾中之精寒也，精虽射入子宫，而元阳不足，则阴无以化，是以不孕，孕而多女也。宜毓麟珠。"

【组成】 熟地黄200克、当归200克、菟丝子（制）200克、山药（姜汁制）100克、枸杞子100克、核桃仁100克、巴戟天100克、鹿角胶100克、鹿角霜100克、杜仲（酒炒）100克、山茱萸（去核）100克、川椒（去目）100克、人参100克、白术（蜜炙）100克、茯苓100克、白芍（酒炒）100克、川芎50克、炙甘草50克。

【图解】

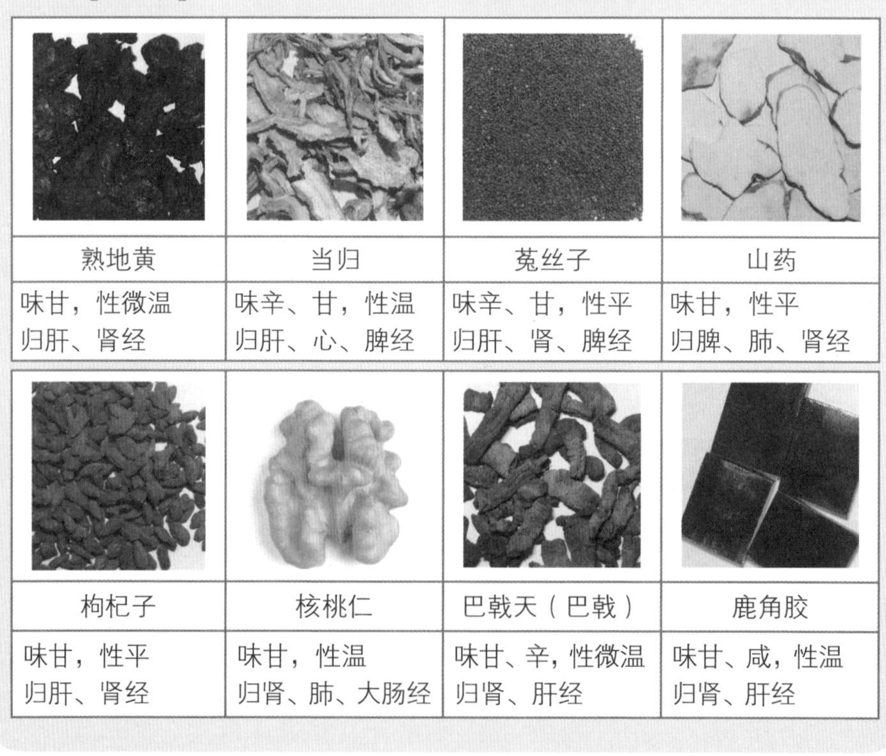

熟地黄	当归	菟丝子	山药
味甘，性微温 归肝、肾经	味辛、甘，性温 归肝、心、脾经	味辛、甘，性平 归肝、肾、脾经	味甘，性平 归脾、肺、肾经

枸杞子	核桃仁	巴戟天（巴戟）	鹿角胶
味甘，性平 归肝、肾经	味甘，性温 归肾、肺、大肠经	味甘、辛，性微温 归肾、肝经	味甘、咸，性温 归肾、肝经

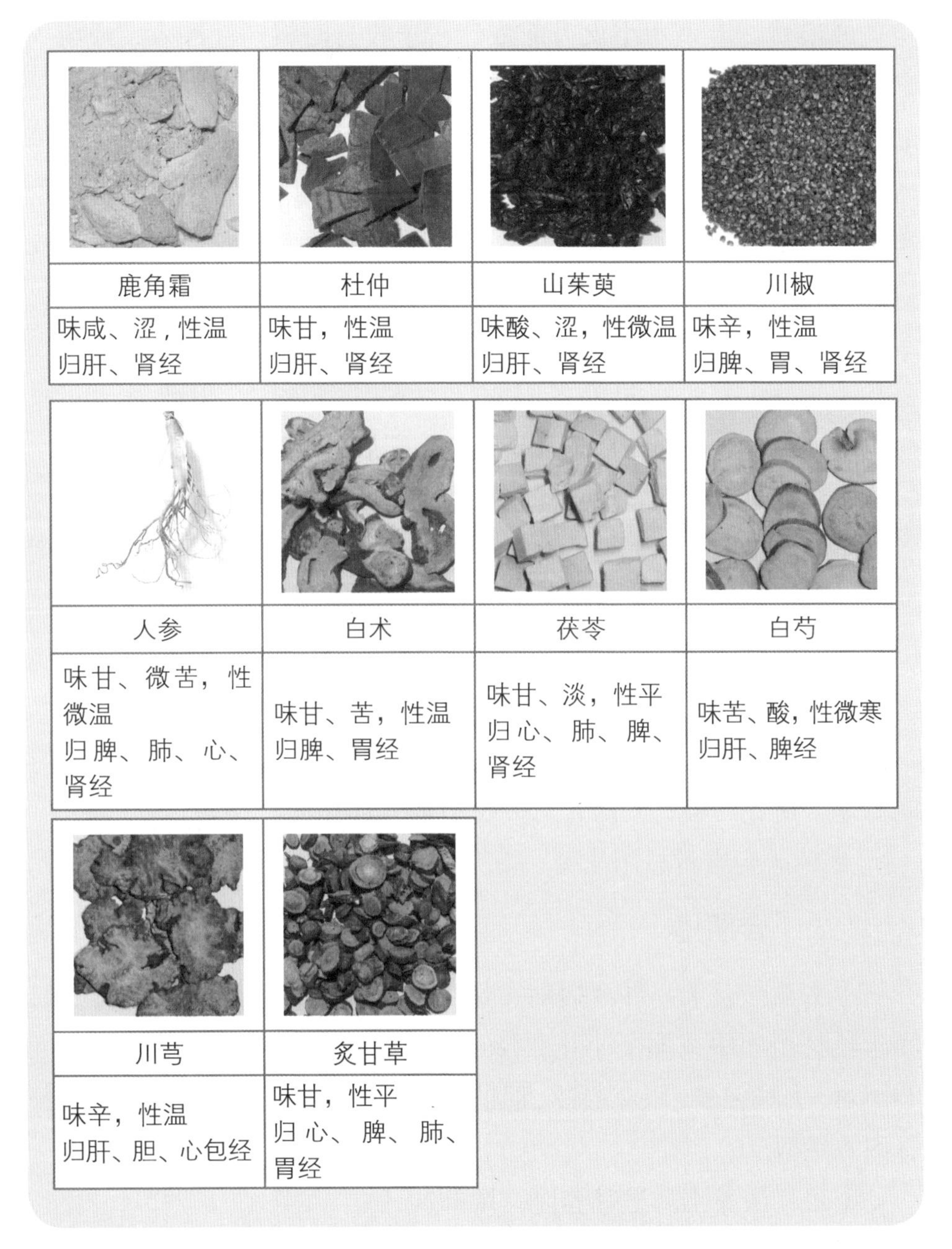

鹿角霜	杜仲	山茱萸	川椒
味咸、涩，性温 归肝、肾经	味甘，性温 归肝、肾经	味酸、涩，性微温 归肝、肾经	味辛，性温 归脾、胃、肾经

人参	白术	茯苓	白芍
味甘、微苦，性微温 归脾、肺、心、肾经	味甘、苦，性温 归脾、胃经	味甘、淡，性平 归心、肺、脾、肾经	味苦、酸，性微寒 归肝、脾经

川芎	炙甘草
味辛，性温 归肝、胆、心包经	味甘，性平 归心、脾、肺、胃经

【制法】 将膏方药物放入铜锅或不锈钢锅内，加水适量，浸泡 12 小时，先用武火煮开，再以文火煎煮 90 分钟后取汁，上法连续煎煮 3 次，去渣，合并药汁，用文火浓缩熬糊，再加入胶类和糖收膏，以滴水成珠为度。人参等贵重药物，则不宜与他药同煎，以

免造成浪费，应该用小火另煎浓汁，于收膏时将药汁冲入，或将人参研成细粉，于收膏时调入膏中，这样可以充分发挥其药效。糖一般用冰糖为宜，胃病者用麦芽糖，妇女产后用赤砂糖（红糖），糖尿病者用蛋白糖，便秘者加用蜂蜜。胶类首选阿胶，阳虚者加用鹿角胶，阴虚者加用龟板胶，阴阳两虚者，则龟、鹿胶同用。胶应先以绍兴酒浸泡而后入药汁内溶化。

【功效】 补肾益气，温养冲任。

【用法】 每日早晚各服30克（约1汤匙），开水冲服；早晨与晚上睡前1小时空腹服用为好；1周后可增至1.5汤匙。

【注意事项】

① 服药时忌食萝卜、浓茶、咖啡，如遇感冒发热、咳嗽、大便溏薄或胃口不佳时，暂停数日，待病愈后再进服。饮食忌生冷油腻，以免阻碍脾胃运化，影响膏药吸收。

② 若冲服时有微量沉淀（为药粉），请搅匀再服。

③ 所用汤匙应洗净，并避免生水进入盛药容器；每次开盖的时间要短，避免污染；为防止霉变也可放入冰箱内贮存。

④ 糖尿病患者忌用冰糖、饴糖、蜂蜜，可以用木糖醇或女贞糖。

（二）肾阴虚

【主要症候】 月经提前、量少或停闭，经色鲜红，或行经时间延长甚至崩中或漏下不止；形体消瘦，头晕耳鸣，腰酸膝软，五心烦热，失眠多梦，眼花心悸，肌肤失润，阴中干涩；舌红略干，苔少，脉细或细数。

【治疗法则】 滋肾养血，调补冲任。

膏方：养精种玉膏

【来源】 本方来源于《傅青主女科》卷上，原文“妇人有瘦怯身躯，久不孕育，一交男子，即卧病终朝。人以为气虚

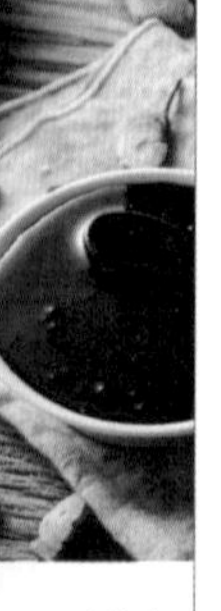

之故，谁知是血虚之故乎。或谓血藏于肝，精涵于肾，交感乃泄肾之精，与血虚何与？殊不知肝气不开，则精不能泄，肾精既泄，则肝气亦不能舒。以肾为肝之母，母既泄精，不能分润以养其子，则木燥乏水，而火且暗动以铄精，则肾愈虚矣。况瘦人多火，而又泄其精，则水益少而火益炽，水虽制火，而肾精空乏，无力以济，成火在水上之卦，所以倦怠而卧也。此等之妇，偏易动火。然此火因贪欲而出于肝木之中，又是偏燥之火，绝非真火也。且不交合则已，交合又偏易走泄，此阴虚火旺不能受，方用养精种玉汤。水煎服。三月便可身健受孕，断可种子。服药三月后不受孕，仍原方加杜仲二钱炒断丝，续断二钱，白术五钱上炒焦，云苓三钱，服数剂后必受孕。”

【组成】 大熟地300克、当归150克、白芍150克、山萸肉150克、知母90克、菟丝子120克、肉苁蓉90克、牡丹皮90克、首乌90克。

【图解】

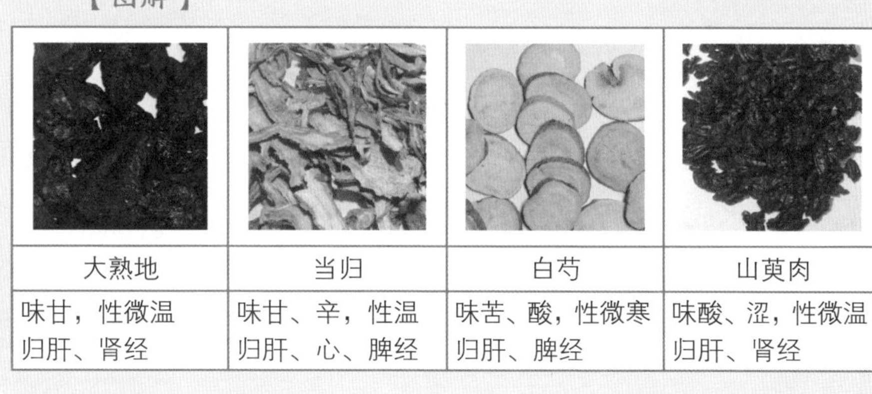

大熟地	当归	白芍	山萸肉
味甘，性微温 归肝、肾经	味甘、辛，性温 归肝、心、脾经	味苦、酸，性微寒 归肝、脾经	味酸、涩，性微温 归肝、肾经

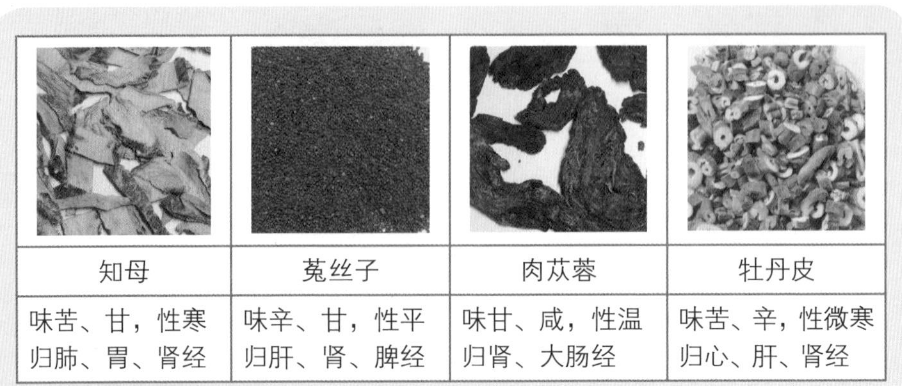

知母	菟丝子	肉苁蓉	牡丹皮
味苦、甘，性寒 归肺、胃、肾经	味辛、甘，性平 归肝、肾、脾经	味甘、咸，性温 归肾、大肠经	味苦、辛，性微寒 归心、肝、肾经

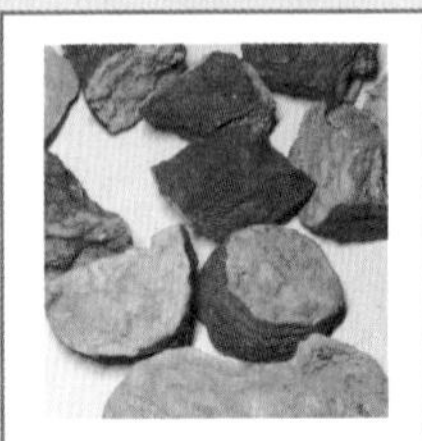

首乌
味苦、甘、涩，性微温 归肝、心、肾经

【制法】　将膏方药物放入铜锅或不锈钢锅内，加水适量，浸泡12小时，先用武火煮开，再以文火煎煮90分钟后取汁，上法连续煎煮3次，去渣，合并药汁，用文火浓缩熬糊，再加入胶类和糖收膏，以滴水成珠为度。糖一般用冰糖为宜，胃病者用麦芽糖，妇女产后用赤砂糖（红糖），糖尿病者用蛋白糖，便秘者加用蜂蜜。胶类首选阿胶，阴虚者加用龟板胶，胶应先以绍兴酒浸泡而后入药汁内溶化。

【功效】　滋肾养血，调补冲任。

【用法】　每日早晚各服30克（约1汤匙），开水冲服；早晨与晚上睡前1小时空腹服用为好；1周后可增至1.5汤匙。

【注意事项】

① 服药时忌食萝卜、浓茶、咖啡，如遇感冒发热、咳嗽、大便

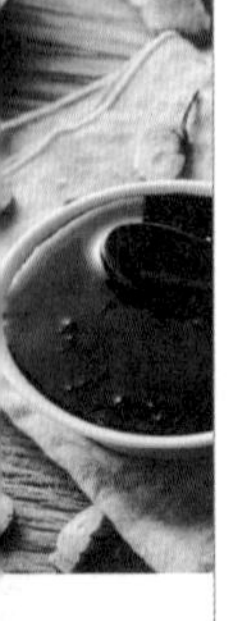

溏薄或胃口不佳时，暂停数日，待病愈后再进服。饮食忌生冷油腻，以免阻碍脾胃运化，影响膏药吸收。

② 若冲服时有微量沉淀（为药粉），请搅匀再服。

③ 所用汤匙应洗净，并避免生水进入盛药容器；每次开盖的时间要短，避免污染；为防止霉变也可放入冰箱内贮存。

④ 糖尿病患者忌用冰糖、饴糖、蜂蜜，可以用木糖醇或女贞糖。

（三）肾阳虚

【主要症候】 月经后推或停闭不行、色淡黯，性欲淡漠，小腹冷，带下量多，清稀如水，或子宫发育不良；头晕耳鸣，腰酸膝软，夜尿多，眼眶黯，面部暗斑，或环唇黯；舌淡黯，苔白，脉沉细尺弱。

【治疗法则】 滋肾养血，调补冲任。

膏方：温胞饮膏

【来源】 本方来源于《傅青主女科》，原文：“妇人有下身冰冷，非火不暖，交感之际，阴中绝无温热之气。人以为天分之薄也，谁知是胞胎寒之极乎！夫寒冰之地，不生草木；重阴之渊，不长鱼龙。今胞胎既寒，何能受孕。虽男子鼓勇力战，其精甚热，直射于子宫之内，而寒冰之气相逼，亦不过茹之于暂而不能不吐之于久也。夫犹是人也，此妇之胞胎，何以寒凉至此，岂非天分之薄乎？非也。盖胞胎居于心肾之间，上系于心而下系于肾。胞胎之寒凉，乃心肾二火之衰微也。故治胞胎者，必须补心肾二火而后可。方用温胞饮。”

【组成】 人参 100 克、白术 300 克、巴戟天 300 克、补骨脂 60 克、杜仲 90 克、菟丝子 90 克、芡实 90 克、山药 90 克、肉桂 60 克、附子 60 克。

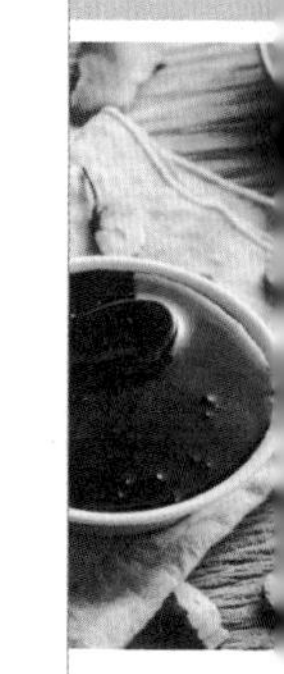

【图解】

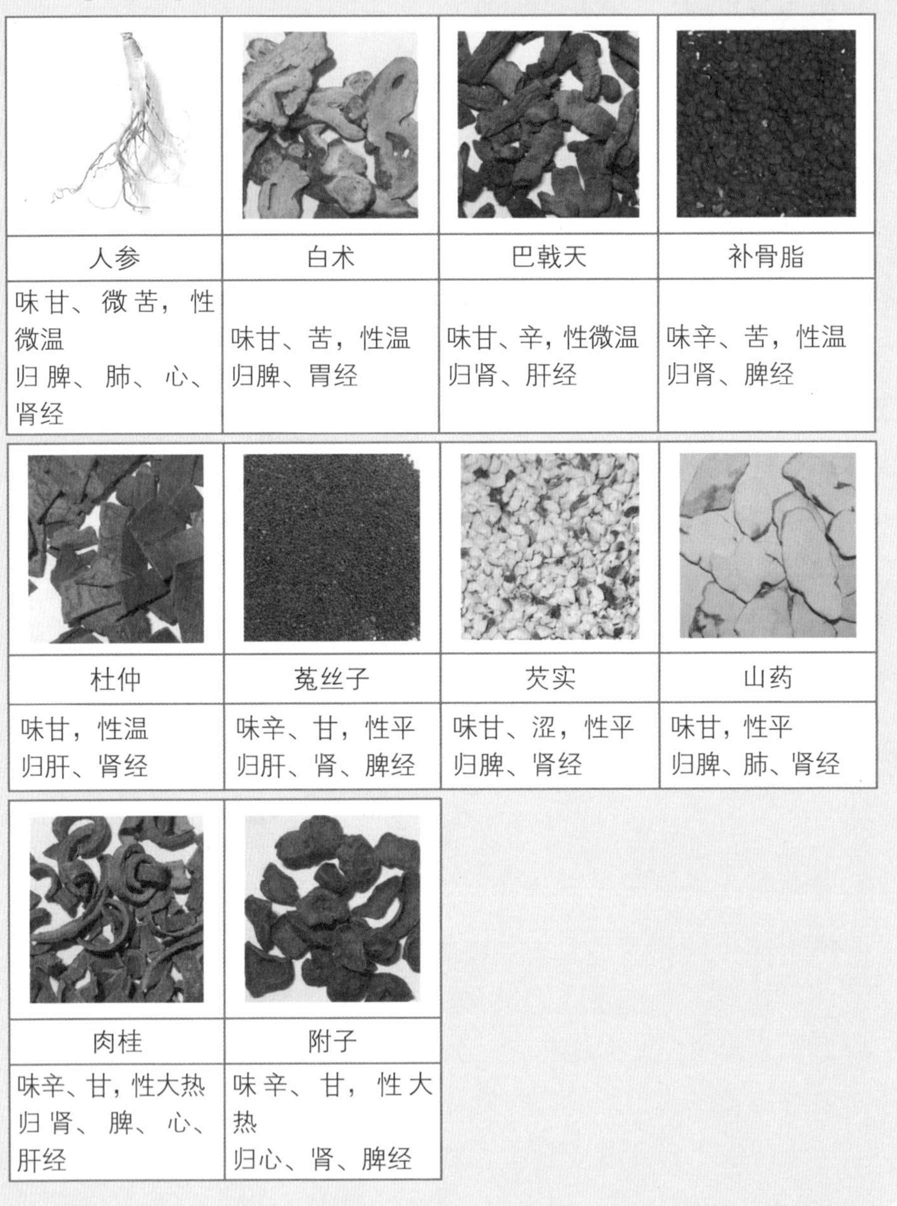

人参	白术	巴戟天	补骨脂
味甘、微苦，性微温 归脾、肺、心、肾经	味甘、苦，性温 归脾、胃经	味甘、辛，性微温 归肾、肝经	味辛、苦，性温 归肾、脾经
杜仲	**菟丝子**	**芡实**	**山药**
味甘，性温 归肝、肾经	味辛、甘，性平 归肝、肾、脾经	味甘、涩，性平 归脾、肾经	味甘，性平 归脾、肺、肾经
肉桂	**附子**		
味辛、甘，性大热 归肾、脾、心、肝经	味辛、甘，性大热 归心、肾、脾经		

【制法】　将膏方药物放入铜锅或不锈钢锅内，加水适量，浸泡12小时，先用武火煮开，再以文火煎煮90分钟后取汁，上法连续煎煮3次，去渣，合并药汁，用文火浓缩熬糊，再加入胶类和糖

收膏，以滴水成珠为度。人参等贵重药物，则不宜与他药同煎，以免造成浪费，应该用小火另煎浓汁，于收膏时将药汁冲入，或将人参研成细粉，于收膏时调入膏中，这样可以充分发挥其药效。糖一般用冰糖为宜，胃病者用麦芽糖，妇女产后用赤砂糖（红糖），糖尿病者用蛋白糖，便秘者加用蜂蜜。胶类首选阿胶，阳虚者加用鹿角胶，胶应先以绍兴酒浸泡而后入药汁内溶化。

【功效】 补肾暖宫，调补冲任。

【用法】 每日早晚各服 30 克（约 1 汤匙），开水冲服；早晨与晚上睡前 1 小时空腹服用为好；1 周后可增至 1.5 汤匙。

【注意事项】

① 服药时忌食萝卜、浓茶、咖啡，如遇感冒发热、咳嗽、大便溏薄或胃口不佳时，暂停数日，待病愈后再进服。饮食忌生冷油腻，以免阻碍脾胃运化，影响膏药吸收。

② 若冲服时有微量沉淀（为药粉），请搅匀再服。

③ 所用汤匙应洗净，并避免生水进入盛药容器；每次开盖的时间要短，避免污染；为防止霉变也可放入冰箱内贮存。

④ 糖尿病患者忌用冰糖、饴糖、蜂蜜，可以用木糖醇或女贞糖。

⑤ 若胞胎有热则不宜服。

（四）肝郁症

【主要症候】 月经或先或后，经量多少不一，或经来腹痛；或经前烦躁易怒，胸胁乳房胀痛，精神抑郁，善太息；舌黯红或有瘀点、瘀斑，脉弦细。

【治疗法则】 疏肝解郁，理血调经。

膏方：开郁种玉膏

【来源】 本方来源于《傅青主女科》。原文：“妇人有怀抱素恶不能生子者，人以为天心厌之也，谁知是肝气郁结乎。

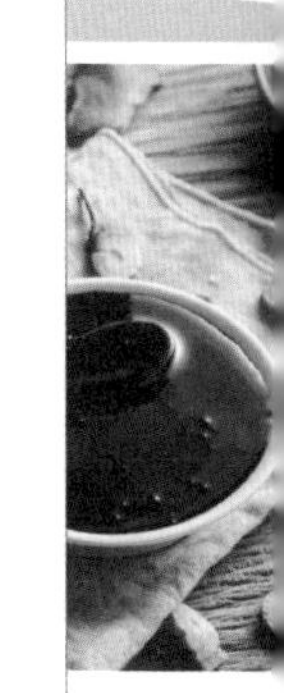

夫妇人之有子也，必然心脉流利而滑，脾脉舒徐而和，肾脉旺大而鼓指，始称喜脉。未有三部脉郁而能生子者也。若三部脉郁，肝气必因之而更郁，肝气郁则心肾之脉必致郁之极而莫解。盖子母相依，郁必不喜，喜必不郁也。其郁而不能成胎者，以肝木不舒，必下克脾土而致塞。脾土之气塞，则腰脐之气必不利。腰脐之气不利，必不能通任脉而达带脉，则带脉之气亦塞矣。带脉之气既塞，则胞胎之门必闭，精即到门。亦不得其门而入矣。其奈之何哉，治法必解四经之郁，以开胞胎之门，则几矣。方用开郁种玉汤。”

【组成】 白芍（酒炒）300克、香附（酒炒）90克、当归（酒洗）150克、白术（土炒）150克、牡丹皮（酒洗）90克、茯苓（去皮）90克、天花粉60克。

如胸胁胀满甚者，去白术，加青皮、玫瑰花舒郁。梦多而睡眠不安者，加炒枣仁、夜交藤以益肝宁神。乳胀有块，酌加王不留行、橘叶、橘核。乳房胀痛有灼热感或触痛者，加蒲公英。若气滞而有瘀血者，可见小腹痛胀，经期或劳累后加重，痛时拒按，则加丹参、香附、桂枝。

【图解】

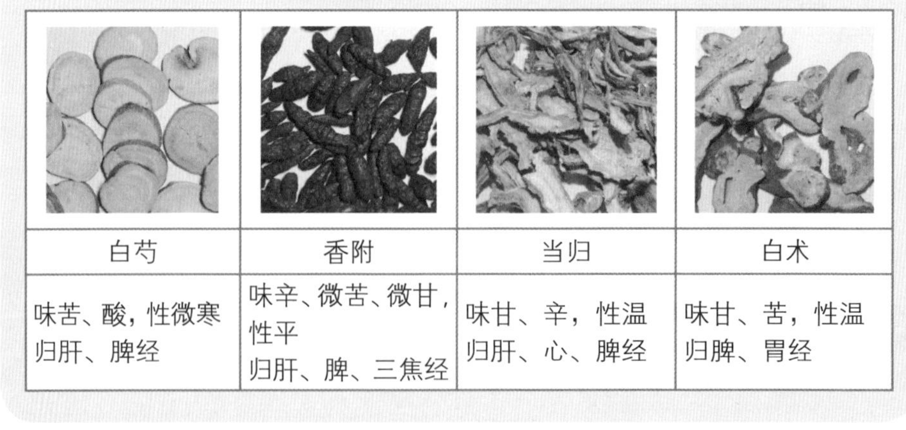

白芍	香附	当归	白术
味苦、酸，性微寒 归肝、脾经	味辛、微苦、微甘，性平 归肝、脾、三焦经	味甘、辛，性温 归肝、心、脾经	味甘、苦，性温 归脾、胃经

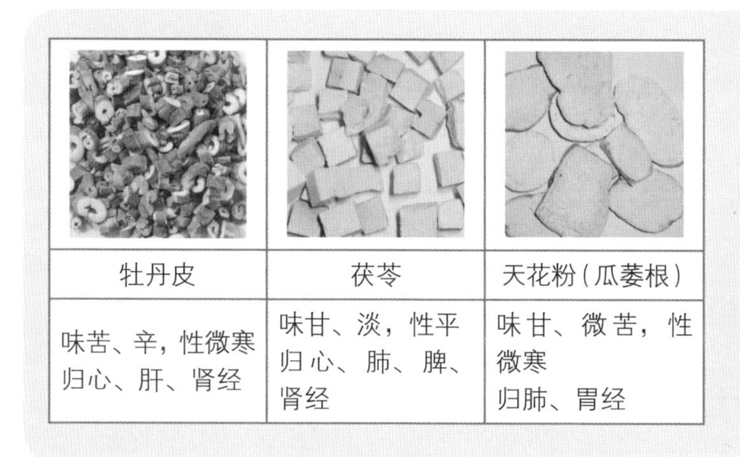

牡丹皮	茯苓	天花粉（瓜蒌根）
味苦、辛，性微寒 归心、肝、肾经	味甘、淡，性平 归心、肺、脾、肾经	味甘、微苦，性微寒 归肺、胃经

【制法】 将膏方药物放入铜锅或不锈钢锅内，加水适量，浸泡 12 小时，先用武火煮开，再以文火煎煮 90 分钟后取汁，上法连续煎煮 3 次，去渣，合并药汁，用文火浓缩熬糊，再加入胶类和糖收膏，以滴水成珠为度。糖一般用冰糖为宜，胃病者用麦芽糖，妇女产后用赤砂糖（红糖），糖尿病者用蛋白糖，便秘者加用蜂蜜。胶类首选阿胶，胶应先以绍兴酒浸泡而后入药汁内溶化。

【功效】 疏肝解郁，理血调经。

【用法】 每日早晚各服 30 克（约 1 汤匙），开水冲服；早晨与晚上睡前 1 小时空腹服用为好；1 周后可增至 1.5 汤匙。

【注意事项】

① 服药时忌食萝卜、浓茶、咖啡，如遇感冒发热、咳嗽、大便溏薄或胃口不佳时，暂停数日，待病愈后再进服。饮食忌生冷油腻，以免阻碍脾胃运化，影响膏药吸收。

② 若冲服时有微量沉淀（为药粉），请搅匀再服。

③ 所用汤匙应洗净，并避免生水进入盛药容器；每次开盖的时间要短，避免污染；为防止霉变也可放入冰箱内贮存。

④ 糖尿病患者忌用冰糖、饴糖、蜂蜜，可以用木糖醇或女贞糖。

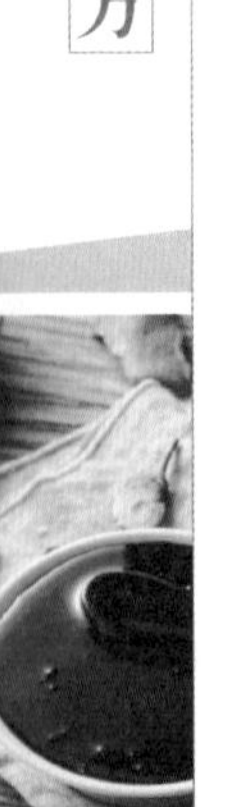

（五）瘀滞胞宫

【主要症候】 月经推后或周期正常，经来腹痛，或进行性加剧，经量多少不一，经色紫黯，有血块，块下痛减，或经行不畅、淋沥难净，或经间出血；或肛门坠胀不适，性交痛。舌紫黯或有瘀点、瘀斑，脉弦或弦细涩。

【治疗法则】 活血化瘀，温经通络。

膏方：少腹逐瘀膏

【来源】 本方来源于《医林改错》卷下。原文："此方治少腹积块疼痛，或有积块不疼痛，或疼痛而无积块，或少腹胀满，或经血见时，先腰酸少腹胀，或经血一月见三、五次，接连不断，断而又来，其色或紫、或黑、或块、或崩漏，兼少腹疼痛，或粉红兼白带，皆能治之，效不可尽述。

【组成】 小茴香（炒）100克、干姜（炒）60克、延胡索30克、没药（研）60克、当归150克、川芎90克、肉桂30克、赤芍60克、蒲黄90克、五灵脂（炒）60克

【图解】

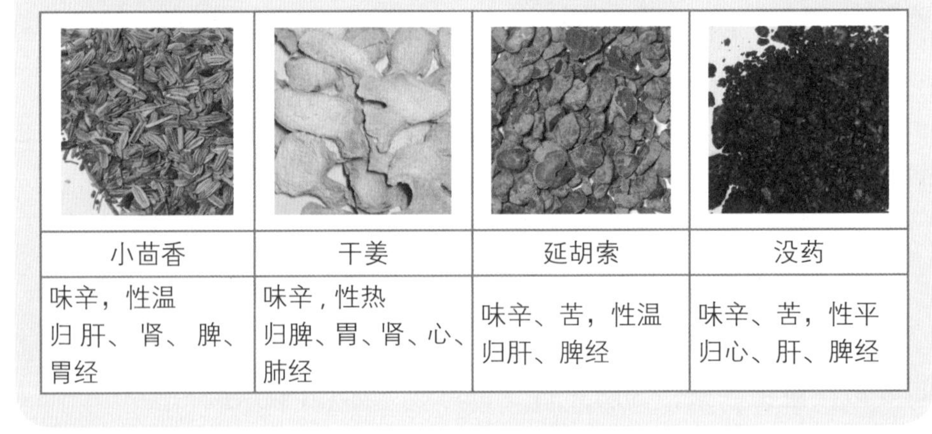

小茴香	干姜	延胡索	没药
味辛，性温 归肝、肾、脾、胃经	味辛，性热 归脾、胃、肾、心、肺经	味辛、苦，性温 归肝、脾经	味辛、苦，性平 归心、肝、脾经

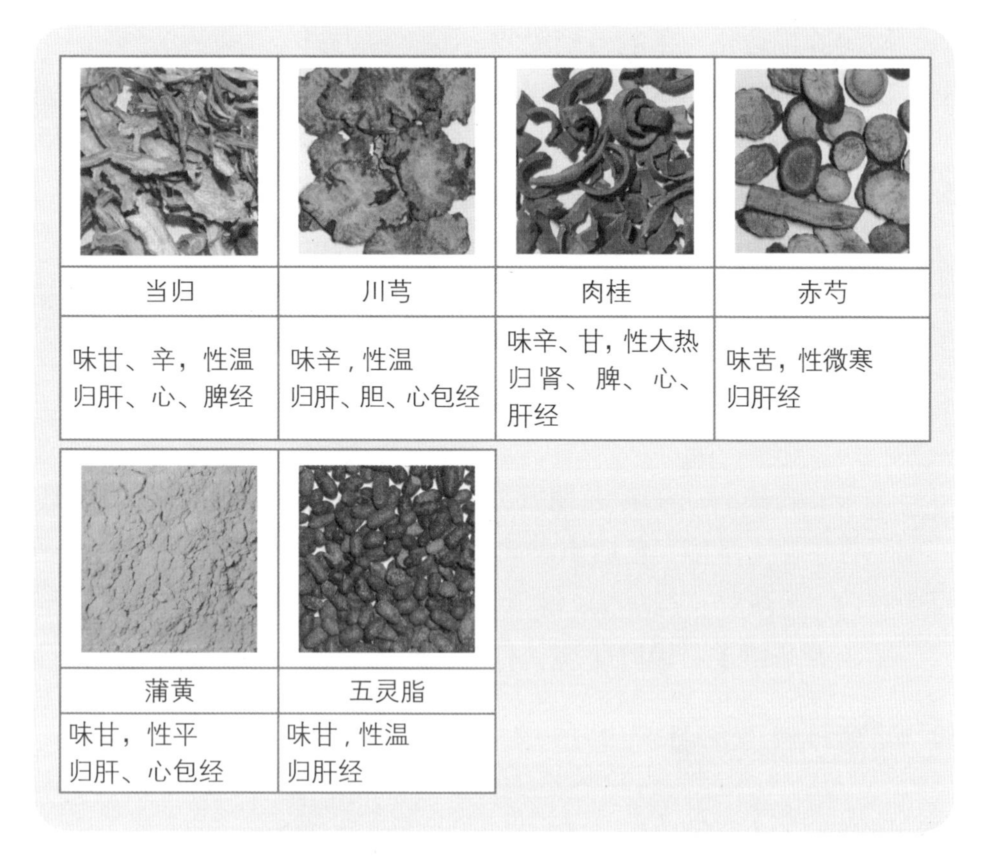

当归	川芎	肉桂	赤芍
味甘、辛，性温 归肝、心、脾经	味辛，性温 归肝、胆、心包经	味辛、甘，性大热 归肾、脾、心、肝经	味苦，性微寒 归肝经

蒲黄	五灵脂
味甘，性平 归肝、心包经	味甘，性温 归肝经

【制法】　将膏方药物放入铜锅或不锈钢锅内，加水适量，浸泡 12 小时，先用武火煮开，再以文火煎煮 90 分钟后取汁，上法连续煎煮 3 次，去渣，合并药汁，用文火浓缩熬糊，再加入胶类和糖收膏，以滴水成珠为度。糖一般用冰糖为宜，胃病者用麦芽糖，妇女产后用赤砂糖（红糖），糖尿病者用蛋白糖，便秘者加用蜂蜜。胶类首选阿胶，胶应先以绍兴酒浸泡而后入药汁内溶化。

【功效】　活血化瘀，温经通络。

【用法】　每日早晚各服 30 克（约 1 汤匙），开水冲服；早晨与晚上睡前 1 小时空腹服用为好；1 周后可增至 1.5 汤匙。

【注意事项】

① 服药时忌食萝卜、浓茶、咖啡，如遇感冒发热、咳嗽、大便溏薄或胃口不佳时，暂停数日，待病愈后再进服。饮食忌生冷油腻，

以免阻碍脾胃运化，影响膏药吸收。

② 若冲服时有微量沉淀（为药粉），请搅匀再服。

③ 所用汤匙应洗净，并避免生水进入盛药容器；每次开盖的时间要短，避免污染；为防止霉变也可放入冰箱内贮存。

④ 糖尿病患者忌用冰糖、饴糖、蜂蜜，可以用木糖醇或女贞糖。

⑤ 服药期间忌食生冷及刺激性物，避免情绪起伏过大，经期避免游泳、泡浴或当风着凉。

（六）痰浊阻滞

【主要症候】 多青春期开始形体肥胖，月经推后、稀发，甚停闭不行；带下量多，色白质黏无臭；头晕心悸，胸闷泛恶，面目虚浮或㿠白；舌淡胖，苔白腻，脉滑。

【治疗法则】 燥湿化痰，行滞调经。

膏方：苍附导痰膏

【来源】 本方来源于《广嗣纪要》卷四，原文："若是肥胜妇人，禀赋甚厚，恣于酒食之人，经水不调，不能成胎，谓之躯脂满溢，闭塞子宫。宜行湿燥痰，或导痰汤之类。密斋云：肥胜妇人无子者，宜服苍附导痰丸。"

【组成】 苍术（制）100克、香附（童便浸）100克、陈皮（去白）90、南星（炮、另制）60克、枳壳（麸炒）60克、半夏60克、川芎60克、滑石（飞）200克、白茯90克、神曲（炒）60克。

【图解】

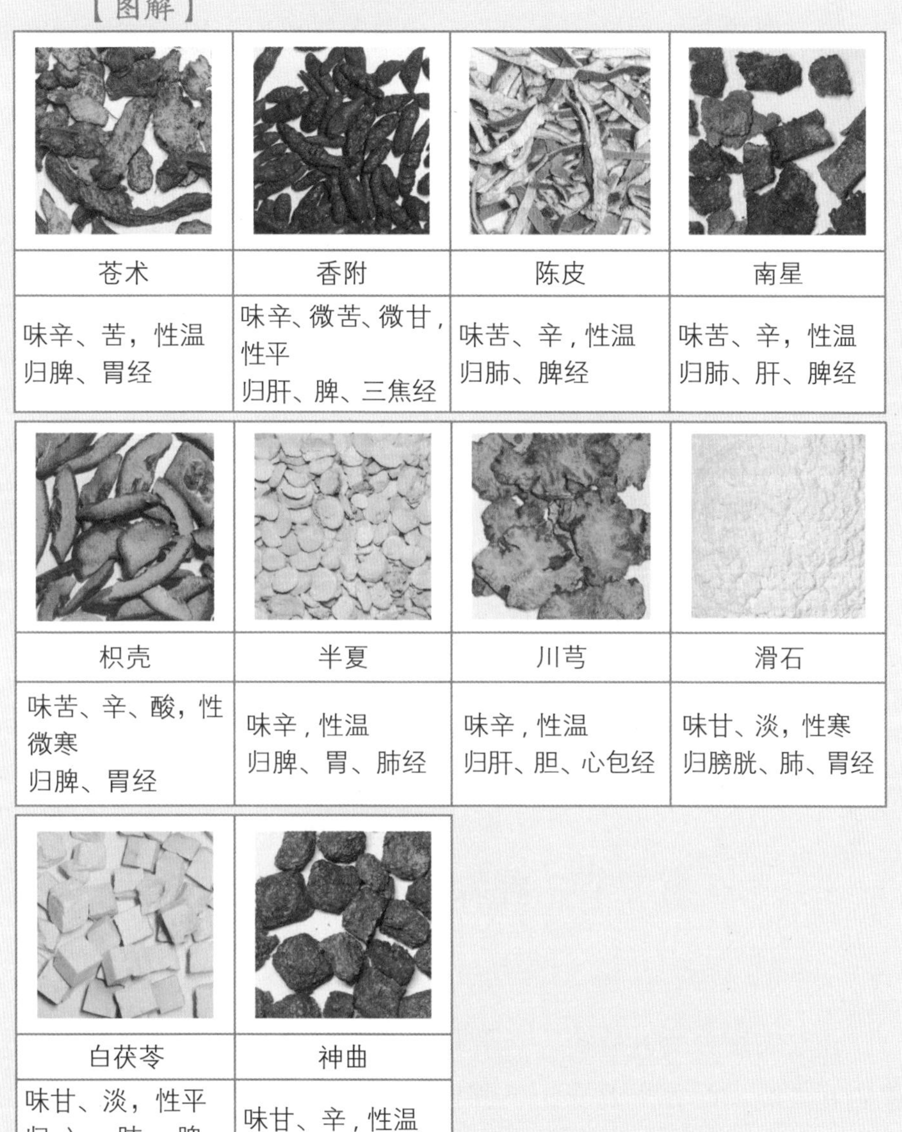

苍术	香附	陈皮	南星
味辛、苦，性温 归脾、胃经	味辛、微苦、微甘，性平 归肝、脾、三焦经	味苦、辛，性温 归肺、脾经	味苦、辛，性温 归肺、肝、脾经

枳壳	半夏	川芎	滑石
味苦、辛、酸，性微寒 归脾、胃经	味辛，性温 归脾、胃、肺经	味辛，性温 归肝、胆、心包经	味甘、淡，性寒 归膀胱、肺、胃经

白茯苓	神曲
味甘、淡，性平 归心、肺、脾、肾经	味甘、辛，性温 归脾、胃经

【制法】 去滑石，将其他膏方药物放入铜锅或不锈钢锅内，加水适量，浸泡12小时，先用武火煮开，再以文火煎煮90分钟后取汁，上法连续煎煮3次，去渣，入水飞滑石，合并药汁，用文火浓缩熬糊，再加入胶类和糖收膏，以滴水成珠为度。糖一般用冰糖

为宜，胃病者用麦芽糖，妇女产后用赤砂糖（红糖），糖尿病者用蛋白糖，便秘者加用蜂蜜。胶类首选阿胶，胶应先以绍兴酒浸泡而后入药汁内溶化。

【功效】 燥湿化痰，行滞调经。

【用法】 每日早晚各服30克（约1汤匙），开水冲服；早晨与晚上睡前1小时空腹服用为好；1周后可增至1.5汤匙。

【注意事项】

① 服药时忌食萝卜、浓茶、咖啡，如遇感冒发热、咳嗽、大便溏薄或胃口不佳时，暂停数日，待病愈后再进服。饮食忌生冷油腻，以免阻碍脾胃运化，影响膏药吸收。

② 若冲服时有微量沉淀（为药粉），请搅匀再服。

③ 所用汤匙应洗净，并避免生水进入盛药容器；每次开盖的时间要短，避免污染；为防止霉变也可放入冰箱内贮存。

④ 糖尿病患者忌用冰糖、饴糖、蜂蜜，可以用木糖醇或女贞糖。

第二节 乳腺疾病调理膏方

乳腺疾病分为乳腺炎、乳腺增生、乳腺纤维瘤、乳腺囊肿、乳腺癌五大类。此处主要介绍乳腺增生，多发生于中年妇女，常在乳房内有多个大小不等而较硬的不规则结节，与周围组织分界不清。患者常感乳房疼痛，月经前症状加重，是乳腺间质的良性增生，临床上以乳腺肿块，疼痛及月经不调为特点。本病属于中医学的“乳癖”范畴。

一、临床表现

（1）症状。乳房疼痛以胀痛为主，也可刺痛或牵拉痛。疼痛常在月经前加剧，经后疼痛减轻，或疼痛随情绪波动变化，痛甚者不可触碰，行走或活动时也有乳痛。乳痛主要以乳房肿块处为甚，常涉及胸胁部或肩背部，有些患者还可伴有月经失调、心烦易怒、乳头疼痛和作痒、溢液等。

（2）体征。主要表现是在乳房的某个部位摸到大小不一的肿块，这种肿块一般可活动，与乳房的皮肤一般没有粘连，肿块硬，压起来可感疼痛，在月经前后痛感比较明显，月经期间减轻。

二、理化检查

（1）红外线热图像增生区域的乳腺组织温度略高，血管数量略丰富。

（2）超声波检查增生的乳腺组织呈增多、增高、增强的反射波形，乳腺导管不同程度扩张。

（3）钼靶 X 线摄片可见不同阴影，癌变时可见不规则阴影或不规则、砂粒样钙化点。

三、辨证论治

中医将乳腺增生病称为“乳癖”。一般认为，乳癖是各种原因导致的肝郁气滞或冲任失调造成，临床应予疏肝解郁，调摄冲任为大法进行辨治。

（一）肝郁痰凝型

【主要症候】　一侧或两侧乳腺出现肿块和疼痛，肿块和疼痛与月经周期有关，一般在经前加重，行经后减轻，伴有情志不舒，心烦易怒，胸闷嗳气，胸胁胀满。舌质淡，苔薄白，脉细弦。

【治疗法则】　疏肝解郁，化痰散结。

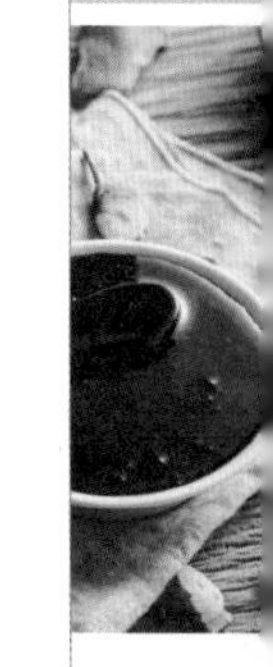

膏方：逍遥蒌贝膏

【来源】 本方来源于《中医外科学》教材。

【组成】 柴胡200克、当归100克、白芍120克、茯苓100克、白术120克、瓜蒌100克、贝母90克、半夏60克、南星60克、牡蛎90克、山慈姑90克。

【图解】

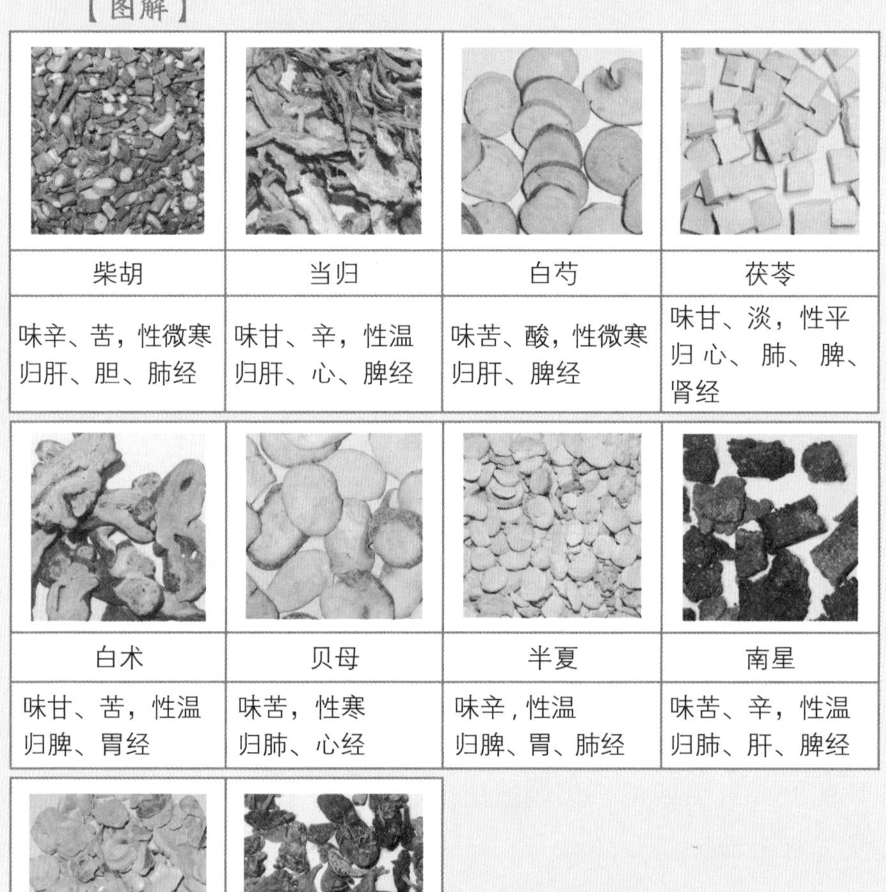

柴胡	当归	白芍	茯苓
味辛、苦，性微寒 归肝、胆、肺经	味甘、辛，性温 归肝、心、脾经	味苦、酸，性微寒 归肝、脾经	味甘、淡，性平 归心、肺、脾、肾经

白术	贝母	半夏	南星
味甘、苦，性温 归脾、胃经	味苦，性寒 归肺、心经	味辛，性温 归脾、胃、肺经	味苦、辛，性温 归肺、肝、脾经

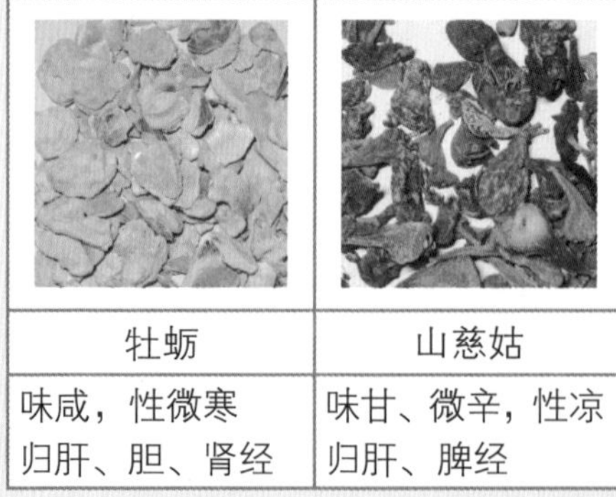

牡蛎	山慈姑
味咸，性微寒 归肝、胆、肾经	味甘、微辛，性凉 归肝、脾经

【制法】 将膏方药物放入铜锅或不锈钢锅内，加水适量，浸泡 12 小时，先用武火煮开，再以文火煎煮 90 分钟后取汁，上法连续煎煮 3 次，去渣，合并药汁，用文火浓缩熬糊，再加入胶类和糖收膏，以滴水成珠为度。糖一般用冰糖为宜，胃病者用麦芽糖，妇女产后用赤砂糖（红糖），糖尿病者用蛋白糖，便秘者加用蜂蜜。胶类首选阿胶，胶应先以绍兴酒浸泡而后入药汁内溶化。

【功效】 疏肝解郁，化痰散结。

【用法】 每日早晚各服 30 克（约 1 汤匙），开水冲服；早晨与晚上睡前 1 小时空腹服用为好；1 周后可增至 1.5 汤匙。

【注意事项】

① 服药时忌食萝卜、浓茶、咖啡，如遇感冒发热、咳嗽、大便溏薄或胃口不佳时，暂停数日，待病愈后再进服。饮食忌生冷油腻，以免阻碍脾胃运化，影响膏药吸收。

② 若冲服时有微量沉淀（为药粉），请搅匀再服。

③ 所用汤匙应洗净，并避免生水进入盛药容器；每次开盖的时间要短，避免污染；为防止霉变也可放入冰箱内贮存。

④ 糖尿病患者忌用冰糖、饴糖、蜂蜜，可以用木糖醇或女贞糖。

（二）冲任失调型

【主要症候】 一侧或两侧乳腺出现肿块和疼痛，常伴有月经不调，前后不定期，经量减少，全身症状可见怕冷，腰膝酸软，神疲乏力，耳鸣。舌质淡胖，苔薄白，脉濡细。

【治疗法则】 调摄冲任。

膏方：二仙四物膏

【来源】 本方来源于《中医外科学》教材。

【组成】 仙茅 200 克、淫羊藿 200 克、当归 100 克、巴戟天 90 克、黄檗 60 克、知母 60 克、白芍 90 克、熟地黄 90 克、川芎90克。

若痛经可加香附120克，延胡索10克；兼有气虚者，加入党参150克，黄芪150克；若血虚有寒者，则加肉桂粉40克，炮姜40克；若出现崩漏，则加入茜草根90克，艾叶100克，阿胶100克。

【图解】

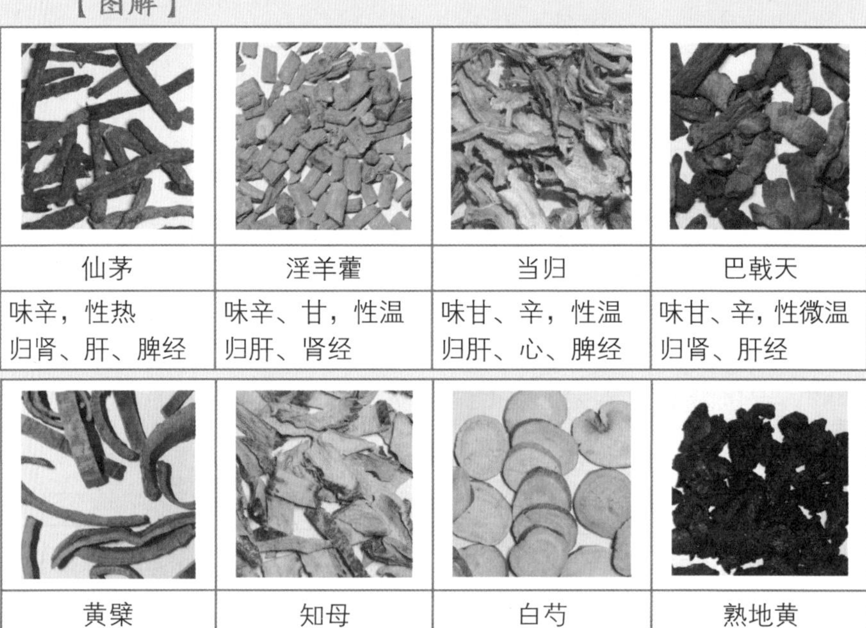

仙茅	淫羊藿	当归	巴戟天
味辛，性热 归肾、肝、脾经	味辛、甘，性温 归肝、肾经	味甘、辛，性温 归肝、心、脾经	味甘、辛，性微温 归肾、肝经
黄檗	知母	白芍	熟地黄
味苦，性寒 归肾、膀胱经	味苦、甘，性寒 归肺、胃、肾经	味苦、酸，性微寒 归肝、脾经	味甘，性微温 归肝、肾经

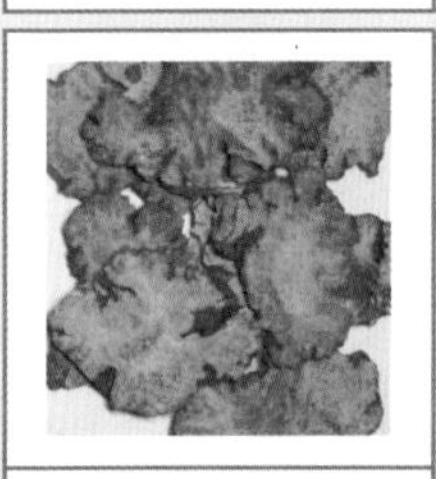

川芎
味辛，性温 归肝、胆、心包经

【制法】 将膏方药物放入铜锅或不锈钢锅内，加水适量，浸泡 12 小时，先用武火煮开，再以文火煎煮 90 分钟后取汁，上法连续煎煮 3 次，去渣，合并药汁，用文火浓缩熬糊，再加入胶类和糖收膏，以滴水成珠为度。糖一般用冰糖为宜，胃病者用麦芽糖，妇女产后用赤砂糖（红糖），糖尿病者用蛋白糖，便秘者加用蜂蜜。胶类首选阿胶，胶应先以绍兴酒浸泡而后入药汁内溶化。

【功效】 调摄冲任。

【用法】 日早晚各服 30 克（约 1 汤匙），开水冲服；早晨与晚上睡前 1 小时空腹服用为好；1 周后可增至 1.5 汤匙。

【注意事项】

① 服药时忌食萝卜，饮浓茶、咖啡，如遇感冒发热、咳嗽、大便溏薄或胃口不佳时，暂停数日，待病愈后再进服。饮食忌生冷油腻，以免阻碍脾胃运化，影响膏药吸收。

② 若冲服时有微量沉淀（为药粉），请搅匀再服。

③ 所用汤匙应洗净，并避免生水进入盛药容器；每次开盖的时间要短，避免污染；为防止霉变也可放入冰箱内贮存。

④ 糖尿病患者忌用冰糖、饴糖、蜂蜜，可以用木糖醇或女贞糖。

⑤ 孕妇慎用。阴虚血热之月经过多、胎动漏红则非本方所宜。

⑥ 忌吃辣椒、牛奶、绿豆、萝卜。

第三节　子宫肌瘤调理膏方

子宫肌瘤主要是由子宫平滑肌细胞增生而成，其中有少量纤维结缔组织作为支持组织而存在，故称为子宫平滑肌瘤较为确切，简称为子宫肌瘤。本病属于中医“癥瘕”范畴。

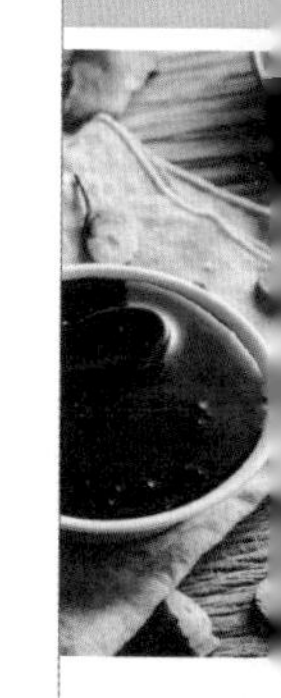

一、临床表现

（1）症状：多无明显症状，症状与肌瘤部位、有无变性相关，而与肌瘤大小、数目关系不大。常见症状有经量增多及经期延长、下腹包块、白带增多、压迫症状等。

（2）体征：与肌瘤大小、位置、数目及有无变性相关。大肌瘤可在下腹部扪及实质性不规则肿块。妇科检查子宫增大，表面不规则单个或多个结节状突起。浆膜下肌瘤可扪及单个实质性球状肿块与子宫有蒂相连。黏膜下肌瘤位于宫腔内者子宫均匀增大，脱出于宫颈外口者，窥器检查即可看到子宫颈口处有肿物，呈粉红色，表面光滑，宫颈四周边缘清楚，若伴感染时可有坏死、出血及脓性分泌物。子宫出血为子宫肌瘤最主要的症状，其中以周期性出血为多，可表现为月经量增多、经期延长或周期缩短。亦可表现为不具有月经周期性的不规则阴道流血。月经多或不规则出血，下腹包块、疼痛，白带增多等。

二、理化检查

（1）超声波检查显示子宫增大，形状不规则，肌瘤数目、部位、大小。

（2）诊断性刮宫可探测子宫腔大小及方向，感觉宫腔形态。

（3）宫腔镜可直接观察宫腔形态、有无赘生物，有助于黏膜下肌瘤的诊断。

三、辨证膏方

（一）气滞血瘀症

【主要症候】 下腹部结块，触之有形，按之痛或不痛，小腹胀满，月经先后不定，经血量多有块，经行难净，经色黯，舌质紫黯，或有瘀斑、瘀点，脉沉弦涩。

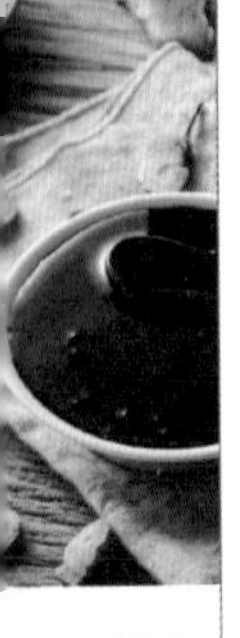

【治疗法则】 行气活血，化瘀消癥。

膏方：大黄蟅虫膏

【来源】 本方来源于《中医妇科学》教材。

【组成】 熟大黄300克，土鳖虫（炒）30克，水蛭（制）60克，虻虫（去翅足，炒）45克，蛴螬（炒）45克，干漆（煅）30克，桃仁120克，苦杏仁（炒）120克，黄芩60克，白芍120克，甘草90克。

【图解】

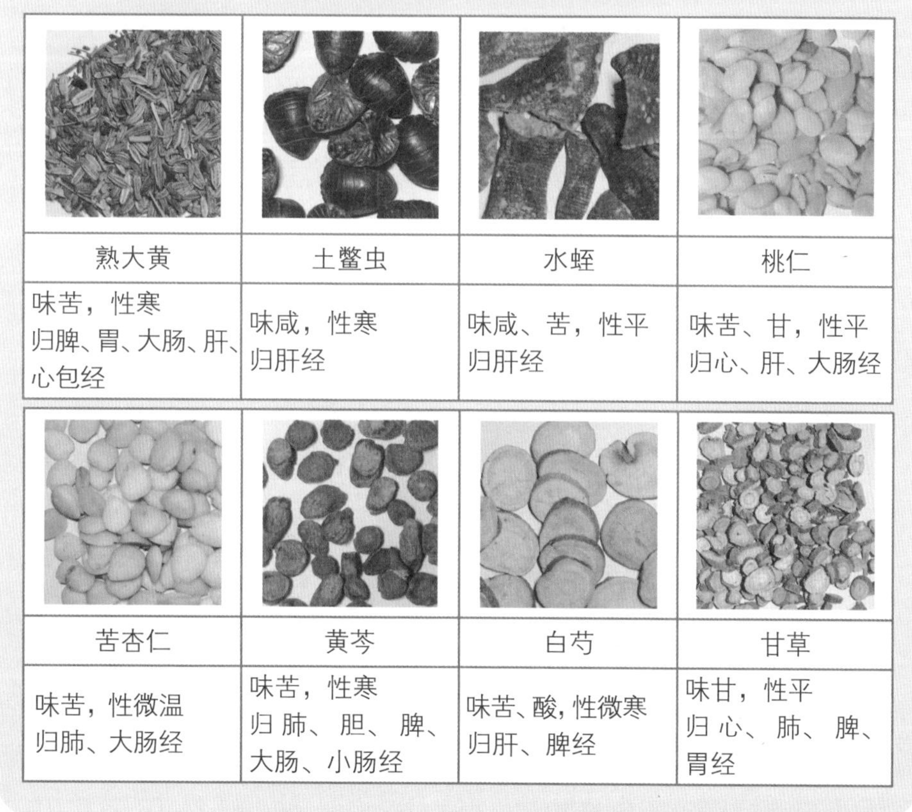

熟大黄	土鳖虫	水蛭	桃仁
味苦，性寒 归脾、胃、大肠、肝、心包经	味咸，性寒 归肝经	味咸、苦，性平 归肝经	味苦、甘，性平 归心、肝、大肠经

苦杏仁	黄芩	白芍	甘草
味苦，性微温 归肺、大肠经	味苦，性寒 归肺、胆、脾、大肠、小肠经	味苦、酸，性微寒 归肝、脾经	味甘，性平 归心、肺、脾、胃经

【制法】 将膏方药物放入铜锅或不锈钢锅内，加水适量，浸泡12小时，先用武火煮开，再以文火煎煮90分钟后取汁，上法连续煎煮3次，去渣，合并药汁，用文火浓缩熬糊，再加入胶类和糖

收膏，以滴水成珠为度。糖一般用冰糖为宜，胃病者用麦芽糖，妇女产后用赤砂糖（红糖），糖尿病者用蛋白糖，便秘者加用蜂蜜。胶类首选阿胶，胶应先以绍兴酒浸泡而后入药汁内溶化。

【功效】 行气活血，化瘀消癥。

【用法】 每日早晚各服30克（约1汤匙），开水冲服；早晨与晚上睡前1小时空腹服用为好；1周后可增至1.5汤匙。

【注意事项】

① 服药时忌食萝卜，饮浓茶、咖啡，如遇感冒发热、咳嗽、大便溏薄或胃口不佳时，暂停数日，待病愈后再进服。饮食忌生冷油腻，以免阻碍脾胃运化，影响膏药吸收。

② 若冲服时有微量沉淀（为药粉），请搅匀再服。

③ 所用汤匙应洗净，并避免生水进入盛药容器；每次开盖的时间要短，避免污染；为防止霉变也可放入冰箱内贮存。

④ 糖尿病患者忌用冰糖、饴糖、蜂蜜，可以用木糖醇或女贞糖。

⑤ 应注意在3～6个月内定期复查，动态观察疗效。恶症者须及时采取有效治疗措施。

⑥ 孕妇禁用；皮肤过敏者停服。

⑦ 初服时部分人有轻泻作用，1周后能消失，有出血倾向者可加重齿龈出血或鼻衄。

（二）痰湿瘀结症

【主要症候】 下腹结块，触之不坚，固定难移，经行量多，淋漓难净，经间带下增多；舌体胖大，紫黯，有瘀斑、瘀点，苔白厚腻，脉弦滑或沉涩。

【治疗法则】 化痰除湿，活血消癥。

膏方：苍附导痰膏

【来源】 本方来源于《叶氏女科证治》。

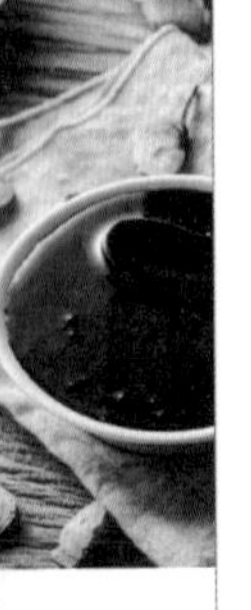

【组成】 苍术200克，香附200克，枳壳150克，陈皮90克，茯苓90克，南星60克，甘草60克。

【图解】

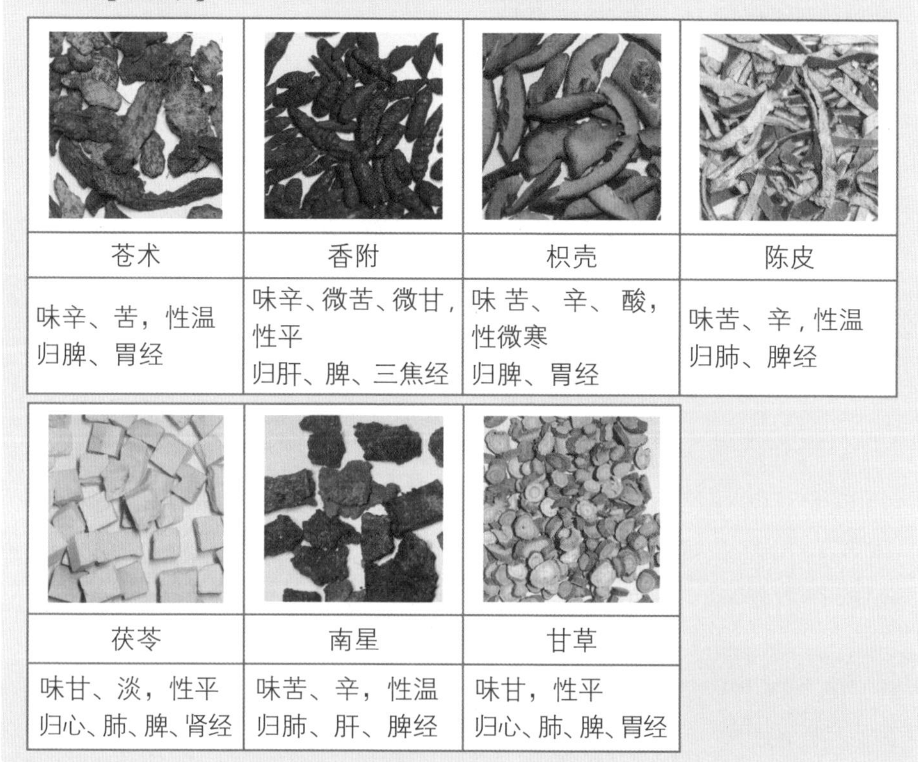

苍术	香附	枳壳	陈皮
味辛、苦，性温 归脾、胃经	味辛、微苦、微甘，性平 归肝、脾、三焦经	味苦、辛、酸，性微寒 归脾、胃经	味苦、辛，性温 归肺、脾经

茯苓	南星	甘草
味甘、淡，性平 归心、肺、脾、肾经	味苦、辛，性温 归肺、肝、脾经	味甘，性平 归心、肺、脾、胃经

【制法】 将膏方药物放入铜锅或不锈钢锅内，加水适量，浸泡12小时，先用武火煮开，再以文火煎煮90分钟后取汁，上法连续煎煮3次，去渣，合并药汁，用文火浓缩熬糊，再加入胶类和糖收膏，以滴水成珠为度。糖一般用冰糖为宜，胃病者用麦芽糖，妇女产后用赤砂糖（红糖），糖尿病者用蛋白糖，便秘者加用蜂蜜。胶类首选阿胶，胶应先以绍兴酒浸泡而后入药汁内溶化。

【功效】 化痰除湿，活血消癥。

【用法】 每日早晚各服30克（约1汤匙），开水冲服；早晨与晚上睡前1小时空腹服用为好；1周后可增至1.5汤匙。

【注意事项】

① 服药时忌食萝卜，饮浓茶、咖啡，如遇感冒发热、咳嗽、大便溏薄或胃口不佳时，暂停数日，待病愈后再进服。饮食忌生冷油腻，以免阻碍脾胃运化，影响膏药吸收。

② 若冲服时有微量沉淀（为药粉），请搅匀再服。

③ 所用汤匙应洗净，并避免生水进入盛药容器；每次开盖的时间要短，避免污染；为防止霉变也可放入冰箱内贮存。

④ 糖尿病患者忌用冰糖、饴糖、蜂蜜，可以用木糖醇或女贞糖。

⑤ 应注意在 3 ~ 6 个月内定期复查，动态观察疗效。恶症者，须及时采取有效治疗措施。

（三）湿热瘀阻症

【主要症候】 下腹部肿块，热痛起伏，触之痛剧，痛连腰骶，经行量多，经期延长，带下量多，色黄如脓，或赤白相杂，舌黯红，有瘀斑，苔黄，脉弦滑数。

【治疗法则】 清热利湿，化瘀消癥。

膏方：大黄牡丹皮膏

【来源】 本方来源于《金匮要略方论》卷中。

【组成】 大黄 120 克、牡丹皮 30 克、桃仁 90 克、冬瓜子 120 克、芒硝 90 克、木通 60 克、茯苓 120 克。

若热毒较甚者，加蒲公英、金银花、败酱草、红藤等以加强清热解毒之力；血瘀较重者，加丹参、赤芍、三棱、莪术等以活血祛瘀。

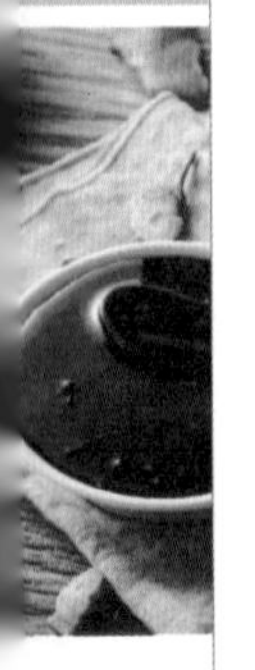

【图解】

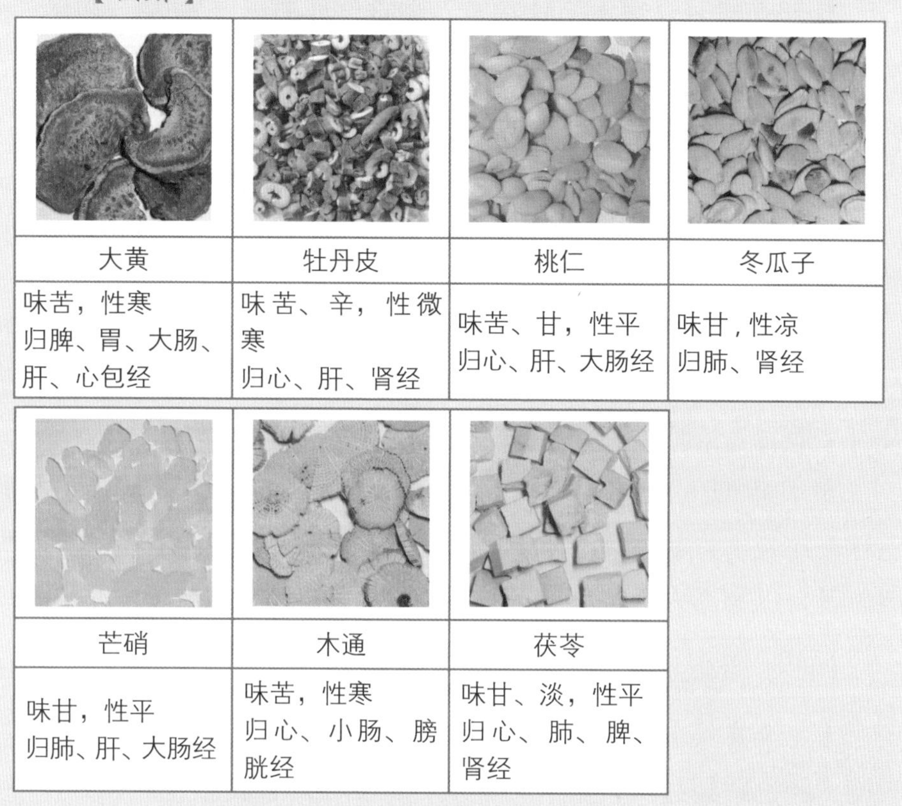

大黄	牡丹皮	桃仁	冬瓜子
味苦，性寒 归脾、胃、大肠、肝、心包经	味苦、辛，性微寒 归心、肝、肾经	味苦、甘，性平 归心、肝、大肠经	味甘，性凉 归肺、肾经

芒硝	木通	茯苓
味甘，性平 归肺、肝、大肠经	味苦，性寒 归心、小肠、膀胱经	味甘、淡，性平 归心、肺、脾、肾经

【制法】　去芒硝，将余膏方药物放入铜锅或不锈钢锅内，加水适量，浸泡 12 小时，先用武火煮开，再以文火煎煮 90 分钟后取汁，上法连续煎煮 3 次，去渣，入芒硝合并药汁溶化，用文火浓缩熬糊，再加入胶类和糖收膏，以滴水成珠为度。糖一般用冰糖为宜，胃病者用麦芽糖，妇女产后用赤砂糖（红糖），糖尿病者用蛋白糖，便秘者加用蜂蜜。胶类首选阿胶，胶应先以绍兴酒浸泡而后入药汁内溶化。

【功效】　清热利湿，化瘀消癥。

【用法】　每日早晚各服 30 克（约 1 汤匙），开水冲服；早晨与晚上睡前 1 小时空腹服用为好；1 周后可增至 1.5 汤匙。

【注意事项】

① 服药时忌食萝卜，饮浓茶、咖啡，如遇感冒发热、咳嗽、大便溏薄或胃口不佳时，暂停数日，待病愈后再进服。饮食忌生冷油腻，以免阻碍脾胃运化，影响膏药吸收。

② 若冲服时有微量沉淀（为药粉），请搅匀再服。

③ 所用汤匙应洗净，并避免生水进入盛药容器；每次开盖的时间要短，避免污染；为防止霉变也可放入冰箱内贮存。

④ 糖尿病患者忌用冰糖、饴糖、蜂蜜，可以用木糖醇或女贞糖。

⑤ 应注意在3~6个月内定期复查，动态观察疗效。恶症者，须及时采取有效治疗措施。

⑥ 凡重型急性化脓或坏疽性阑尾炎、阑尾炎并发腹膜炎、婴儿急性阑尾炎、妊娠阑尾炎合并弥漫性腹膜炎、阑尾寄生虫病、肠痈溃患者，以及老人、孕妇、产后妇女，均不宜用本方。

（四）肾虚血瘀症

【主要症候】 下腹部结块，触痛，月经量多或少，经行腹痛较剧，经色紫黯有块，婚久不孕或曾反复流产，舌黯，脉弦细。

【治疗法则】 补肾活血，消癥散结。

膏方：补肾祛瘀膏

【来源】 本方来源于《中医妇科学》教材。

【组成】 淫羊藿200克、仙茅200克、熟地黄100克、山药90克、香附90克、鸡血藤90克、三棱90克、莪术90克、丹参90克。

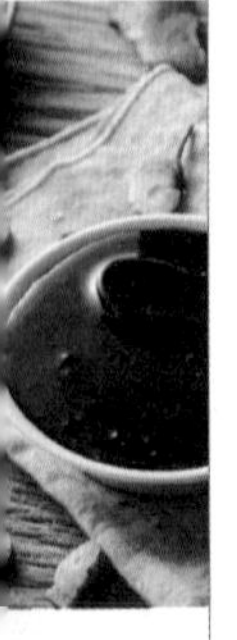

【图解】

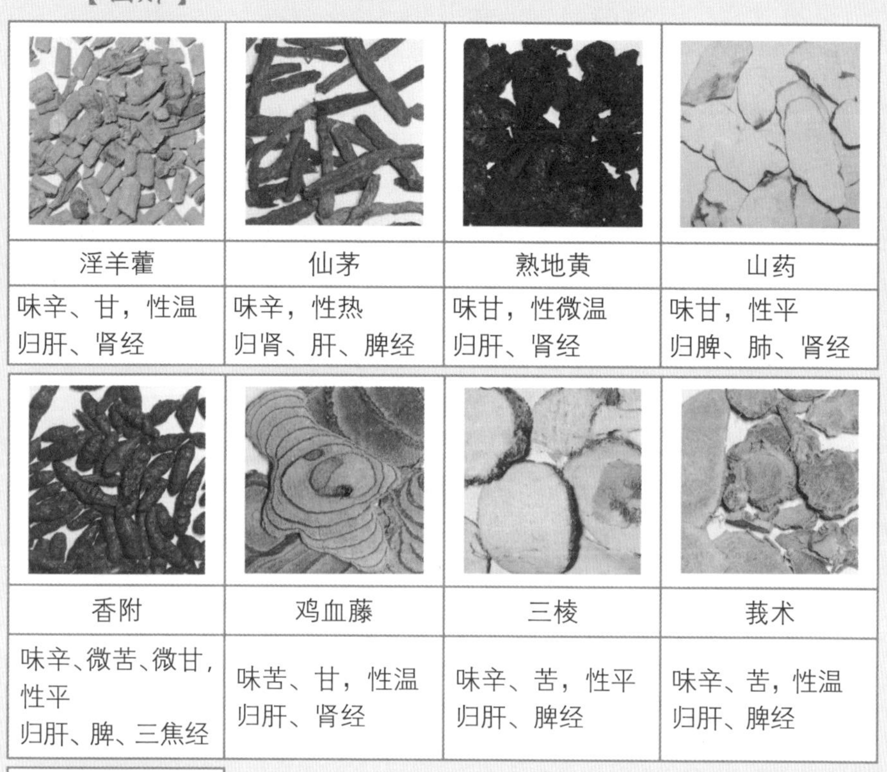

淫羊藿	仙茅	熟地黄	山药
味辛、甘，性温 归肝、肾经	味辛，性热 归肾、肝、脾经	味甘，性微温 归肝、肾经	味甘，性平 归脾、肺、肾经
香附	**鸡血藤**	**三棱**	**莪术**
味辛、微苦、微甘，性平 归肝、脾、三焦经	味苦、甘，性温 归肝、肾经	味辛、苦，性平 归肝、脾经	味辛、苦，性温 归肝、脾经

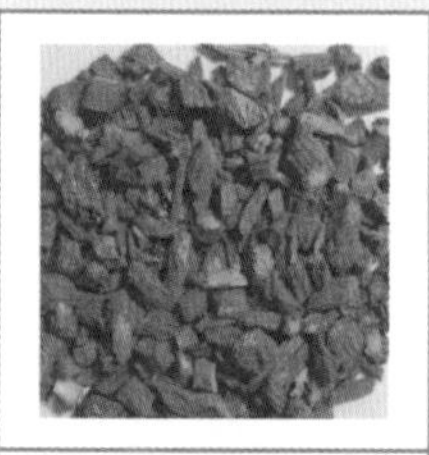

丹参
味苦，性微寒 归心、肝经

【制法】 将膏方药物放入铜锅或不锈钢锅内，加水适量，浸泡12小时，先用武火煮开，再以文火煎煮90分钟后取汁，上法连续煎煮3次，去渣，合并药汁，用文火浓缩熬糊，再加入胶类和糖收膏，以滴水成珠为度。糖一般用冰糖为宜，胃病者用麦芽糖，妇女产后用赤砂糖（红糖），糖尿病者用蛋白糖，便秘者加用蜂蜜。

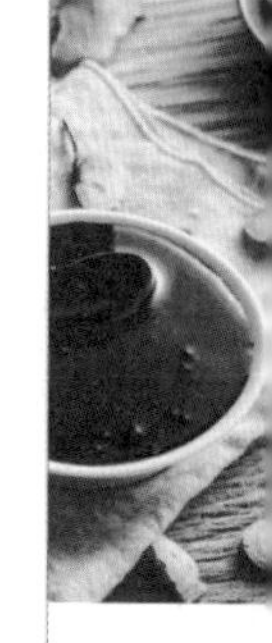

胶类首选阿胶，胶应先以绍兴酒浸泡而后入药汁内溶化。

【功效】 补肾活血，消癥散结。

【用法】 每日早晚各服30克（约1汤匙），开水冲服；早晨与晚上睡前1小时空腹服用为好；1周后可增至1.5汤匙。

【注意事项】

① 服药时忌食萝卜，饮浓茶、咖啡，如遇感冒发热、咳嗽、大便溏薄或胃口不佳时，暂停数日，待病愈后再进服。饮食忌生冷油腻，以免阻碍脾胃运化，影响膏药吸收。

② 若冲服时有微量沉淀（为药粉），请搅匀再服。

③ 所用汤匙应洗净，并避免生水进入盛药容器；每次开盖的时间要短，避免污染；为防止霉变也可放入冰箱内贮存。

④ 糖尿病患者忌用冰糖、饴糖、蜂蜜，可以用木糖醇或女贞糖。

⑤ 应注意在3~6个月内定期复查，动态观察疗效。恶症者，须及时采取有效治疗措施。

第四节 慢性盆腔炎调理膏方

女性内生殖器及其周围的结缔组织、盆腔腹膜发生的炎症，称为盆腔炎。本病在我国古代医学中无病名记载，其症状散见于“热入血室”“带下病”“妇人腹痛”“不孕”等病症中，现属于中医的“盆腔炎”范畴。

一、临床表现

（一）症状

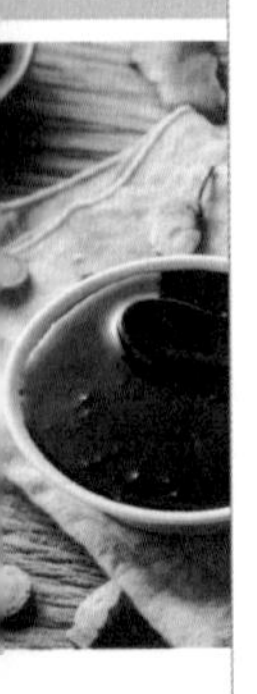

慢性炎症形成的瘢痕粘连以及盆腔充血，常引起下腹部坠胀，

疼痛及腰骶部酸痛，常在劳累，性交后及月经前后加剧。部分患者输卵管粘连阻塞可致不孕和异位妊娠，子宫内膜炎常有月经不规则；盆腔淤血可致经量增多；卵巢功能损害时可致月经失调。全身症状多不明显，有时仅有低热，易感疲倦，由于病程时间较长，部分患者可出现神经衰弱症状，如精神不振，周身不适，失眠等，当患者抵抗力差时，易有急性或亚急性发作。

（二）体征

若为子宫内膜炎，子宫增大，压痛；若为输卵管炎，则在子宫一侧或两侧触到呈索条状的增粗输卵管，并有轻度压痛，若为输卵管积水或输卵管卵巢囊肿，则在盆腔一侧或两侧触及囊性肿物，活动多受限，若为盆腔结缔组织炎时，子宫常呈后倾后屈，活动受限或粘连固定，子宫一侧或两侧有片状增厚，压痛，宫骶韧带常增粗，变硬，有触痛。

二、理化检查

（1）妇科检查宫体压痛，附件区压痛或宫颈触痛。

（2）体温（口腔）超过 38.3℃。

（3）宫颈或阴道异常黏液脓性分泌物。

（4）白带常规阴道分泌物生理盐水涂片见到白细胞。

（5）实验室检查宫颈淋病奈瑟菌或衣原体阳性。

（6）血常规红细胞沉降率升高；C- 反应蛋白升高。

（7）子宫内膜活检证实子宫内膜炎。

（8）阴道超声或磁共振显示充满液体的增粗输卵管，伴或不伴有盆腔积液、输卵管卵巢肿块。

（9）腹腔镜检查发现输卵管炎。

三、辨证论治

本病多为邪热余毒残留，与冲任之气血相搏结，凝聚不去，日

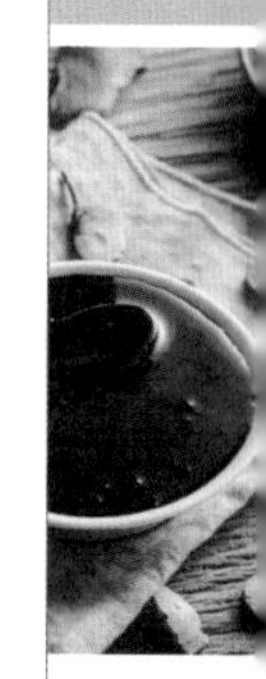

久难愈，耗伤气血，虚实错杂。临床以湿热瘀结、气滞血瘀、寒凝湿滞、气虚血瘀证多见，除辨证内服有关方药外，还常常以中药保留灌肠、理疗、热敷、离子透入等方法综合治疗，以提高疗效。

（一）湿热瘀结

【主要症候】　少腹隐痛，或疼痛拒按，痛连腰骶，低热起伏，经行或劳累时加重，带下量多，色黄，质黏稠；胸闷纳呆，口干不欲饮，大便溏，或秘结，小便黄赤；舌红胖大，舌红，苔黄腻，脉弦数或滑数。

【治疗法则】　清热利湿，化瘀止痛。

膏方一：银甲膏

【来源】　本方来源于《王渭川妇科经验选》。

【组成】　金银花 250 克、连翘 150 克、蒲公英 100 克、紫花地丁 100 克、红藤 120 克、败酱草 120 克、椿根皮 100 克、蒲黄 120 克、山楂 100 克、桔梗 100 克、车前草 100 克、枳实 100 克、延胡索 100 克、三棱 100 克、贝母 100 克、鳖甲 120 克。

【图解】

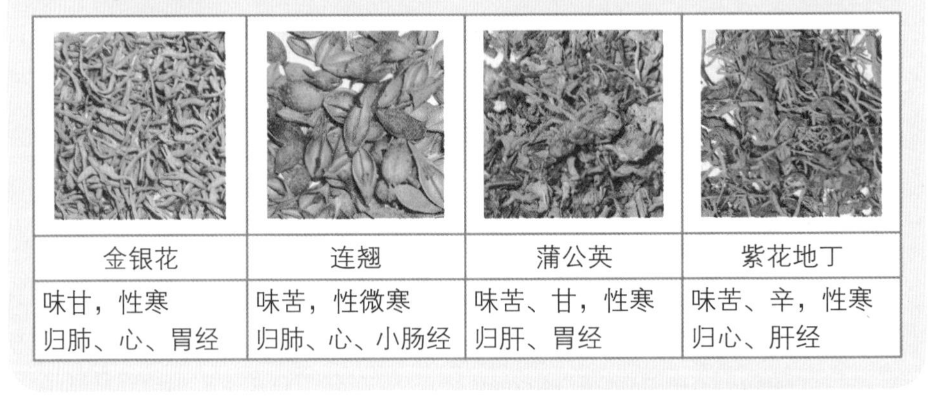

金银花	连翘	蒲公英	紫花地丁
味甘，性寒 归肺、心、胃经	味苦，性微寒 归肺、心、小肠经	味苦、甘，性寒 归肝、胃经	味苦、辛，性寒 归心、肝经

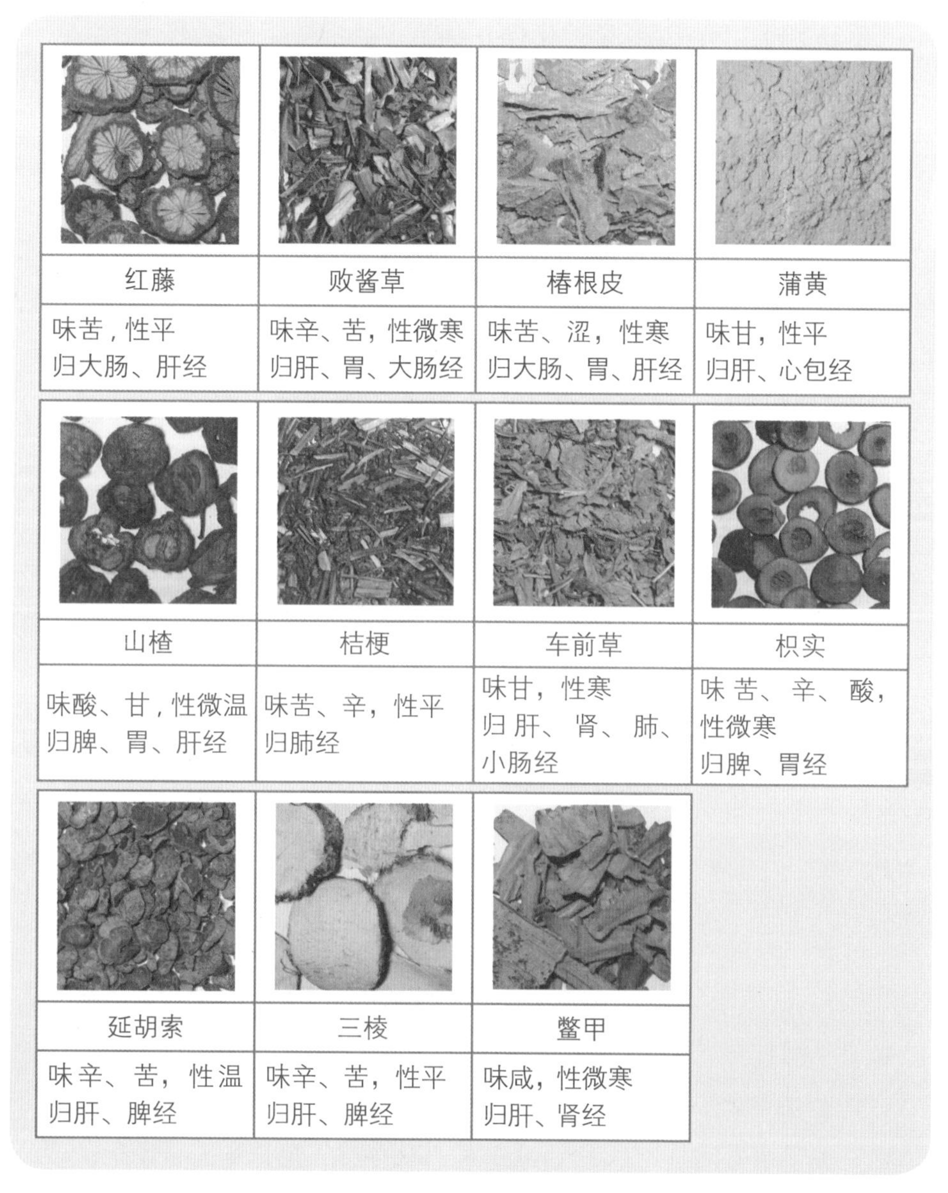

红藤	败酱草	椿根皮	蒲黄
味苦，性平 归大肠、肝经	味辛、苦，性微寒 归肝、胃、大肠经	味苦、涩，性寒 归大肠、胃、肝经	味甘，性平 归肝、心包经

山楂	桔梗	车前草	枳实
味酸、甘，性微温 归脾、胃、肝经	味苦、辛，性平 归肺经	味甘，性寒 归肝、肾、肺、小肠经	味苦、辛、酸，性微寒 归脾、胃经

延胡索	三棱	鳖甲
味辛、苦，性温 归肝、脾经	味辛、苦，性平 归肝、脾经	味咸，性微寒 归肝、肾经

【制法】 将膏方药物放入铜锅或不锈钢锅内，加水适量，浸泡 12 小时，先用武火煮开，再以文火煎煮 90 分钟后取汁，上法连续煎煮 3 次，去渣，合并药汁，用文火浓缩熬糊，再加入胶类和糖收膏，以滴水成珠为度。糖一般用冰糖为宜，胃病者用麦芽糖，妇女产后用赤砂糖（红糖），糖尿病者用蛋白糖，便秘者加用蜂蜜。胶类首选阿胶，胶应先以绍兴酒浸泡而后入药汁内溶化。

【功效】 清热利湿，化瘀止痛。

【用法】 每日早晚各服30克（约1汤匙），开水冲服；早晨与晚上睡前1小时空腹服用为好；1周后可增至1.5汤匙。

【注意事项】

① 服药时忌食萝卜，饮浓茶、咖啡，如遇感冒发热、咳嗽、大便溏薄或胃口不佳时，暂停数日，待病愈后再进服。饮食忌生冷油腻，以免阻碍脾胃运化，影响膏药吸收。

② 若冲服时有微量沉淀（为药粉），请搅匀再服。

③ 所用汤匙应洗净，并避免生水进入盛药容器；每次开盖的时间要短，避免污染；为防止霉变也可放入冰箱内贮存。

④ 糖尿病患者忌用冰糖、饴糖、蜂蜜，可以用木糖醇或女贞糖。

⑤ 本方适应人群为盆腔炎湿热瘀结患者，配伍中药灌肠效果更显。

⑥ 忌辛辣、腥、酒等刺激物。

膏方二：仙方膏

【来源】 本方来源于《校注妇人良方》。

【组成】 红藤200克、败酱草200克、忍冬藤200克、土茯苓300克、紫花地丁200克、蒲公英100克、皂角刺100克、天花粉100克、当归100克、赤芍150克、黄芪200克、延胡索200克、陈皮100克、薏苡仁200克、黄檗100克。

慢性盆腔炎常反复发作，且病程长，病久多致脾弱肾虚，故可加桑寄生10克、续断10克、茯苓10克、木香10克；若小腹冷痛喜按，腰腿酸冷，舌淡，苔白腻者，在原方基础上减少红藤、败酱草用量，去蒲公英、土茯苓、紫花地丁、黄檗，加入肉桂10克、艾叶10克、炮姜10克。

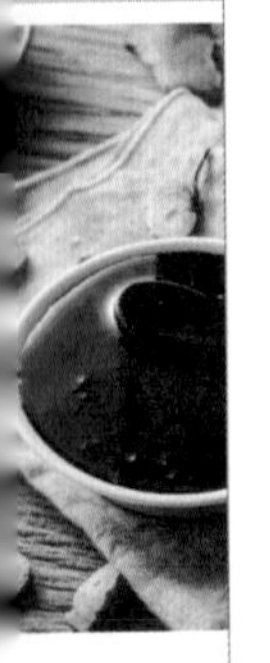

【图解】

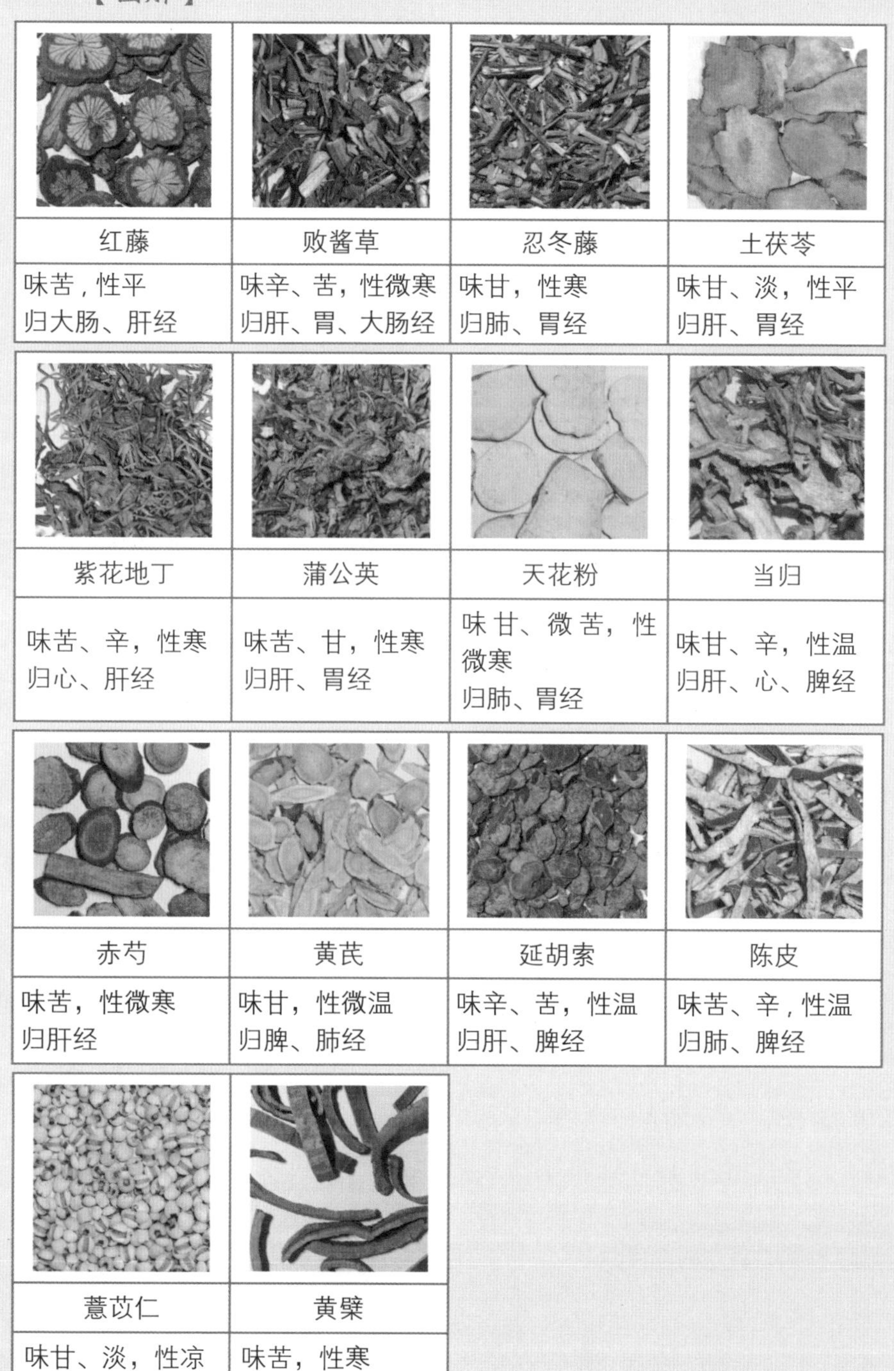

红藤	败酱草	忍冬藤	土茯苓
味苦，性平 归大肠、肝经	味辛、苦，性微寒 归肝、胃、大肠经	味甘，性寒 归肺、胃经	味甘、淡，性平 归肝、胃经
紫花地丁	蒲公英	天花粉	当归
味苦、辛，性寒 归心、肝经	味苦、甘，性寒 归肝、胃经	味甘、微苦，性微寒 归肺、胃经	味甘、辛，性温 归肝、心、脾经
赤芍	黄芪	延胡索	陈皮
味苦，性微寒 归肝经	味甘，性微温 归脾、肺经	味辛、苦，性温 归肝、脾经	味苦、辛，性温 归肺、脾经
薏苡仁	黄檗		
味甘、淡，性凉 归脾、肺、胃经	味苦，性寒 归肾、膀胱经		

【制法】 将膏方药物放入铜锅或不锈钢锅内，加水适量，浸泡12小时，先用武火煮开，再以文火煎煮90分钟后取汁，上法连续煎煮3次，去渣，合并药汁，用文火浓缩熬糊，再加入胶类和糖收膏，以滴水成珠为度。糖一般用冰糖为宜，胃病者用麦芽糖，妇女产后用赤砂糖（红糖），糖尿病者用蛋白糖，便秘者加用蜂蜜。胶类首选阿胶，胶应先以绍兴酒浸泡而后入药汁内溶化。

【功效】 清热祛湿、活血止痛。

【用法】 每日早晚各服30克（约1汤匙），开水冲服；早晨与晚上睡前1小时空腹服用为好；1周后可增至1.5汤匙。

【注意事项】

①服药时忌食萝卜，饮浓茶、咖啡，如遇感冒发热、咳嗽、大便溏薄或胃口不佳时，暂停数日，待病愈后再进服。饮食忌生冷油腻，以免阻碍脾胃运化，影响膏药吸收。

②若冲服时有微量沉淀（为药粉），请搅匀再服。

③所用汤匙应洗净，并避免生水进入盛药容器；每次开盖的时间要短，避免污染；为防止霉变也可放入冰箱内贮存。

④糖尿病患者忌用冰糖、饴糖、蜂蜜，可以用木糖醇或女贞糖。

⑤本方适应人群为盆腔炎湿热瘀结患者，配伍中药灌肠效果更显。

（二）气滞血瘀

【主要症候】 少腹部胀痛或刺痛，经期腰腹疼痛加重，经血量多有块，瘀块排出则痛减，带下量多，婚后不孕；经前情志抑郁，乳房胀痛；舌体紫黯，有瘀斑、瘀点，苔薄，脉弦涩。

【治疗法则】 活血化瘀，理气止痛。

膏方：化瘀止痛膏

【来源】 本方来源于《医林改错》卷下，原文：“少腹积块，或痛或不痛，或痛而无积块，或少腹胀满，或经期腰酸、

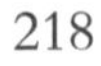

小腹胀，或月经1月见三五次，接连不断，断而又来，其色或紫或黑，或有血块，或崩或漏，兼少腹疼痛，或粉红兼白带，或孕妇体壮气足，饮食不减，并无伤损，3个月前后，无故小产，常有连伤数胎者。”

【组成】 当归200克、川芎90克、丹参90克、柴胡100克、香附90克、核桃仁90克、血竭粉90克、皂角刺90克、刘寄奴90克、薏苡仁90克、枳壳90克、牡蛎90克。

伴炎性包块者加莪术、乳香、没药；输卵管不通者加路路通、王不留行、荔枝核等；腹痛者加川楝子、玄胡、三七、全瓜蒌等。

【图解】

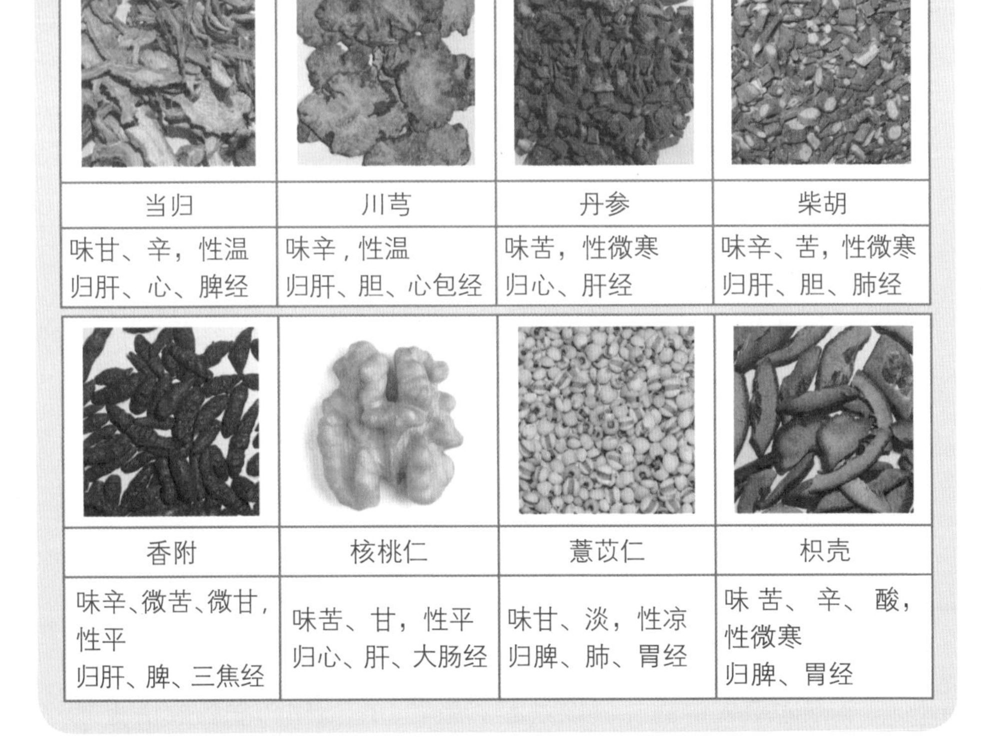

当归	川芎	丹参	柴胡
味甘、辛，性温 归肝、心、脾经	味辛，性温 归肝、胆、心包经	味苦，性微寒 归心、肝经	味辛、苦，性微寒 归肝、胆、肺经

香附	核桃仁	薏苡仁	枳壳
味辛、微苦、微甘，性平 归肝、脾、三焦经	味苦、甘，性平 归心、肝、大肠经	味甘、淡，性凉 归脾、肺、胃经	味苦、辛、酸，性微寒 归脾、胃经

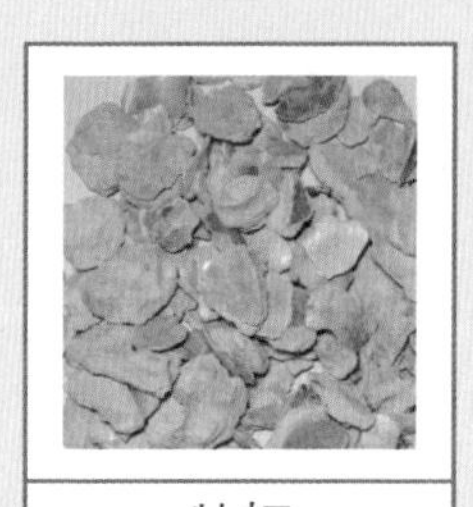
牡蛎
味咸，性微寒
归肝、胆、肾经

【制法】 将膏方药物放入铜锅或不锈钢锅内，加水适量，浸泡12小时，先用武火煮开，再以文火煎煮90分钟后取汁，上法连续煎煮3次，去渣，合并药汁，用文火浓缩熬糊，再加入胶类和糖收膏，以滴水成珠为度。糖一般用冰糖为宜，胃病者用麦芽糖，妇女产后用赤砂糖（红糖），糖尿病者用蛋白糖，便秘者加用蜂蜜。胶类首选阿胶，胶应先以绍兴酒浸泡而后入药汁内溶化。

【功效】 清热利湿，化瘀止痛。

【用法】 每日早晚各服30克（约1汤匙），开水冲服；早晨与晚上睡前1小时空腹服用为好；1周后可增至1.5汤匙。

【注意事项】 ①服药时忌食萝卜，饮浓茶、咖啡，如遇感冒发热、咳嗽、大便溏薄或胃口不佳时，暂停数日，待病愈后再进服。饮食忌生冷油腻，以免阻碍脾胃运化，影响膏药吸收。

②若冲服时有微量沉淀（为药粉），请搅匀再服。

③所用汤匙应洗净，并避免生水进入盛药容器；每次开盖的时间要短，避免污染；为防止霉变也可放入冰箱内贮存。

④糖尿病患者忌用冰糖、饴糖、蜂蜜，可以用木糖醇或女贞糖。

⑤本方适应人群为急慢性盆腔炎患者，配伍中药灌肠效果更显。

（三）寒凝湿滞

【主要症候】 小腹冷痛，或坠胀疼痛，经行腹痛加重，喜热

恶寒，得热痛缓，经期延后，经血量少，色黯，带下淋漓；神疲乏力，腰骶冷痛，小便频数，婚后不孕；舌暗红；苔白腻，脉沉迟。

【治疗法则】 祛寒除湿，活血化瘀。

膏方：慢盆膏

【来源】 本方来源于《中医妇科学》教材。

【组成】 川芎150克、五灵脂150克、蒲黄150克、延胡索(元胡)150克、红藤300克、败酱草300克、蒲公英150克、乌药150克、川楝子150克、甘草60克、半枝莲150克、土茯苓300克。

气滞血瘀明显者加三棱、莪术、桃仁、红花；虚寒明显者加小茴香、肉桂、荔枝；渗液明显者加苍术、薏苡仁、苦参；腰骶痛者加续断、杜仲、狗脊。

【图解】

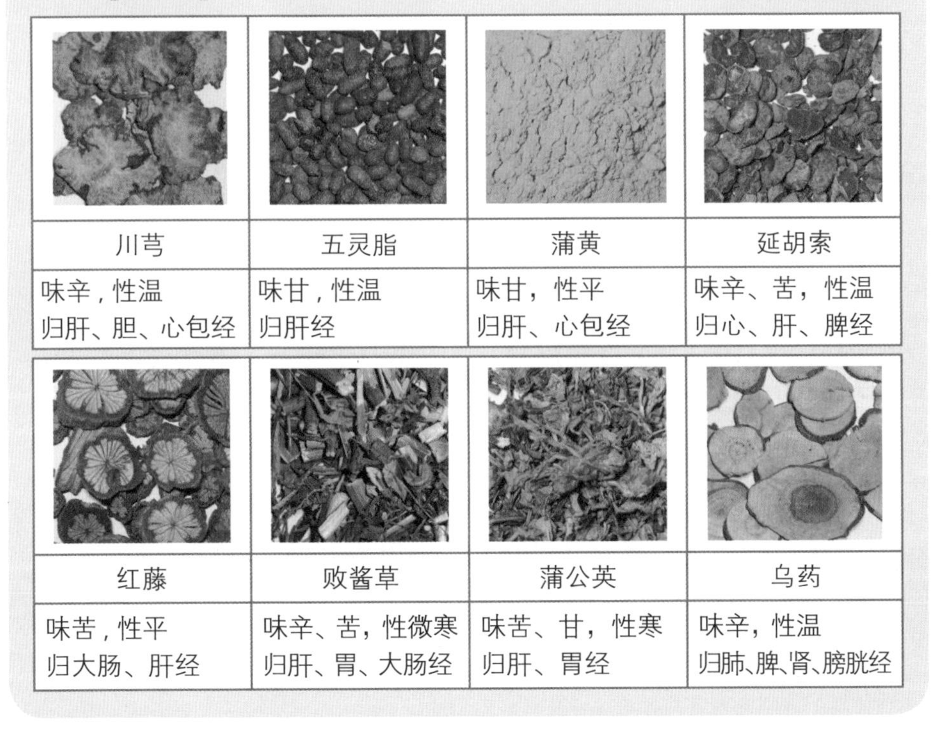

川芎	五灵脂	蒲黄	延胡索
味辛，性温 归肝、胆、心包经	味甘，性温 归肝经	味甘，性平 归肝、心包经	味辛、苦，性温 归心、肝、脾经

红藤	败酱草	蒲公英	乌药
味苦，性平 归大肠、肝经	味辛、苦，性微寒 归肝、胃、大肠经	味苦、甘，性寒 归肝、胃经	味辛，性温 归肺、脾、肾、膀胱经

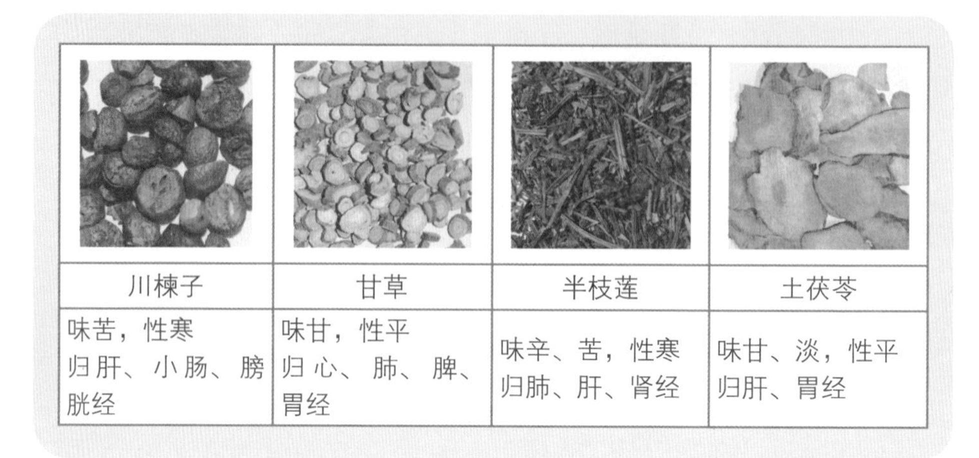

川楝子	甘草	半枝莲	土茯苓
味苦，性寒 归肝、小肠、膀胱经	味甘，性平 归心、肺、脾、胃经	味辛、苦，性寒 归肺、肝、肾经	味甘、淡，性平 归肝、胃经

【制法】 将膏方药物放入铜锅或不锈钢锅内，加水适量，浸泡12小时，先用武火煮开，再以文火煎煮90分钟后取汁，上法连续煎煮3次，去渣，合并药汁，用文火浓缩熬糊，再加入胶类和糖收膏，以滴水成珠为度。糖一般用冰糖为宜，胃病者用麦芽糖，妇女产后用赤砂糖（红糖），糖尿病者用蛋白糖，便秘者加用蜂蜜。胶类首选阿胶，胶应先以绍兴酒浸泡而后入药汁内溶化。

【功效】 祛寒除湿，活血化瘀。

【用法】 每日早晚各服30克（约1汤匙），开水冲服；早晨与晚上睡前1小时空腹服用为好；1周后可增至1.5汤匙。

【注意事项】

① 服药时忌食萝卜，饮浓茶、咖啡，如遇感冒发热、咳嗽、大便溏薄或胃口不佳时，暂停数日，待病愈后再进服。饮食忌生冷油腻，以免阻碍脾胃运化，影响膏药吸收。

② 若冲服时有微量沉淀（为药粉），请搅匀再服。

③ 所用汤匙应洗净，并避免生水进入盛药容器；每次开盖的时间要短，避免污染；为防止霉变也可放入冰箱内贮存。

④ 糖尿病患者忌用冰糖、饴糖、蜂蜜，可以用木糖醇或女贞糖。

⑤ 本方适应人群为急慢性盆腔炎患者，配伍中药灌肠效果更显。

（四）气虚血瘀

【主要症候】 下腹部疼痛或结块，缠绵日久，痛连腰骶，经行加重，经血量多有块，带下量多；精神不振，疲乏无力，食少纳呆；舌质暗红，有瘀点，苔白，脉弦涩无力。

【治疗法则】 益气健脾，化瘀散结。

膏方一：化瘀止痛膏

【来源】 本方来源于《医学衷中参西录》。

【组成】 当归120克、丹参100克、川芎100克、赤芍100克、鸡血藤150克、路路通100克、牡蛎240克、泽兰100克、香附100克、土茯苓100克、王不留行100克、湿邪甚者，加蒲黄100克、黄檗100克；便溏者，加白术100克；腰痛者，加续断150克、桑寄生100克。

【图解】

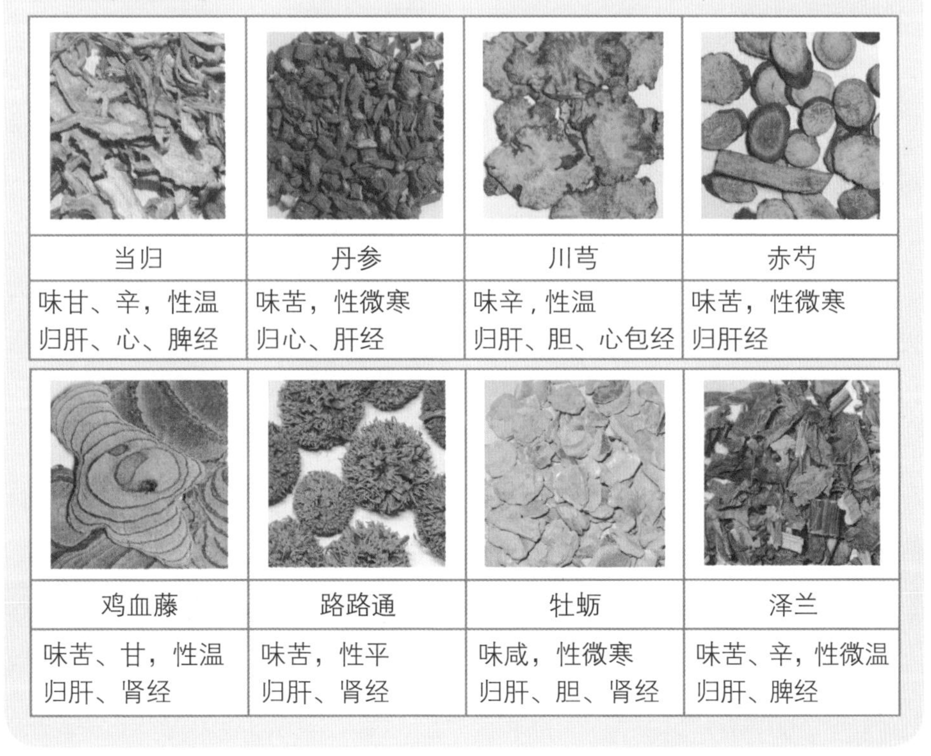

当归	丹参	川芎	赤芍
味甘、辛，性温 归肝、心、脾经	味苦，性微寒 归心、肝经	味辛，性温 归肝、胆、心包经	味苦，性微寒 归肝经

鸡血藤	路路通	牡蛎	泽兰
味苦、甘，性温 归肝、肾经	味苦，性平 归肝、肾经	味咸，性微寒 归肝、胆、肾经	味苦、辛，性微温 归肝、脾经

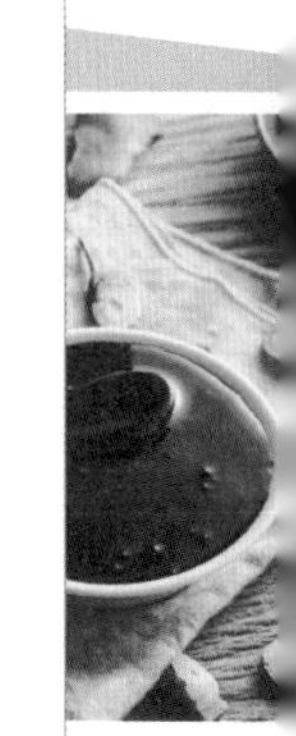

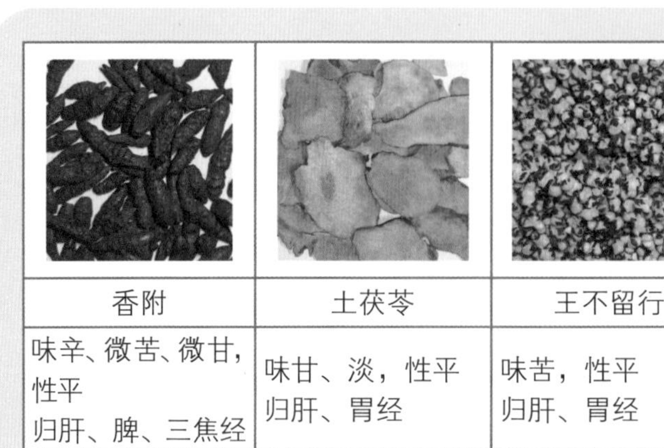

香附	土茯苓	王不留行
味辛、微苦、微甘，性平 归肝、脾、三焦经	味甘、淡，性平 归肝、胃经	味苦，性平 归肝、胃经

【制法】 将膏方药物放入铜锅或不锈钢锅内，加水适量，浸泡12小时，先用武火煮开，再以文火煎煮90分钟后取汁，上法连续煎煮3次，去渣，合并药汁，用文火浓缩熬糊，再加入胶类和糖收膏，以滴水成珠为度。糖一般用冰糖为宜，胃病者用麦芽糖，妇女产后用赤砂糖（红糖），糖尿病者用蛋白糖，便秘者加用蜂蜜。胶类首选阿胶，胶应先以绍兴酒浸泡而后入药汁内溶化。

【功效】 清热消癥、活血止痛。

【用法】 每日早晚各服30克（约1汤匙），开水冲服；早晨与晚上睡前1小时空腹服用为好；1周后可增至1.5汤匙。

【注意事项】

① 服药时忌食萝卜，饮浓茶、咖啡，如遇感冒发热、咳嗽、大便溏薄或胃口不佳时，暂停数日，待病愈后再进服。饮食忌生冷油腻，以免阻碍脾胃运化，影响膏药吸收。

② 若冲服时有微量沉淀（为药粉），请搅匀再服。

③ 所用汤匙应洗净，并避免生水进入盛药容器；每次开盖的时间要短，避免污染；为防止霉变也可放入冰箱内贮存。

④ 糖尿病患者忌用冰糖、饴糖、蜂蜜，可以用木糖醇或女贞糖。

⑤ 本方适应人群为急慢性盆腔炎患者，配伍中药灌肠效果更显。

膏方二：理冲膏

【来源】 本方来源于《金匮要略·妇人杂病脉证并治》，云：“妇人中风，七八日续来寒热，发作有时，经水适断，此为热入血室，其血必结，故使如疟状，发作有时。”其后《景岳全书》曰：“瘀血留滞作癥，唯妇人有之，其证则或由经期，或由产后，凡内伤生冷，或外受风寒，或恚怒伤肝，气逆而血留……总由血动之时，余血未净，而一有所逆，则留滞日积，而渐以成癥矣。”

【组成】 生黄芪150克，党参120克，生白术150克，山药300克，鸡内金100克，三棱、莪术各90克，香附60克，郁金100克。

带下秽黄，腰腹隐痛，少腹坠胀，月经量多，尿频或伴低热加金银花、连翘；带下清稀，尿频，腰腹隐痛，恶寒感加制附片、桂枝、乌药；经色紫黑有块，痛经，少腹坠胀伴低热，瘀象较显加水蛭或吞水蛭胶囊。

【图解】

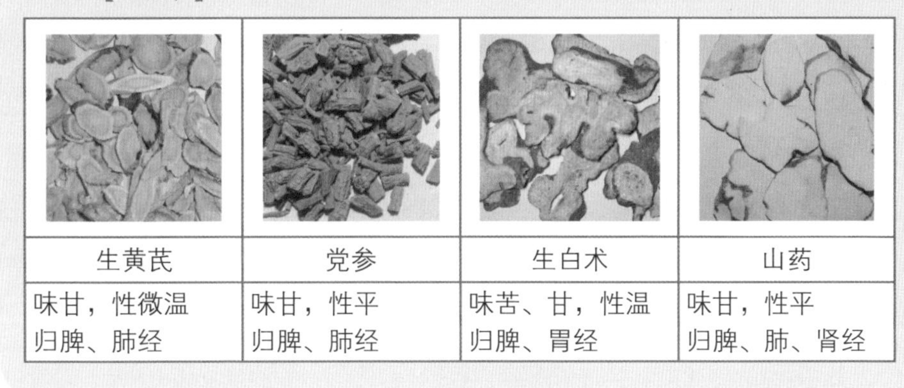

生黄芪	党参	生白术	山药
味甘，性微温 归脾、肺经	味甘，性平 归脾、肺经	味苦、甘，性温 归脾、胃经	味甘，性平 归脾、肺、肾经

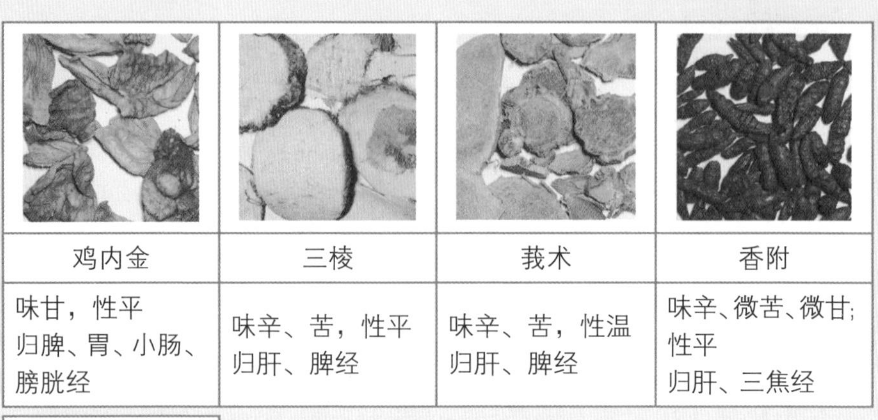

鸡内金	三棱	莪术	香附
味甘，性平 归脾、胃、小肠、膀胱经	味辛、苦，性平 归肝、脾经	味辛、苦，性温 归肝、脾经	味辛、微苦、微甘；性平 归肝、三焦经

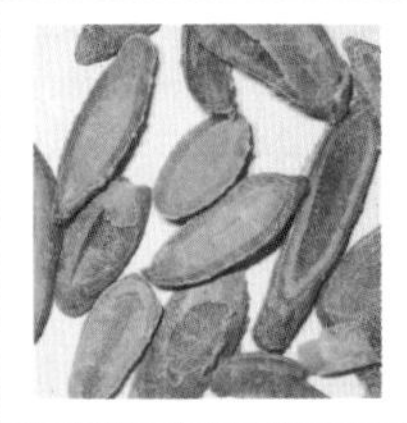

郁金
味辛、苦，性寒 归肝、心、肺经

【制法】 将膏方药物放入铜锅或不锈钢锅内，加水适量，浸泡 12 小时，先用武火煮开，再以文火煎煮 90 分钟后取汁，上法连续煎煮 3 次，去渣，合并药汁，用文火浓缩熬糊，再加入胶类和糖收膏，以滴水成珠为度。糖一般用冰糖为宜，胃病者用麦芽糖，妇女产后用赤砂糖（红糖），糖尿病者用蛋白糖，便秘者加用蜂蜜。胶类首选阿胶，胶应先以绍兴酒浸泡而后入药汁内溶化。

【功效】 益气健脾，化瘀散结。

【用法】 每日早晚各服 30 克（约 1 汤匙），开水冲服；早晨与晚上睡前 1 小时空腹服用为好；1 周后可增至 1.5 汤匙。

【注意事项】

① 服药时忌食萝卜，饮浓茶、咖啡，如遇感冒发热、咳嗽、大便溏薄或胃口不佳时，暂停数日，待病愈后再进服。饮食忌生冷油腻，

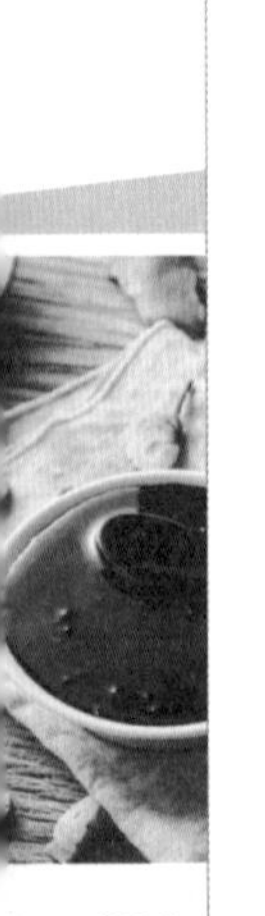

以免阻碍脾胃运化，影响膏药吸收。

② 若冲服时有微量沉淀（为药粉），请搅匀再服。

③ 所用汤匙应洗净，并避免生水进入盛药容器；每次开盖的时间要短，避免污染；为防止霉变也可放入冰箱内贮存。

④ 糖尿病患者忌用冰糖、饴糖、蜂蜜，可以用木糖醇或女贞糖。

⑤ 本方适应人群为急慢性盆腔炎患者，配伍中药灌肠效果更显。

第五节　更年期综合征调理膏方

更年期综合征是指妇女在更年期（一般为 45 ~ 55 岁）出现或轻或重的以自主神经功能紊乱为主的症候群。临床主要表现月经周期紊乱、潮热、潮红、出汗及精神、神经症状。更年期综合征在我国古代医学中无病名记载，其症状散见于“年老血崩”“老年经断复来”“脏躁”“百合病”等病症中，现属于中医的“经断前后诸证”范畴。

一、临床表现

（1）症状。45 ~ 55 岁的妇女，月经紊乱或停闭，随之出现烘热汗出、烦躁易怒、潮热面红、眩晕耳鸣、心悸失眠、腰背酸楚、面浮肢肿、情志不宁等。这些症状往往三三两两，轻重不一，参差出现，持续时间或长或短。

（2）体征。第二性征可有不同程度的退化，生殖器官可有不同程度的萎缩，有时并发阴道炎。

二、理化检查

（1）妇科检查：子宫大小尚正常或偏小。

（2）辅助检查：血清查激素 E2、LH、FSH 等，出现 LH、FSH 增高，绝经后 FSH 增加 20 倍，LH 增加 5~10 倍，FSH/LH > 1，E2 水平降低，典型者呈现二高（高 FSH、LH）一低（低 E2）的内分泌改变。绝经后 E2 水平周期性变化消失。

三、辨证膏方

绝经前后诸证以肾虚为本，治疗上应注重滋肾益阴，佐以扶阳，调养冲任，充养天癸，平调肾中阴阳。清热不宜过苦寒，祛寒不宜过于温燥，更不可妄用攻伐，以免犯虚虚之戒。并注意有无心肝郁火、脾虚、痰湿、瘀血之兼夹证而综合施治。

（一）肾阴虚

【主要症候】 绝经前后出现烘热汗出，潮热面红，失眠多梦，五心烦热，头晕耳鸣，腰膝酸软，皮肤干燥，麻木刺痒，或阴部干涩，瘙痒，小便黄，大便干结，或月经先期，量少，色红，或周期紊乱，崩漏交替。舌质红少苔，脉细数。

【治疗法则】 滋养肾阴，佐以潜阳。

膏方一：补肾活血膏

【来源】 本方来源于《李祥云经验方》。

【组成】 熟地黄 300 克、菟丝子 120 克、枸杞子 100 克、鹿角霜 150 克、淫羊藿 100 克、当归 150 克、川芎 100 克、泽兰 100 克、鸡血藤 150 克、益母草 200 克、香附 120 克、柴胡 60 克。

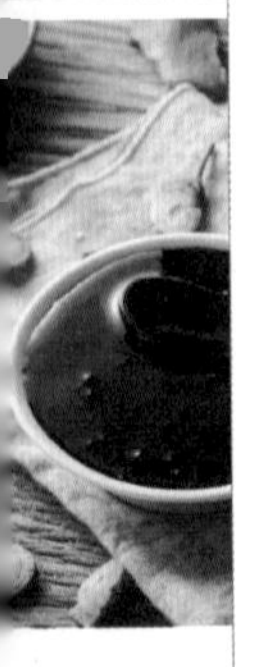

【图解】

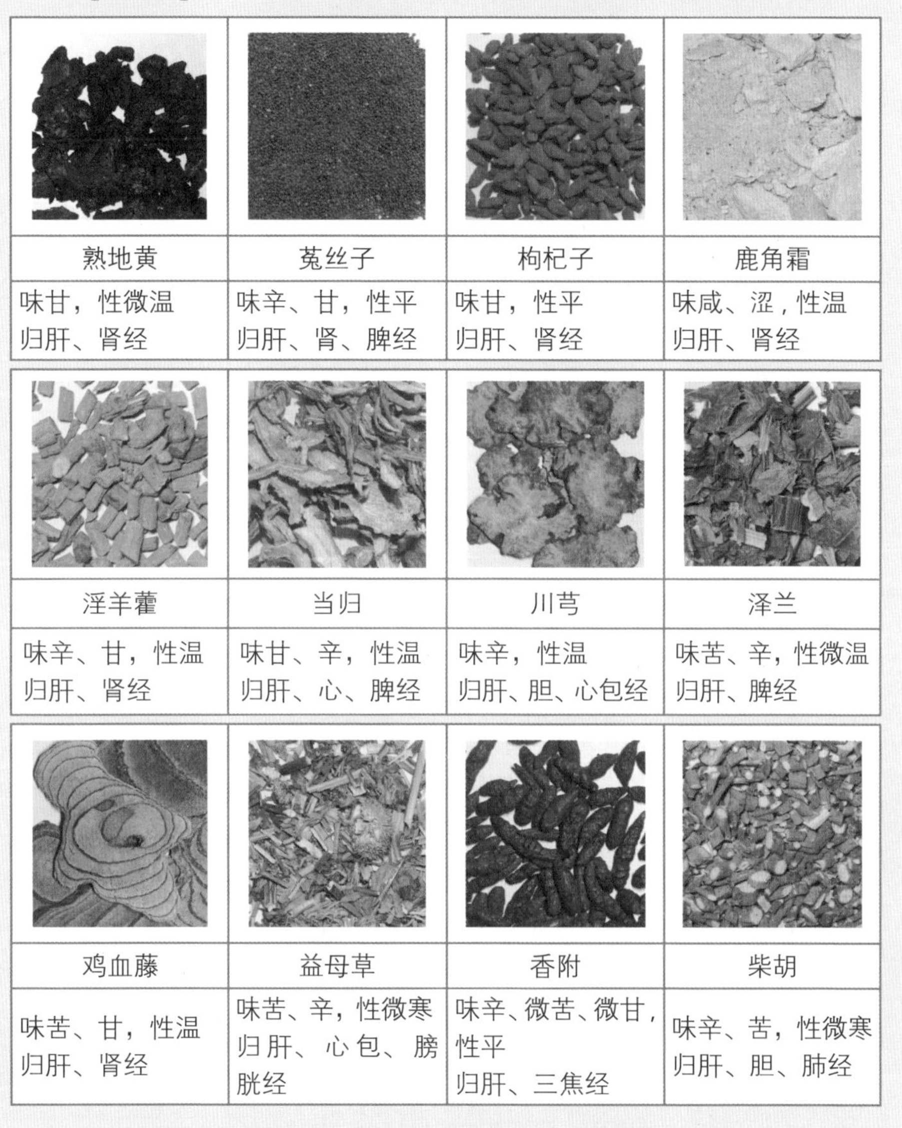

熟地黄	菟丝子	枸杞子	鹿角霜
味甘，性微温 归肝、肾经	味辛、甘，性平 归肝、肾、脾经	味甘，性平 归肝、肾经	味咸、涩，性温 归肝、肾经
淫羊藿	当归	川芎	泽兰
味辛、甘，性温 归肝、肾经	味甘、辛，性温 归肝、心、脾经	味辛，性温 归肝、胆、心包经	味苦、辛，性微温 归肝、脾经
鸡血藤	益母草	香附	柴胡
味苦、甘，性温 归肝、肾经	味苦、辛，性微寒 归肝、心包、膀胱经	味辛、微苦、微甘，性平 归肝、三焦经	味辛、苦，性微寒 归肝、胆、肺经

【制法】 将膏方药物放入铜锅或不锈钢锅内，加水适量，浸泡12小时，先用武火煮开，再以文火煎煮90分钟后取汁，上法连续煎煮3次，去渣，合并药汁，用文火浓缩熬糊，再加入胶类和糖收膏，以滴水成珠为度。糖一般用冰糖为宜，胃病者用麦芽糖，妇女产后用赤砂糖（红糖），糖尿病者用蛋白糖，便秘者加用蜂蜜。胶类首选阿

胶，阴虚者加用龟板胶，胶应先以绍兴酒浸泡而后入药汁内溶化。

【功效】 滋补肾阴，活血通经。

【用法】 每日早晚各服30克（约1汤匙），开水冲服；早晨与晚上睡前1小时空腹服用为好；1周后可增至1.5汤匙。

【注意事项】

① 服药时忌食萝卜，饮浓茶、咖啡，如遇感冒发热、咳嗽、大便溏薄或胃口不佳时，暂停数日，待病愈后再进服。饮食忌生冷油腻，以免阻碍脾胃运化，影响膏药吸收。

② 若冲服时有微量沉淀（为药粉），请搅匀再服。

③ 所用汤匙应洗净，并避免生水进入盛药容器；每次开盖的时间要短，避免污染；为防止霉变也可放入冰箱内贮存。

④ 糖尿病患者忌用冰糖、饴糖、蜂蜜，可以用木糖醇或女贞糖。

膏方二：围绝经膏

【来源】 本方来源于《金匮要略》。

【组成】 钩藤150克、莲子米50克、黄连50克、龙骨150克、山药100克、山萸肉100克、太子参200克、浮小麦300克、茯苓100克、合欢皮100克、熟地黄100克。

若夜寐差者，加夜交藤30克、百合20克；若腰腿酸痛甚者，加桑寄生、枸杞子、菟丝子各200克；若胸胁胀满者，加柴胡100克、刺蒺藜150克、玫瑰花100克。

【图解】

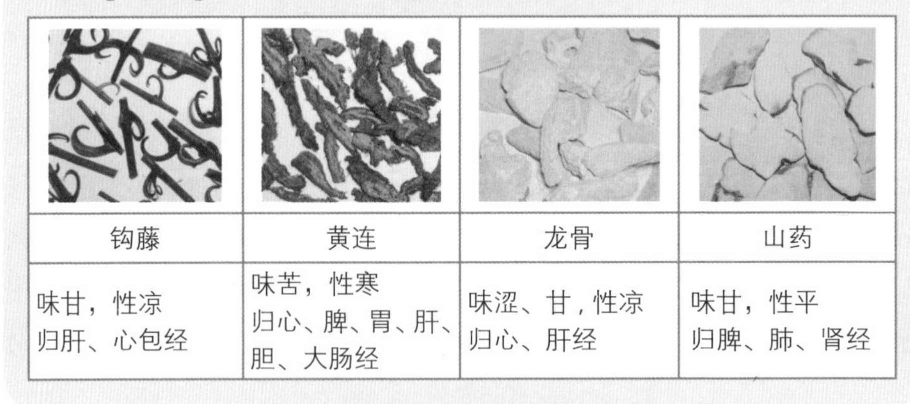

钩藤	黄连	龙骨	山药
味甘，性凉 归肝、心包经	味苦，性寒 归心、脾、胃、肝、胆、大肠经	味涩、甘，性凉 归心、肝经	味甘，性平 归脾、肺、肾经

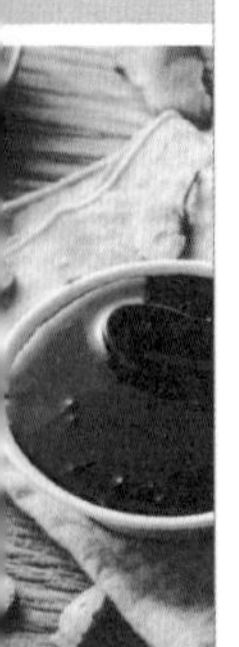

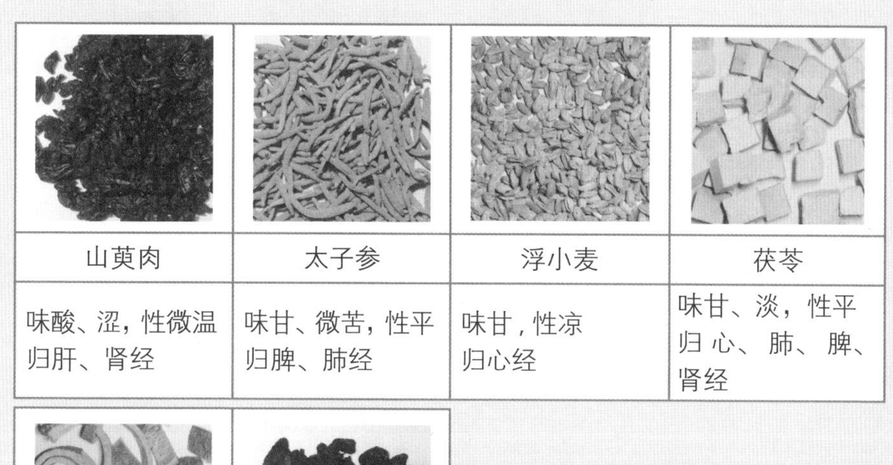

山萸肉	太子参	浮小麦	茯苓
味酸、涩，性微温 归肝、肾经	味甘、微苦，性平 归脾、肺经	味甘，性凉 归心经	味甘、淡，性平 归心、肺、脾、肾经

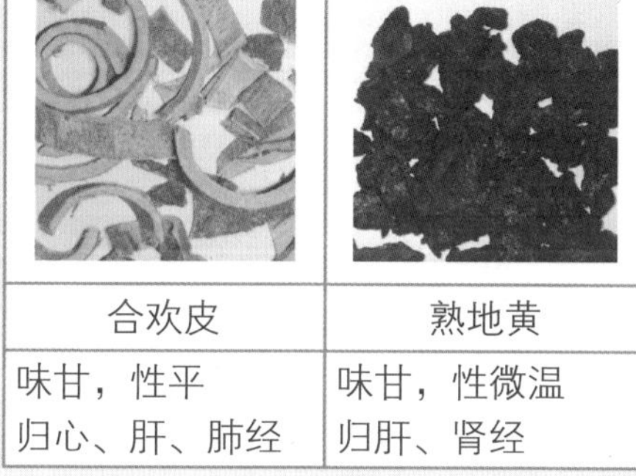

合欢皮	熟地黄
味甘，性平 归心、肝、肺经	味甘，性微温 归肝、肾经

【制法】　将膏方药物放入铜锅或不锈钢锅内，加水适量，浸泡 12 小时，先用武火煮开，再以文火煎煮 90 分钟后取汁，上法连续煎煮 3 次，去渣，合并药汁，用文火浓缩熬糊，再加入胶类和糖收膏，以滴水成珠为度。糖一般用冰糖为宜，胃病者用麦芽糖，妇女产后用赤砂糖（红糖），糖尿病者用蛋白糖，便秘者加用蜂蜜。胶类首选阿胶，阴虚者加用龟板胶，胶应先以绍兴酒浸泡而后入药汁内溶化。

【功效】　清心安神、滋肾养阴。

【用法】　每日早晚各服 30 克（约 1 汤匙），开水冲服；早晨与晚上睡前 1 小时空腹服用为好；1 周后可增至 1.5 汤匙。

【注意事项】

① 服药时忌食萝卜，饮浓茶、咖啡，如遇感冒发热、咳嗽、大

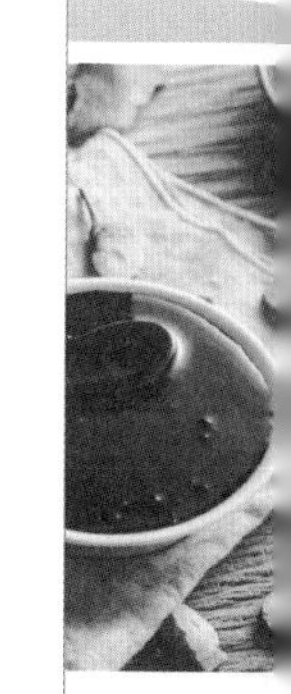

便溏薄或胃口不佳时，暂停数日，待病愈后再进服。饮食忌生冷油腻，以免阻碍脾胃运化，影响膏药吸收。

② 若冲服时有微量沉淀（为药粉），请搅匀再服。

③ 所用汤匙应洗净，并避免生水进入盛药容器；每次开盖的时间要短，避免污染；为防止霉变也可放入冰箱内贮存。

④ 糖尿病患者忌用冰糖、饴糖、蜂蜜，可以用木糖醇或女贞糖。

膏方三：左归二至膏

【来源】 本方来源于《景岳全书》卷五十一，原文："治真阴肾水不足，不能滋养营卫，渐至衰弱，或虚热往来，自汗盗汗，或神不守舍，血不归原，或虚损伤阴，或遗淋不禁，或气虚昏运，或眼花耳聋，或口燥舌干，或腰酸腿软，凡精髓内亏，津液枯涸等证，俱速宜壮水之主，以培左肾之元阴，而精血自充矣。宜此方主之。"

【组成】 左归丸合二至丸加制首乌、龟板。

熟地黄300克，山药（炒）200克，枸杞200克，山茱萸200克，川牛膝（酒洗，蒸熟）100克，菟丝子（制）200克，鹿角胶（敲碎，炒珠）200克，龟板胶（切碎，炒珠）200克，女贞子（蒸）200克，墨旱莲200克，首乌100克。

虚火上炎者，宜用纯阴至静之剂，于本方去枸杞、鹿角胶，加女贞子，麦冬；如火烁肺金，干枯多嗽者，加百合；如夜热骨蒸，加地骨皮；如小水不利、不清，加茯苓；如大便燥结，去菟丝子，加肉苁蓉；如气虚者，加人参；如血虚微滞，加当归；如腰膝酸痛，加杜仲（盐水炒用）；如脏平无火而肾气不充者，加破故纸（去心）、莲肉、胡桃肉，龟板胶不必用。

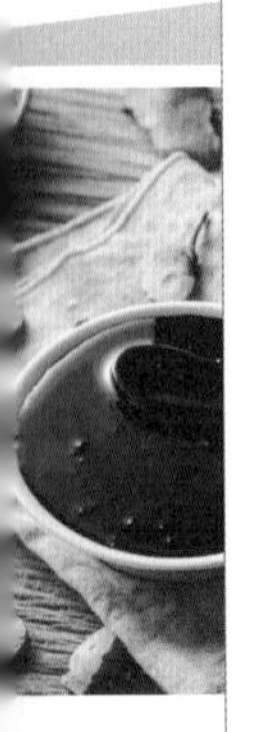

【图解】

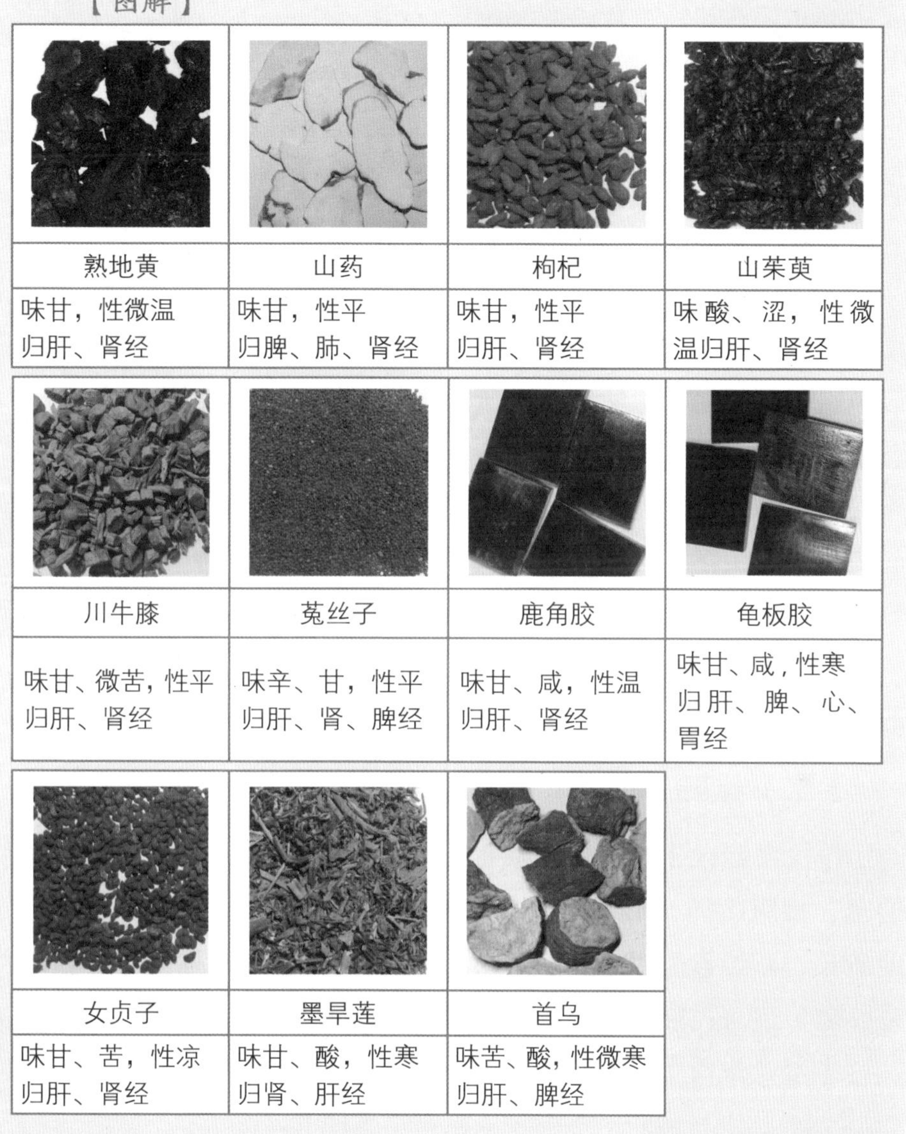

熟地黄	山药	枸杞	山茱萸
味甘，性微温 归肝、肾经	味甘，性平 归脾、肺、肾经	味甘，性平 归肝、肾经	味酸、涩，性微温归肝、肾经

川牛膝	菟丝子	鹿角胶	龟板胶
味甘、微苦，性平 归肝、肾经	味辛、甘，性平 归肝、肾、脾经	味甘、咸，性温 归肝、肾经	味甘、咸，性寒 归肝、脾、心、胃经

女贞子	墨旱莲	首乌
味甘、苦，性凉 归肝、肾经	味甘、酸，性寒 归肾、肝经	味苦、酸，性微寒 归肝、脾经

【制法】　将膏方药物放入铜锅或不锈钢锅内，加水适量，浸泡 12 小时，先用武火煮开，再以文火煎煮 90 分钟后取汁，上法连续煎煮 3 次，去渣，合并药汁，用文火浓缩熬糊，再加入胶类和糖收膏，以滴水成珠为度。糖一般用冰糖为宜，胃病者用麦芽糖，妇女产后用赤砂糖（红糖），糖尿病者用蛋白糖，便秘者加用蜂蜜。

胶类首选阿胶，阴虚者加用龟板胶，胶应先以绍兴酒浸泡而后入药汁内溶化。

【功效】 滋养肾阴，佐以潜阳。

【用法】 每日早晚各服30克（约1汤匙），开水冲服；早晨与晚上睡前1小时空腹服用为好；1周后可增至1.5汤匙。

【注意事项】

① 服药时忌食萝卜，饮浓茶、咖啡，如遇感冒发热、咳嗽、大便溏薄或胃口不佳时，暂停数日，待病愈后再进服。饮食忌生冷油腻，以免阻碍脾胃运化，影响膏药吸收。

② 若冲服时有微量沉淀（为药粉），请搅匀再服。

③ 所用汤匙应洗净，并避免生水进入盛药容器；每次开盖的时间要短，避免污染；为防止霉变也可放入冰箱内贮存。

④ 糖尿病患者忌用冰糖、饴糖、蜂蜜，可以用木糖醇或女贞糖。

⑤ 方中组成药物以阴柔滋润为主，久服常服，每易滞脾碍胃，故脾虚泄泻者慎用。

（二）肾阳虚

【主要症候】 绝经前后面目肢体浮肿，尤以下肢明显，腹胀便溏，腰腹冷痛，形寒肢冷，精神萎靡，面色晦暗，夜尿增多，小便清长，月经紊乱或崩中漏下，带下量多，色白质稀如水，舌质淡或胖嫩，边有齿痕，苔白而润，脉沉迟弱。

【治疗法则】 温肾扶阳。

膏方：右归丸膏

【来源】 本方来源于明代张景岳的《景岳全书－新方八阵》。

【组成】 熟地黄240克、山药120克、枸杞子（微炒）120克、鹿角胶（炒珠）120克、菟丝子120克、杜仲（姜汁炒）120克、山茱萸（微炒）90克、当归（便溏勿用）各90克，肉

桂、制白附子各60克。

如阳衰气虚，必加人参以为之主，随人虚实以为增减；如带浊便溏，加补骨脂（酒炒）；如（歹食）泄肾泄不止，加北五味子、肉豆蔻（面炒，去油用）；如饮食减少，或不易化，或呕恶吞酸，皆脾胃虚寒之证，加干姜（炒黄用）；如腹痛不止，加吴茱萸（汤泡半日，炒用）；如腰膝酸痛，加胡桃肉（连皮）。

【图解】

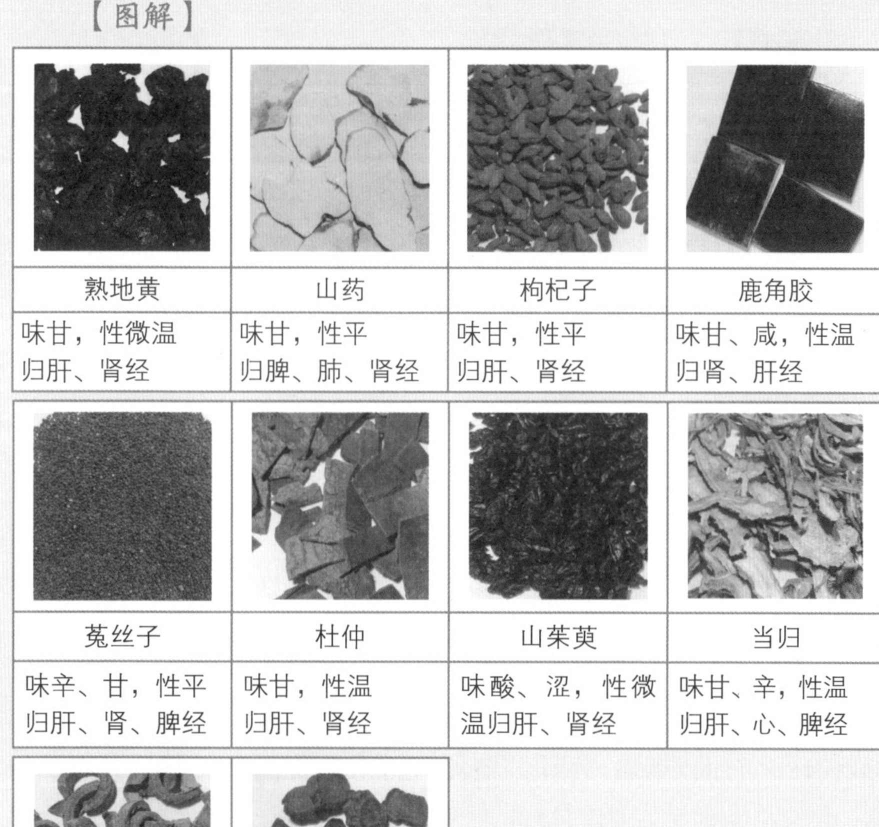

熟地黄	山药	枸杞子	鹿角胶
味甘，性微温 归肝、肾经	味甘，性平 归脾、肺、肾经	味甘，性平 归肝、肾经	味甘、咸，性温 归肾、肝经
菟丝子	杜仲	山茱萸	当归
味辛、甘，性平 归肝、肾、脾经	味甘，性温 归肝、肾经	味酸、涩，性微温归肝、肾经	味甘、辛，性温 归肝、心、脾经

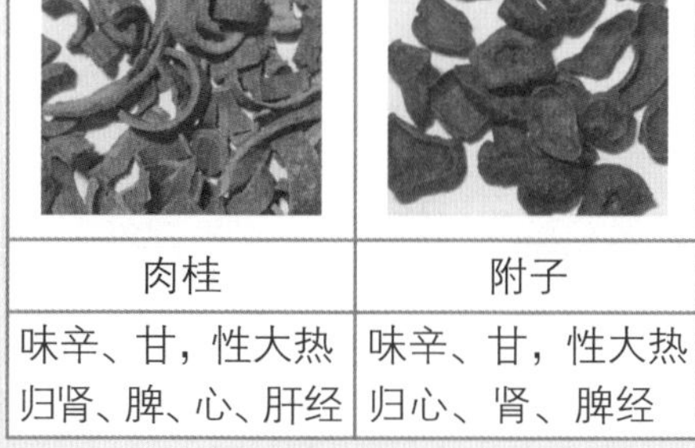

肉桂	附子
味辛、甘，性大热 归肾、脾、心、肝经	味辛、甘，性大热 归心、肾、脾经

【制法】 将膏方药物放入铜锅或不锈钢锅内，加水适量，浸泡 12 小时，先用武火煮开，再以文火煎煮 90 分钟后取汁，上法连续煎煮 3 次，去渣，合并药汁，用文火浓缩熬糊，再加入胶类和糖收膏，以滴水成珠为度。糖一般用冰糖为宜，胃病者用麦芽糖，妇女产后用赤砂糖（红糖），糖尿病者用蛋白糖，便秘者加用蜂蜜。胶类首选阿胶，阳虚者加用鹿角胶，胶应先以绍兴酒浸泡而后入药汁内溶化。

【功效】 温肾扶阳。

【用法】 每日早晚各服 30 克（约 1 汤匙），开水冲服；早晨与晚上睡前 1 小时空腹服用为好；1 周后可增至 1.5 汤匙。

【注意事项】

① 服药时忌食萝卜、浓茶、咖啡，如遇感冒发热、咳嗽、大便溏薄或胃口不佳时，暂停数日，待病愈后再进服。饮食忌生冷油腻，以免阻碍脾胃运化，影响膏药吸收。

② 若冲服时有微量沉淀（为药粉），请搅匀再服。

③ 所用汤匙应洗净，并避免生水进入盛药容器；每次开盖的时间要短，避免污染；为防止霉变也可放入冰箱内贮存。

④ 糖尿病患者忌用冰糖、饴糖、蜂蜜，可以用木糖醇或女贞糖。

（三）肾阴阳两虚

【主要症候】 绝经前后出现头晕耳鸣，腰酸乏力，四肢欠温，时或怕冷，时而烘热，自汗，盗汗，舌淡，苔薄白，脉沉弦细。

【治疗法则】 阴阳双补。

膏方一：调经膏

【来源】 本方来源于《金匮要略》。

【组成】 熟地黄 240 克、肉桂 60 克、白附子 90 克、枸杞子 150 克、女贞子 100 克、山药 100 克、茯苓 100 克、菟丝

子150克、肉苁蓉150克、牡丹皮100克、泽泻100克。

【图解】

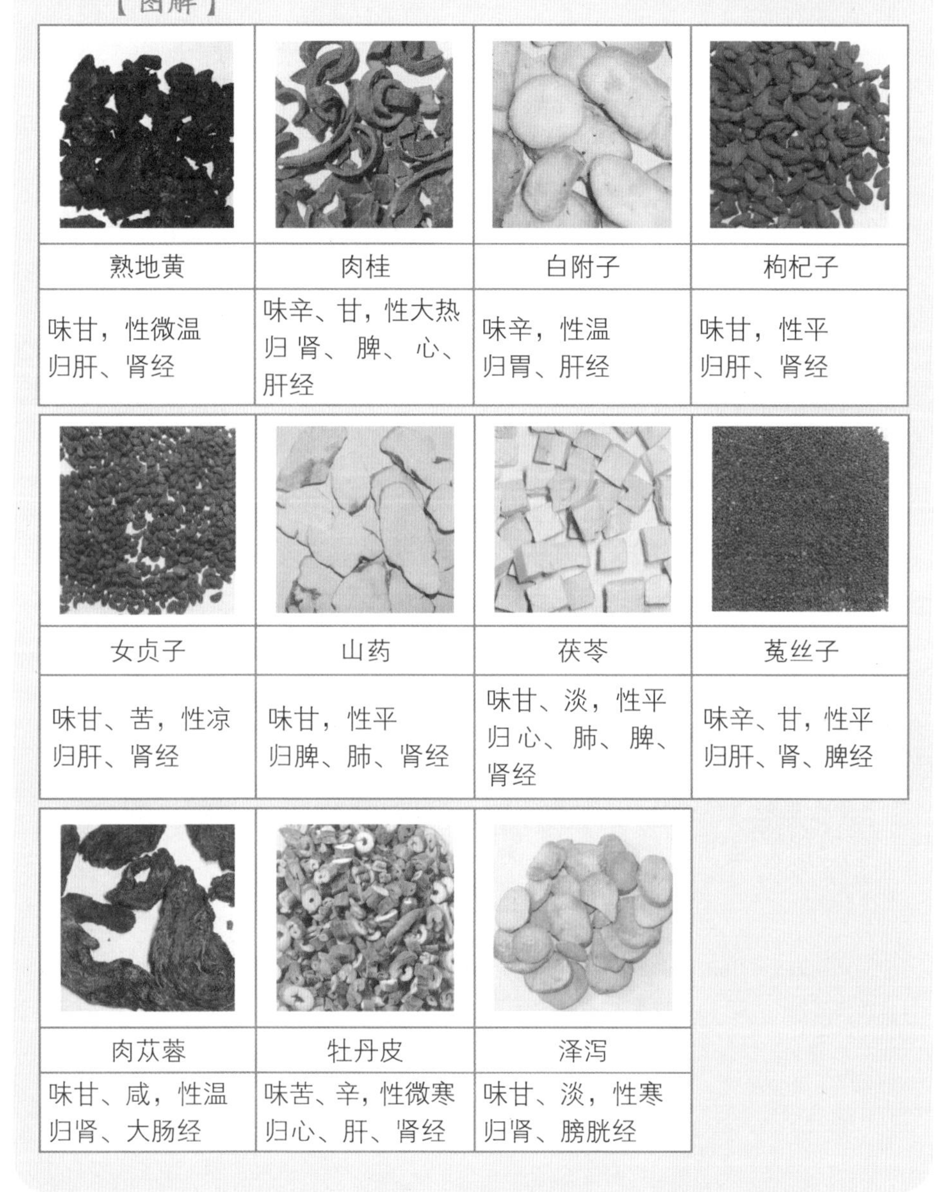

熟地黄	肉桂	白附子	枸杞子
味甘，性微温 归肝、肾经	味辛、甘，性大热 归肾、脾、心、肝经	味辛，性温 归胃、肝经	味甘，性平 归肝、肾经

女贞子	山药	茯苓	菟丝子
味甘、苦，性凉 归肝、肾经	味甘，性平 归脾、肺、肾经	味甘、淡，性平 归心、肺、脾、肾经	味辛、甘，性平 归肝、肾、脾经

肉苁蓉	牡丹皮	泽泻
味甘、咸，性温 归肾、大肠经	味苦、辛，性微寒 归心、肝、肾经	味甘、淡，性寒 归肾、膀胱经

【制法】 将膏方药物放入铜锅或不锈钢锅内，加水适量，浸泡12小时，先用武火煮开，再以文火煎煮90分钟后取汁，上法连续煎煮3次，去渣，合并药汁，用文火浓缩熬糊，再加入胶类和糖

收膏，以滴水成珠为度。糖一般用冰糖为宜，胃病者用麦芽糖，妇女产后用赤砂糖（红糖），糖尿病者用蛋白糖，便秘者加用蜂蜜。胶类首选阿胶，阴阳两虚者，则龟、鹿胶同用。胶应先以绍兴酒浸泡而后入药汁内溶化。

【功效】 阴阳双补。

【用法】 每日早晚各服30克（约1汤匙），开水冲服；早晨与晚上睡前1小时空腹服用为好；1周后可增至1.5汤匙。

【注意事项】

① 服药时忌食萝卜，饮浓茶、咖啡，如遇感冒发热、咳嗽、大便溏薄或胃口不佳时，暂停数日，待病愈后再进服。饮食忌生冷油腻，以免阻碍脾胃运化，影响膏药吸收。

② 若冲服时有微量沉淀（为药粉），请搅匀再服。

③ 所用汤匙应洗净，并避免生水进入盛药容器；每次开盖的时间要短，避免污染；为防止霉变也可放入冰箱内贮存。

④ 糖尿病患者忌用冰糖、饴糖、蜂蜜，可以用木糖醇或女贞糖。

膏方二：二仙膏

【来源】 本方来源于《中医妇科学》教材。

【组成】 二仙汤合二至丸加菟丝子、何首乌、生龙骨、生牡蛎。

二仙汤：仙茅、淫羊藿各200克，当归、巴戟天各90克，黄檗、知母各90克，女贞子（蒸）200克、墨旱莲200克、菟丝子100克、何首乌100克、龙骨100克、牡蛎90克。

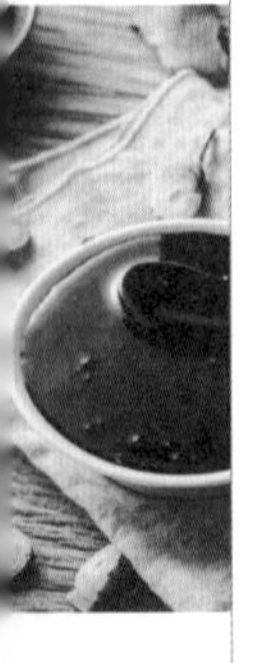

【图解】

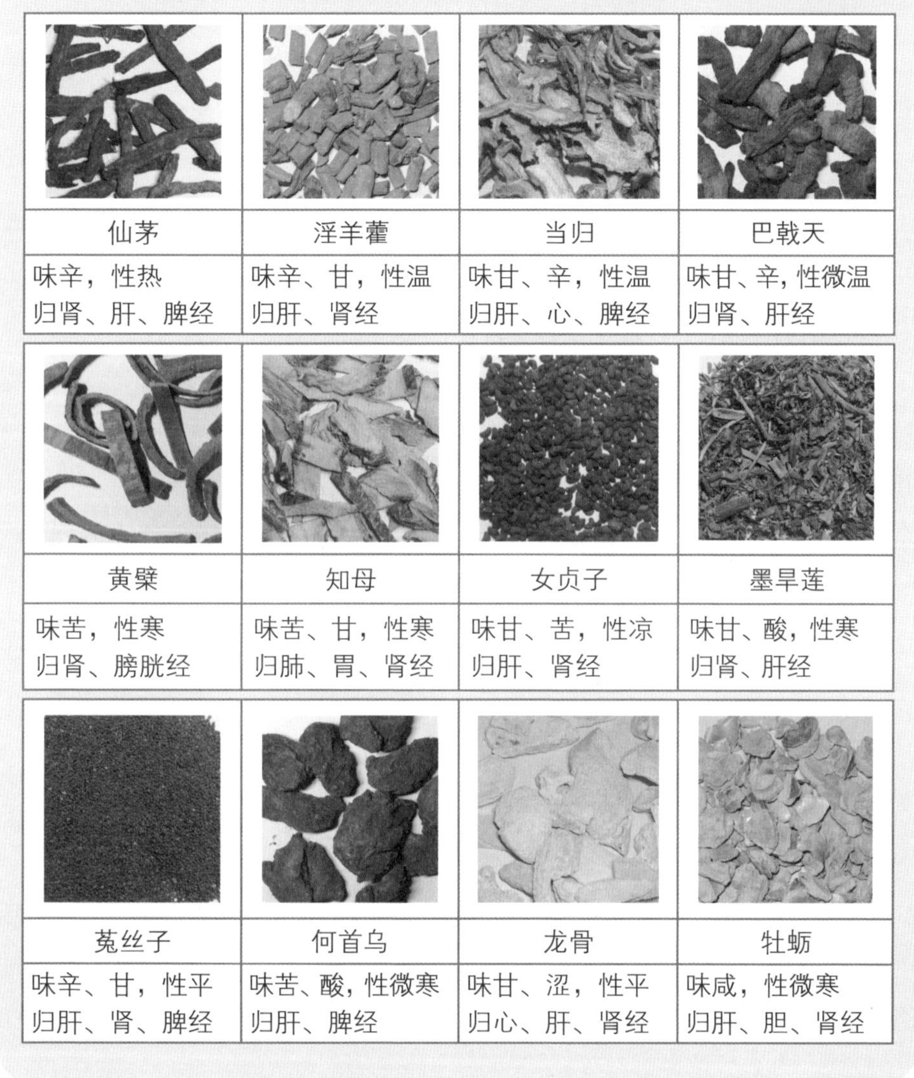

仙茅	淫羊藿	当归	巴戟天
味辛，性热 归肾、肝、脾经	味辛、甘，性温 归肝、肾经	味甘、辛，性温 归肝、心、脾经	味甘、辛，性微温 归肾、肝经
黄檗	**知母**	**女贞子**	**墨旱莲**
味苦，性寒 归肾、膀胱经	味苦、甘，性寒 归肺、胃、肾经	味甘、苦，性凉 归肝、肾经	味甘、酸，性寒 归肾、肝经
菟丝子	**何首乌**	**龙骨**	**牡蛎**
味辛、甘，性平 归肝、肾、脾经	味苦、酸，性微寒 归肝、脾经	味甘、涩，性平 归心、肝、肾经	味咸，性微寒 归肝、胆、肾经

【制法】　将膏方药物放入铜锅或不锈钢锅内，加水适量，浸泡 12 小时，先用武火煮开，再以文火煎煮 90 分钟后取汁，上法连续煎煮 3 次，去渣，合并药汁，用文火浓缩熬糊，再加入胶类和糖收膏，以滴水成珠为度。糖一般用冰糖为宜，胃病者用麦芽糖，妇女产后用赤砂糖（红糖），糖尿病者用蛋白糖，便秘者加用蜂蜜。胶类首选阿胶，阴阳两虚者，则龟、鹿胶同用。胶应先以绍兴酒浸

泡而后入药汁内溶化。

【功效】 阴阳双补。

【用法】 每日早晚各服 30 克（约 1 汤匙），开水冲服；早晨与晚上睡前 1 小时空腹服用为好；1 周后可增至 1.5 汤匙。

【注意事项】

① 服药时忌食萝卜，饮浓茶、咖啡，如遇感冒发热、咳嗽、大便溏薄或胃口不佳时，暂停数日，待病愈后再进服。饮食忌生冷油腻，以免阻碍脾胃运化，影响膏药吸收。

② 若冲服时有微量沉淀（为药粉），请搅匀再服。

③ 所用汤匙应洗净，并避免生水进入盛药容器；每次开盖的时间要短，避免污染；为防止霉变也可放入冰箱内贮存。

④ 糖尿病患者忌用冰糖、饴糖、蜂蜜，可以用木糖醇或女贞糖。

第六节　子宫内膜异位症调理膏方

具有活性的子宫内膜组织出现在子宫内膜以外部位时称为子宫内膜异位症（简称“内异症”）。本病属于中医学的“痛经”“癥瘕”“月经不调”“不孕”等病之中。

一、临床表现

（一）症状

以痛经、非经期腹痛为主要的临床症状，并且这种痛经、腹痛还是渐进性加强，是一年痛过一年的。除了痛经、腹痛外，还有的患者会出现不孕、性交痛、盆腔疼痛合并有盆腔包块等。

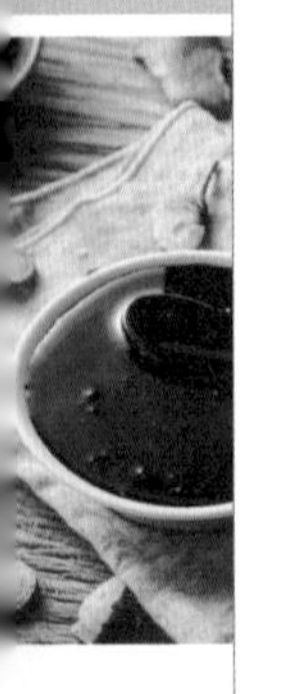

（二）体征

较大的卵巢异位囊肿在妇科检查时可扪及与子宫粘连的肿块，囊肿破裂时腹膜刺激征阳性。典型内异症妇科检查时可发现子宫后倾固定，直肠子宫凹陷、宫底韧带或子宫后壁下方可扪及触痛性结节，一侧或双侧附件处触及囊实性包块，活动度差。

二、理化检查

（1）血 CA125 检查。CA125 升高更多见于重度内异症、盆腔有明显严重反应、盆腔深部浸润，合并巧克力囊肿破裂或子宫腺肌病者。

（2）影像学检查超声波主要对巧克力囊肿的诊断有价值，典型的巧克力囊肿的超声波影像为无回声区内有密集光点。CT 及 MR 对巧克力囊肿、盆腔内异症的诊断以及对深部病变的评估有意义。

三、辨证膏方

内异症的治疗目的：减灭和消除病灶，减轻和消除疼痛，调经和促进生育，减少和避免复发。

辨病和辨证相结合，是现阶段中医药治疗本病的主要思路与方法。在辨证上，常谨守“瘀阻胞宫、冲任”基本病机，治以“活血化瘀”之法，同时根据疼痛症候的部位、性质、程度及伴随证、舌脉象结合病史寻求血瘀的成因，分别予以理气行滞、温经散寒、补肾温阳、健脾益气、清热凉血、化痰除湿诸法。瘀久积而成癥者，又当散结消癥。同时注意月经周期的不同阶段治有侧重，经期以调经止痛为先，平时重在化瘀攻破。病程长者，常因瘀久成癥，多需配用散结消癥。由于本病疗程较长，用药又多攻伐之剂，宜择时配伍补肾、益气、养血之品，以预培其损。

（一）气滞血瘀症

【主要症候】　经行下腹坠胀剧痛，拒按，甚或前后阴坠胀欲

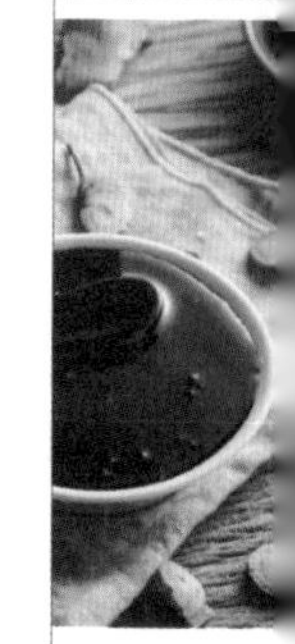

便，经血或多或少，经色黯夹有血块；盆腔有结节、包块；胸闷乳胀，口干便结；或不孕，舌紫黯或有瘀斑，脉弦或涩。

【治疗法则】 理气行滞，化瘀止痛。

膏方一：活血化瘀膏

【来源】 本方来源于《医宗金鉴》。原文："经水先期而至，属热而实者，用四物汤加黄芩、黄连清之，名芩连四物汤……若血多有块，色紫稠黏，乃内有瘀血，用四物汤加桃仁、红花破之，名桃红四物汤。"

【组成】 桃仁60克、红花60克、当归200克、川芎150克、白芍120克、熟地黄120克、穿山甲60克、浙贝90克、川楝子90克、半夏90克、生姜120克。

【图解】

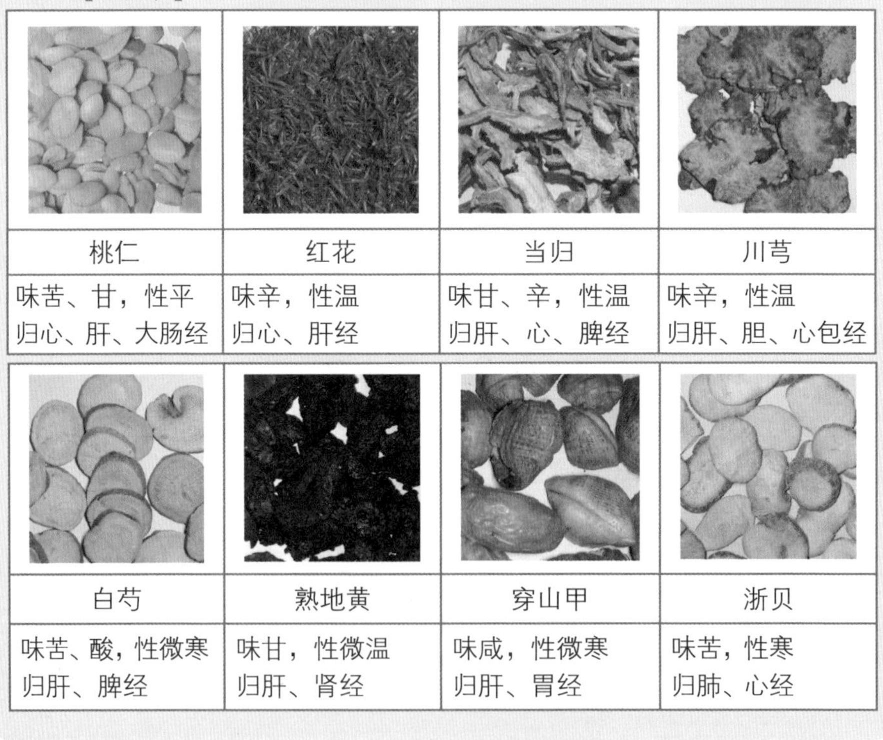

桃仁	红花	当归	川芎
味苦、甘，性平 归心、肝、大肠经	味辛，性温 归心、肝经	味甘、辛，性温 归肝、心、脾经	味辛，性温 归肝、胆、心包经

白芍	熟地黄	穿山甲	浙贝
味苦、酸，性微寒 归肝、脾经	味甘，性微温 归肝、肾经	味咸，性微寒 归肝、胃经	味苦，性寒 归肺、心经

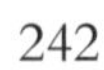

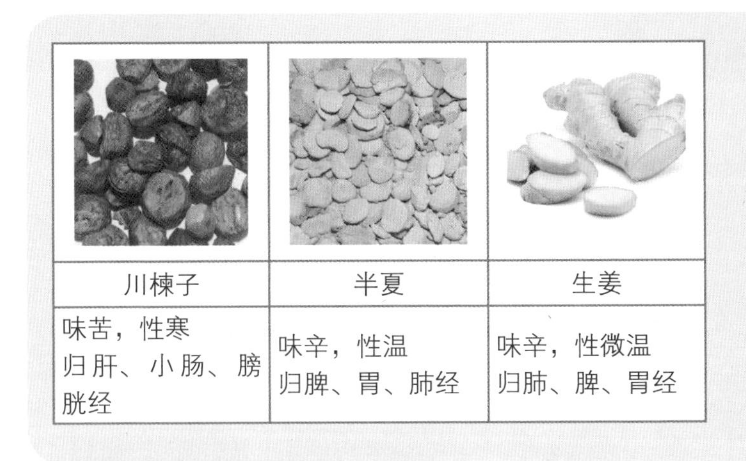

川楝子	半夏	生姜
味苦，性寒 归肝、小肠、膀胱经	味辛，性温 归脾、胃、肺经	味辛，性微温 归肺、脾、胃经

【制法】 将膏方药物放入铜锅或不锈钢锅内，加水适量，浸泡 12 小时，先用武火煮开，再以文火煎煮 90 分钟后取汁，上法连续煎煮 3 次，去渣，合并药汁，用文火浓缩熬糊，再加入胶类和糖收膏，以滴水成珠为度。糖一般用冰糖为宜，胃病者用麦芽糖，妇女产后用赤砂糖（红糖），糖尿病者用蛋白糖，便秘者加用蜂蜜。胶类首选阿胶，胶应先以绍兴酒浸泡而后入药汁内溶化。

【功效】 活血化瘀，理气行滞。

【用法】 每日早晚各服 30 克（约 1 汤匙），开水冲服；早晨与晚上睡前 1 小时空腹服用为好；1 周后可增至 1.5 汤匙。

【注意事项】

① 服药时忌食萝卜，饮浓茶、咖啡，如遇感冒发热、咳嗽、大便溏薄或胃口不佳时，暂停数日，待病愈后再进服。饮食忌生冷油腻，以免阻碍脾胃运化，影响膏药吸收。

② 若冲服时有微量沉淀（为药粉），请搅匀再服。

③ 所用汤匙应洗净，并避免生水进入盛药容器；每次开盖的时间要短，避免污染；为防止霉变也可放入冰箱内贮存。

④ 糖尿病患者忌用冰糖、饴糖、蜂蜜，可以用木糖醇或女贞糖。

⑤ 经期以调经止痛为主，慎用，治疗本病病程较长，应该注意适时佐以补肾、益气、养血，需培其损。

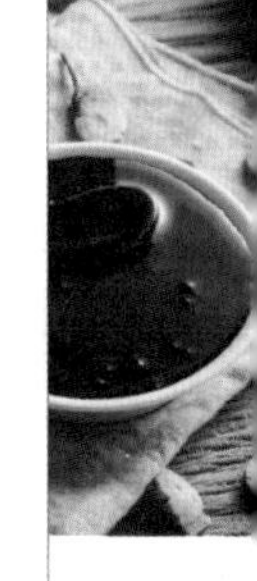

膏方二：疏肝理气膏

【来源】 本方来源于《医林改错》。

【组成】 乌药100克、香附100克、延胡索200克、木香90克、陈皮90克、川楝子100克、当归100克、白芍100克、橘核100克、甘草50克、益母草150克、九香虫100克、柴胡100克。

【图解】

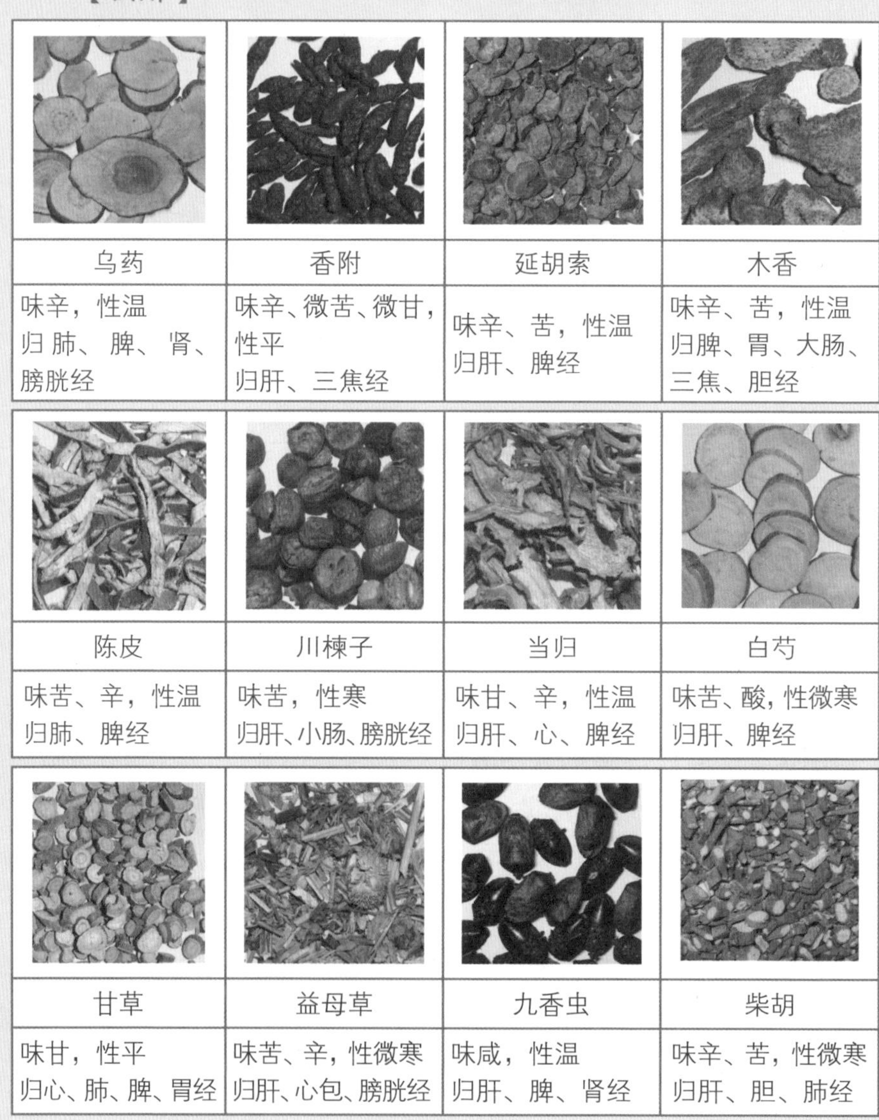

乌药	香附	延胡索	木香
味辛，性温 归肺、脾、肾、膀胱经	味辛、微苦、微甘，性平 归肝、三焦经	味辛、苦，性温 归肝、脾经	味辛、苦，性温 归脾、胃、大肠、三焦、胆经
陈皮	**川楝子**	**当归**	**白芍**
味苦、辛，性温 归肺、脾经	味苦，性寒 归肝、小肠、膀胱经	味甘、辛，性温 归肝、心、脾经	味苦、酸，性微寒 归肝、脾经
甘草	**益母草**	**九香虫**	**柴胡**
味甘，性平 归心、肺、脾、胃经	味苦、辛，性微寒 归肝、心包、膀胱经	味咸，性温 归肝、脾、肾经	味辛、苦，性微寒 归肝、胆、肺经

【制法】 将膏方药物放入铜锅或不锈钢锅内，加水适量，浸泡 12 小时，先用武火煮开，再以文火煎煮 90 分钟后取汁，上法连续煎煮 3 次，去渣，合并药汁，用文火浓缩熬糊，再加入胶类和糖收膏，以滴水成珠为度。糖一般用冰糖为宜，胃病者用麦芽糖，妇女产后用赤砂糖（红糖），糖尿病者用蛋白糖，便秘者加用蜂蜜。胶类首选阿胶，胶应先以绍兴酒浸泡而后入药汁内溶化。

【功效】 理气养血，调经止痛。

【用法】 每日早晚各服 30 克（约 1 汤匙），开水冲服；早晨与晚上睡前 1 小时空腹服用为好；1 周后可增至 1.5 汤匙。

【注意事项】

① 服药时忌食萝卜，饮浓茶、咖啡，如遇感冒发热、咳嗽、大便溏薄或胃口不佳时，暂停数日，待病愈后再进服。饮食忌生冷油腻，以免阻碍脾胃运化，影响膏药吸收。

② 若冲服时有微量沉淀（为药粉），请搅匀再服。

③ 所用汤匙应洗净，并避免生水进入盛药容器；每次开盖的时间要短，避免污染；为防止霉变也可放入冰箱内贮存。

④ 糖尿病患者忌用冰糖、饴糖、蜂蜜，可以用木糖醇或女贞糖。

（二）寒凝血瘀症

【主要症候】 经前或经期小腹绞痛、冷痛、坠胀痛，拒按，得热痛减，经量少，经血淋漓难净，或见月经愆期，或不孕；畏寒肢冷，或大便不实；舌淡胖而紫黯，苔白，脉沉弦或紧。

【治疗法则】 温经散寒，活血化瘀。

膏方：少腹逐瘀膏

【来源】 本方来源于《医林改错》，原文："此方治少腹积块疼痛，或有积块不疼痛，或疼痛而无积块，或少腹胀满，或经血见时，先腰酸少腹胀，或经血一月见三五次，接连不断，断而又来，其色或紫、或黑，或块，或崩漏，兼少腹疼痛，或

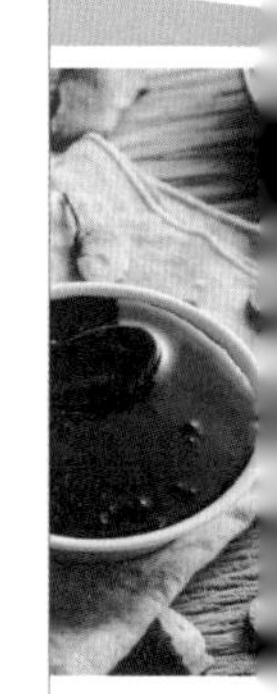

粉红兼白带，皆能治之，效不可尽述。”

【组成】 小茴香（炒）60 克、干姜（炒）60 克、延胡索 30 克、没药（研）60 克、当归 150 克、川芎 90 克、肉桂 30 克、赤芍 90 克、蒲黄 90 克、五灵脂（炒）60 克。

【图解】

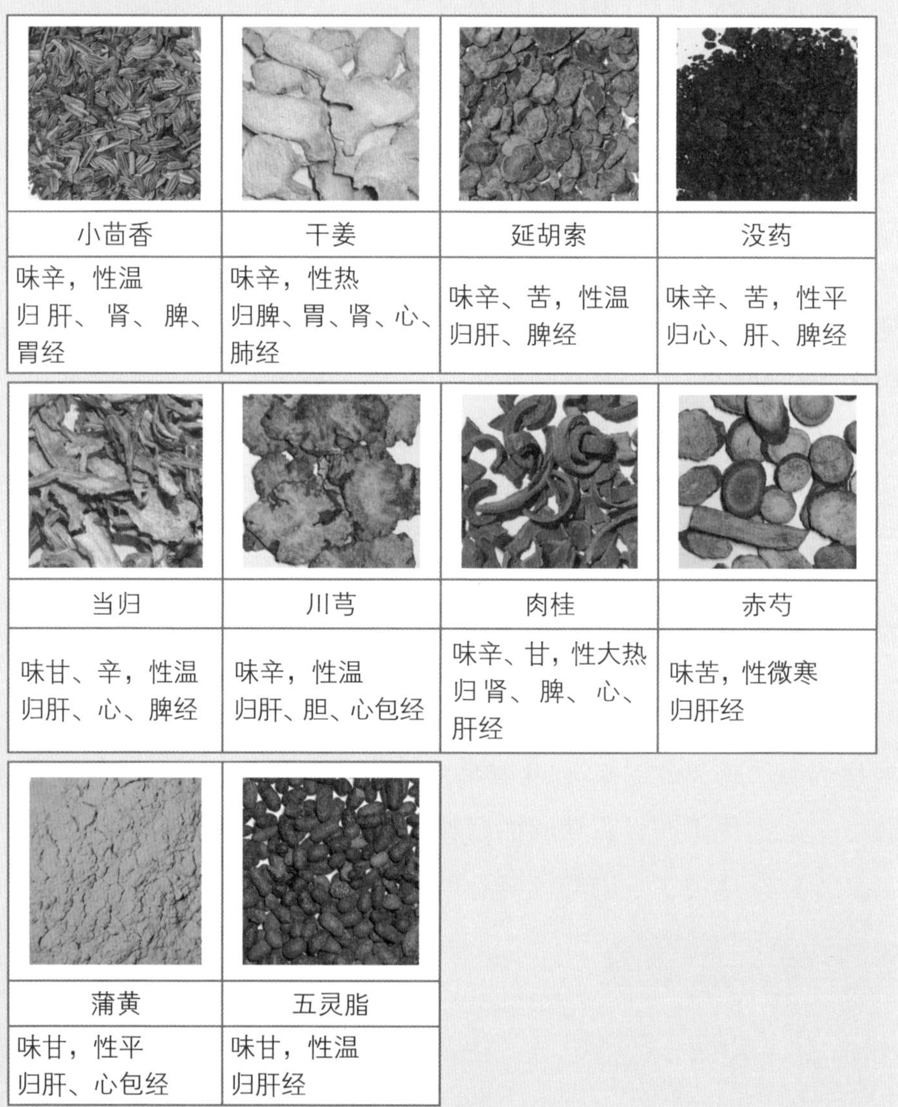

小茴香	干姜	延胡索	没药
味辛，性温 归肝、肾、脾、胃经	味辛，性热 归脾、胃、肾、心、肺经	味辛、苦，性温 归肝、脾经	味辛、苦，性平 归心、肝、脾经

当归	川芎	肉桂	赤芍
味甘、辛，性温 归肝、心、脾经	味辛，性温 归肝、胆、心包经	味辛、甘，性大热 归肾、脾、心、肝经	味苦，性微寒 归肝经

蒲黄	五灵脂
味甘，性平 归肝、心包经	味甘，性温 归肝经

【制法】 将膏方药物放入铜锅或不锈钢锅内，加水适量，浸

泡12小时，先用武火煮开，再以文火煎煮90分钟后取汁，上法连续煎煮3次，去渣，合并药汁，用文火浓缩熬糊，再加入胶类和糖收膏，以滴水成珠为度。糖一般用冰糖为宜，胃病者用麦芽糖，妇女产后用赤砂糖（红糖），糖尿病者用蛋白糖，便秘者加用蜂蜜。胶类首选阿胶，胶应先以绍兴酒浸泡而后入药汁内溶化。

【功效】　温经散寒，化瘀止痛。

【用法】　每日早晚各服30克（约1汤匙），开水冲服；早晨与晚上睡前1小时空腹服用为好；1周后可增至1.5汤匙。

【注意事项】

① 服药时忌食萝卜、浓茶、咖啡，如遇感冒发热、咳嗽、大便溏薄或胃口不佳时，暂停数日，待病愈后再进服。饮食忌生冷油腻，以免阻碍脾胃运化，影响膏药吸收。

② 若冲服时有微量沉淀（为药粉），请搅匀再服。

③ 所用汤匙应洗净，并避免生水进入盛药容器；每次开盖的时间要短，避免污染；为防止霉变也可放入冰箱内贮存。

④ 糖尿病患者忌用冰糖、饴糖、蜂蜜，可以用木糖醇或女贞糖。

（三）肾虚血瘀症

【主要症候】　经行腹痛，腰脊酸软，月经先后无定，经量或多或少，或不孕；神疲体倦，头晕耳鸣，面色晦暗，性欲减退，盆腔有结节包块；或不孕，舌黯淡苔白，脉沉细。

【治疗法则】　补肾益气，活血化瘀。

膏方：归肾桃红四物膏

【来源】　本方来源于《中医妇科学》教材。

【组成】　归肾丸合桃红四物汤加味。熟地黄200克、山药200克、山茱萸100克、茯苓150克、当归100克、枸杞100克、杜仲150克、菟丝子200克、桃仁90克、红花90克、

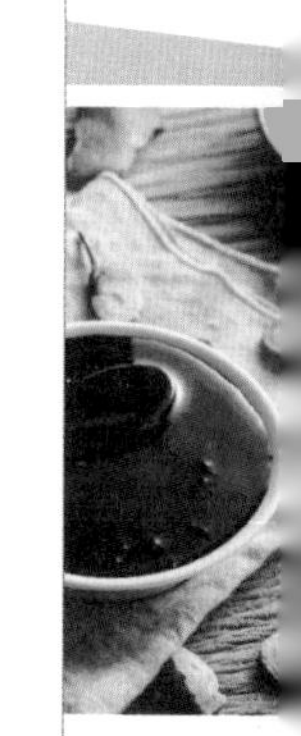

川芎90克、赤芍60克、延胡索30克、三七60克。

【图解】

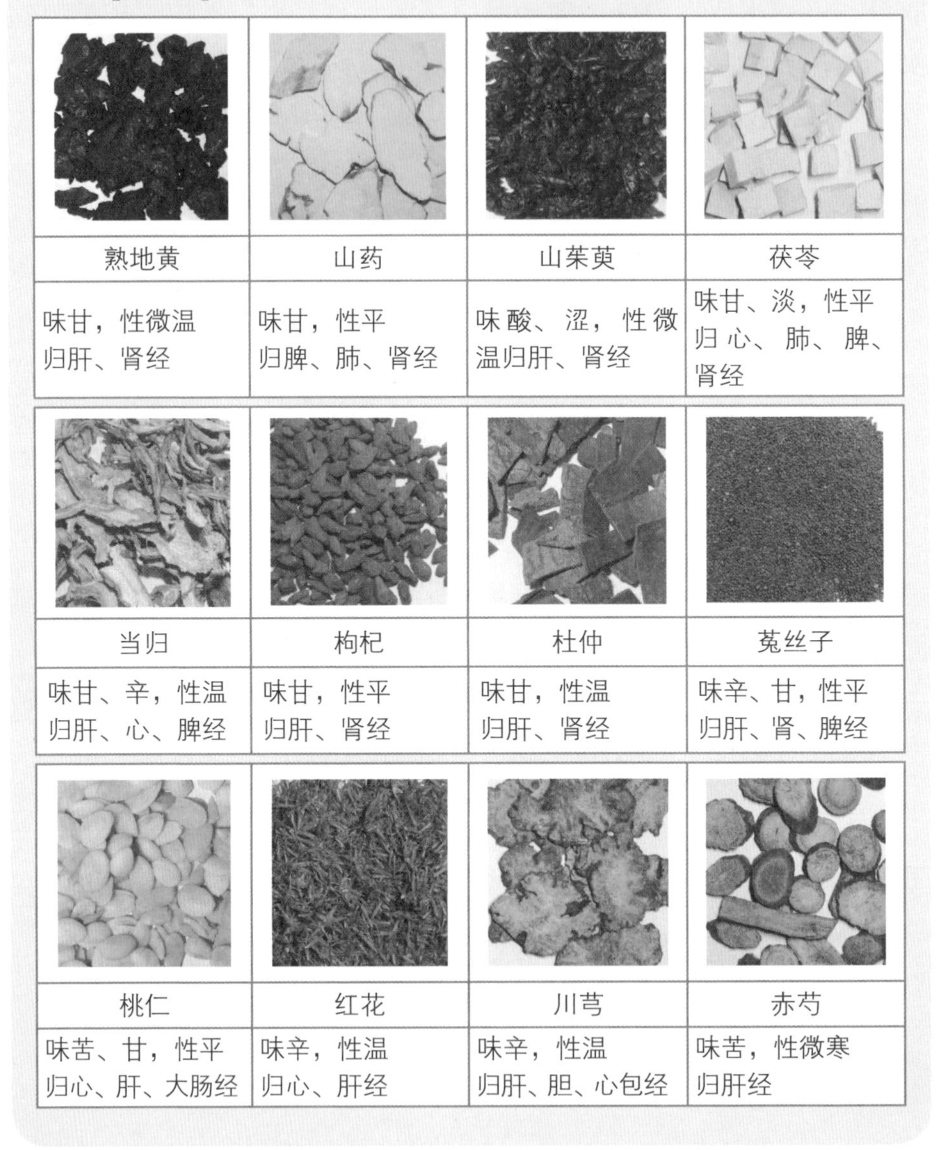

熟地黄	山药	山茱萸	茯苓
味甘，性微温 归肝、肾经	味甘，性平 归脾、肺、肾经	味酸、涩，性微温归肝、肾经	味甘、淡，性平 归心、肺、脾、肾经

当归	枸杞	杜仲	菟丝子
味甘、辛，性温 归肝、心、脾经	味甘，性平 归肝、肾经	味甘，性温 归肝、肾经	味辛、甘，性平 归肝、肾、脾经

桃仁	红花	川芎	赤芍
味苦、甘，性平 归心、肝、大肠经	味辛，性温 归心、肝经	味辛，性温 归肝、胆、心包经	味苦，性微寒 归肝经

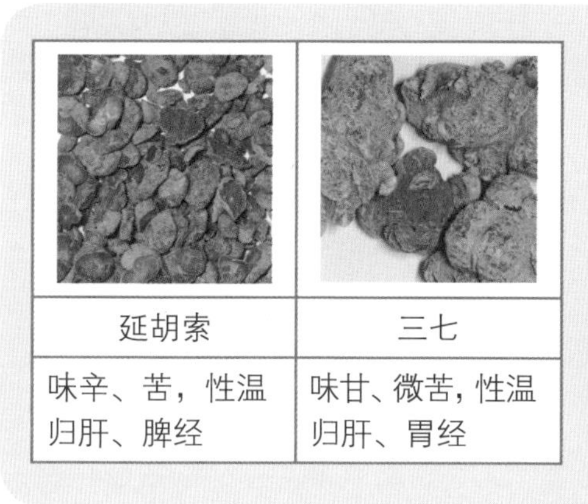

延胡索	三七
味辛、苦，性温 归肝、脾经	味甘、微苦，性温 归肝、胃经

【制法】　将膏方药物放入铜锅或不锈钢锅内，加水适量，浸泡 12 小时，先用武火煮开，再以文火煎煮 90 分钟后取汁，上法连续煎煮 3 次，去渣，合并药汁，用文火浓缩熬糊，再加入胶类和糖收膏，以滴水成珠为度。糖一般用冰糖为宜，胃病者用麦芽糖，妇女产后用赤砂糖（红糖），糖尿病者用蛋白糖，便秘者加用蜂蜜。胶类首选阿胶，胶应先以绍兴酒浸泡而后入药汁内溶化。

【功效】　益肾调经、活血祛瘀。

【用法】　每日早晚各服 30 克（约 1 汤匙），开水冲服；早晨与晚上睡前 1 小时空腹服用为好；1 周后可增至 1.5 汤匙。

【注意事项】

① 服药时忌食萝卜，饮浓茶、咖啡，如遇感冒发热、咳嗽、大便溏薄或胃口不佳时，暂停数日，待病愈后再进服。饮食忌生冷油腻，以免阻碍脾胃运化，影响膏药吸收。

② 若冲服时有微量沉淀（为药粉），请搅匀再服。

③ 所用汤匙应洗净，并避免生水进入盛药容器；每次开盖的时间要短，避免污染；为防止霉变也可放入冰箱内贮存。

④ 糖尿病患者忌用冰糖、饴糖、蜂蜜，可以用木糖醇或女贞糖。

（四）气虚血瘀症

【主要症候】　经行腹痛；量或多或少，色暗淡，质稀或夹血块，

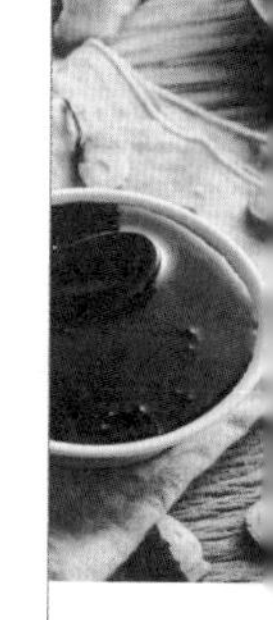

肛门坠胀不适；面色无华，神疲乏力，食欲缺乏便溏，或见盆腔有结节包块；或不孕。舌淡胖，边尖有瘀点，苔白或白腻，脉细或细涩。

【治疗法则】　益气温阳，活血化瘀。

膏方：理冲膏

【来源】　本方来源于《医学衷中参西录》上册。

【组成】　生黄芪90克、党参60克、白术60克、山药150克、天花粉120克、知母120克、三棱90克、莪术90克、鸡内金（黄者）90克。

【图解】

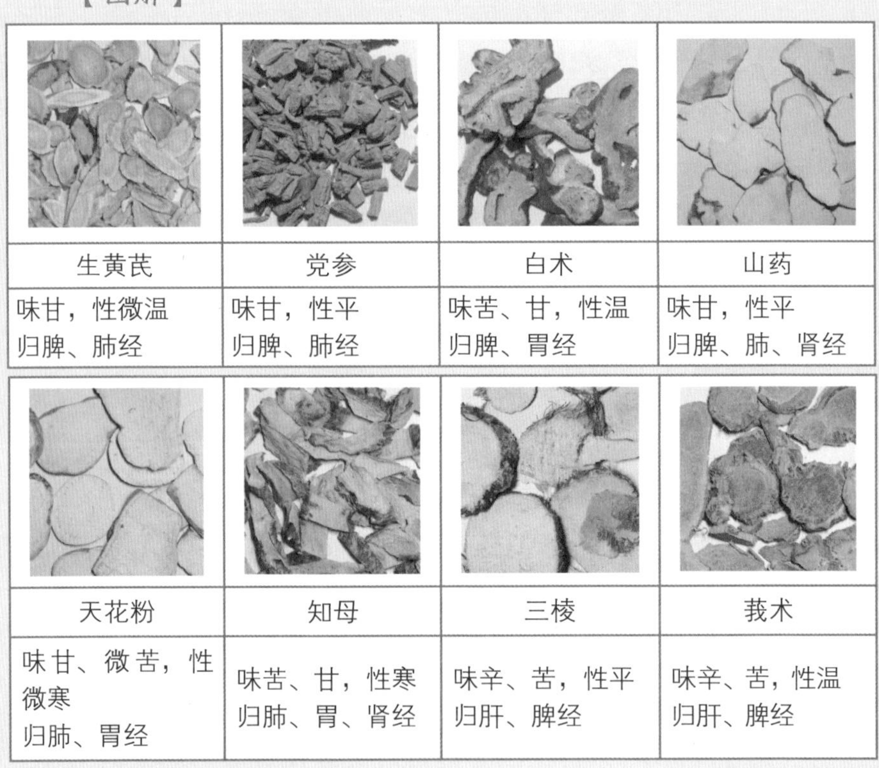

生黄芪	党参	白术	山药
味甘，性微温 归脾、肺经	味甘，性平 归脾、肺经	味苦、甘，性温 归脾、胃经	味甘，性平 归脾、肺、肾经

天花粉	知母	三棱	莪术
味甘、微苦，性微寒 归肺、胃经	味苦、甘，性寒 归肺、胃、肾经	味辛、苦，性平 归肝、脾经	味辛、苦，性温 归肝、脾经

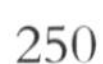

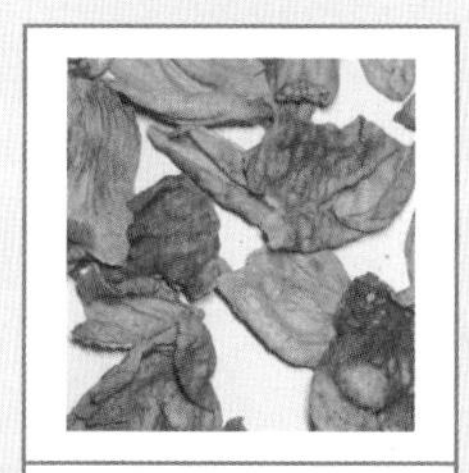

鸡内金

味甘，性平
归脾、胃、小肠、膀胱经

【制法】 将膏方药物放入铜锅或不锈钢锅内，加水适量，浸泡 12 小时，先用武火煮开，再以文火煎煮 90 分钟后取汁，上法连续煎煮 3 次，去渣，合并药汁，用文火浓缩熬糊，再加入胶类和糖收膏，以滴水成珠为度。糖一般用冰糖为宜，胃病者用麦芽糖，妇女产后用赤砂糖（红糖），糖尿病者用蛋白糖，便秘者加用蜂蜜。胶类首选阿胶，胶应先以绍兴酒浸泡而后入药汁内溶化。

【功效】 益气行血，调经祛瘀。

【用法】 每日早晚各服 30 克（约 1 汤匙），开水冲服；早晨与晚上睡前 1 小时空腹服用为好；1 周后可增至 1.5 汤匙。

【注意事项】

① 服药时忌食萝卜，饮浓茶、咖啡，如遇感冒发热、咳嗽、大便溏薄或胃口不佳时，暂停数日，待病愈后再进服。饮食忌生冷油腻，以免阻碍脾胃运化，影响膏药吸收。

② 若冲服时有微量沉淀（为药粉），请搅匀再服。

③ 所用汤匙应洗净，并避免生水进入盛药容器；每次开盖的时间要短，避免污染；为防止霉变也可放入冰箱内贮存。

④ 糖尿病患者忌用冰糖、饴糖、蜂蜜，可以用木糖醇或女贞糖。

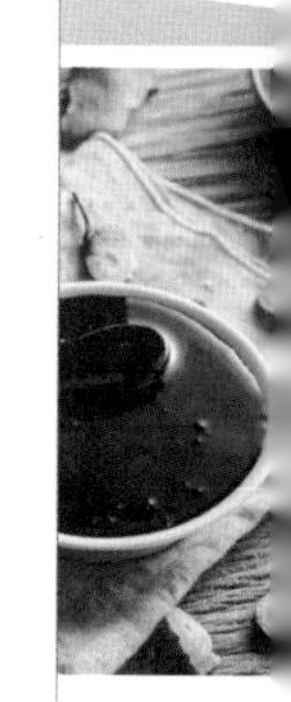

（五）热灼血瘀症

【主要症候】　经前或经行发热，小腹灼痛拒按；月经提前、量多、色红质稠有块或淋漓不净；烦躁易怒，溲黄便结，盆腔结节包块触痛明显；或不孕，舌红有瘀点，苔黄，脉弦数。

【治疗法则】　清热凉血，活血化瘀。

膏方：清热活血膏

【来源】　本方来源于《中医妇科学》教材。

【组成】　小柴胡汤合桃核承气汤加牡丹皮、红藤、败酱草。柴胡250克、黄芩150克、人参150克、半夏150克、炙甘草150克、生姜150克、大枣120克、桃核仁（去皮、尖）150克、桂枝60克、大黄（去皮）120克、芒硝60克、牡丹皮150克、红藤150克、败酱草150克。

【图解】

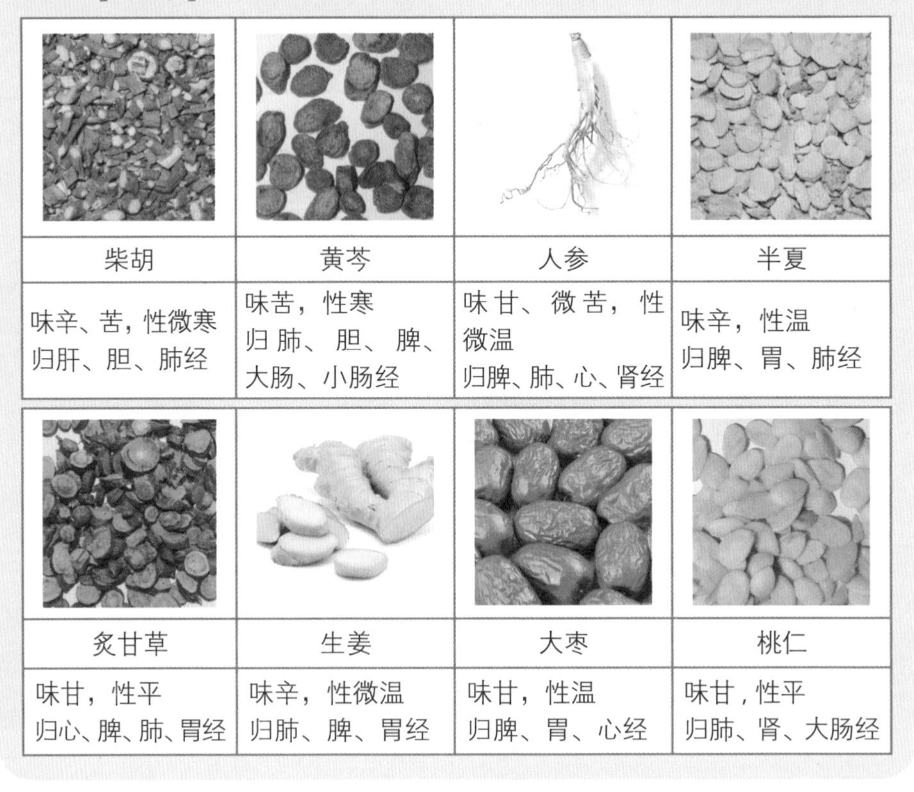

柴胡	黄芩	人参	半夏
味辛、苦，性微寒 归肝、胆、肺经	味苦，性寒 归肺、胆、脾、大肠、小肠经	味甘、微苦，性微温 归脾、肺、心、肾经	味辛，性温 归脾、胃、肺经

炙甘草	生姜	大枣	桃仁
味甘，性平 归心、脾、肺、胃经	味辛，性微温 归肺、脾、胃经	味甘，性温 归脾、胃、心经	味甘，性平 归肺、肾、大肠经

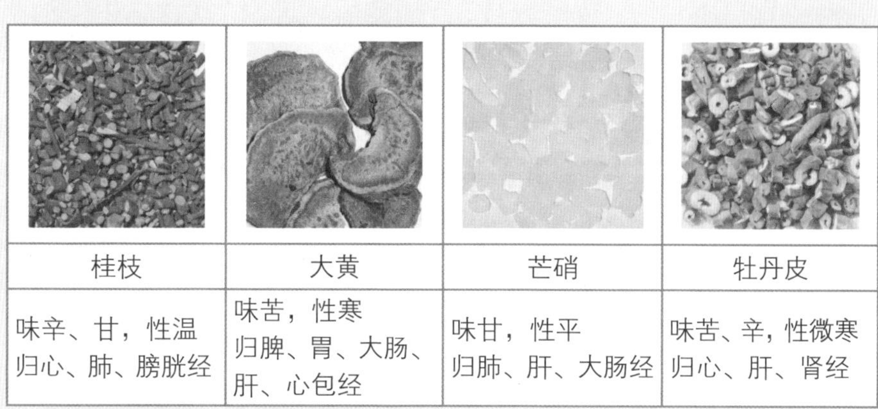

桂枝	大黄	芒硝	牡丹皮
味辛、甘，性温 归心、肺、膀胱经	味苦，性寒 归脾、胃、大肠、肝、心包经	味甘，性平 归肺、肝、大肠经	味苦、辛，性微寒 归心、肝、肾经

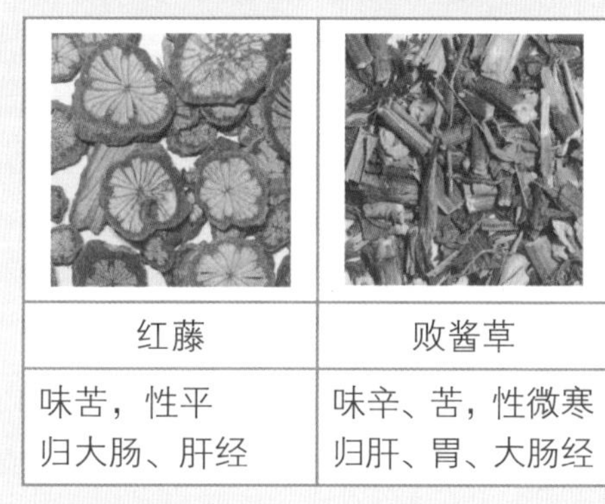

红藤	败酱草
味苦，性平 归大肠、肝经	味辛、苦，性微寒 归肝、胃、大肠经

【制法】　去芒硝，将余膏方药物放入铜锅或不锈钢锅内，加水适量，浸泡12小时，先用武火煮开，再以文火煎煮90分钟后取汁，上法连续煎煮3次，去渣，入芒硝合并药汁溶化，用文火浓缩熬糊，再加入胶类和糖收膏，以滴水成珠为度。糖一般用冰糖为宜，胃病者用麦芽糖，妇女产后用赤砂糖（红糖），糖尿病者用蛋白糖，便秘者加用蜂蜜。胶类首选阿胶，胶应先以绍兴酒浸泡而后入药汁内溶化。

【功效】　清热凉血，活血化瘀。

【用法】　每日早晚各服30克（约1汤匙），开水冲服；早晨与晚上睡前1小时空腹服用为好；1周后可增至1.5汤匙。

【注意事项】

① 服药时忌食萝卜，饮浓茶、咖啡，如遇感冒发热、咳嗽、大

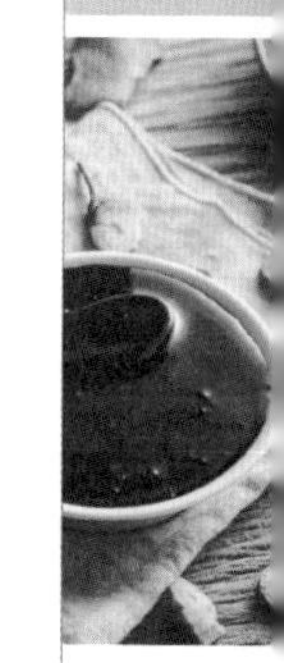

便溏薄或胃口不佳时，暂停数日，待病愈后再进服。饮食忌生冷油腻，以免阻碍脾胃运化，影响膏药吸收。

② 若冲服时有微量沉淀（为药粉），请搅匀再服。

③ 所用汤匙应洗净，并避免生水进入盛药容器；每次开盖的时间要短，避免污染；为防止霉变也可放入冰箱内贮存。

④ 糖尿病患者忌用冰糖、饴糖、蜂蜜，可以用木糖醇或女贞糖。

⑤ 阴虚血热之月经过多非本方所宜。

第七节　多囊卵巢综合征调理膏方

多囊卵巢综合征是以稀发排卵或无排卵、高雄激素或胰岛素抵抗、多囊卵巢为特征的内分泌紊乱的症候群，也是妇科常见病。本病于 1935 年由 Stein 和 Leventhal 首先报道，故称 Stein–Leventhal 综合征。以往将此综合征定义为肥胖、多毛、闭经、不孕。近些年来研究发现此病临床特征是雄激素过多和持续无排卵。本病属中医“闭经”“不孕症”等范畴。

一、临床表现

（1）症状。妇女月经初潮后月经稀少，月经稀发（少数也可正常），渐至闭经，少数可表现为功能性子宫出血。多发生在青春期，为初潮后不规则月经的继续，有时伴痛经。

（2）体征。体重明显增加、多毛较常见，同时可伴痤疮、面部皮脂分泌过多、声音低粗、阴蒂肥大、出现喉结等男性化征象，患者多合并不孕症。

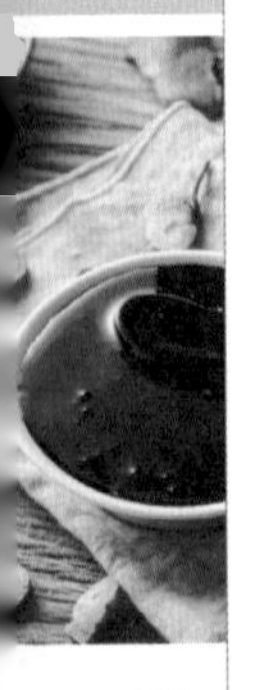

二、理化检查

（1）性激素测定。血清血 LH/FSH 大于 2 ~ 3LH，血清睾酮、二氢睾酮、雄烯二酮浓度增高，血清 E2 正常或稍高，E1/E2 大于 1。

（2）基础体温测定判断有无排卵，排卵者呈双相型，无排卵者一般为单相型。

（3）盆腔 B 超卵巢增大，每平面至少有 10 个以上 2 ~ 6 毫米直径的卵泡，主要分布在卵巢皮质的周边，少数散于间质中，间质增多。

（4）腹腔镜（或手术时）见卵巢形态饱满、表面苍白平滑、包膜厚、有时可见其下有毛细血管网。因外表颜色呈珍珠样，俗称牡蛎卵巢，表面可见多个囊状卵泡。

三、辨证论治

根据中医理论审证求因，本病责之于肝、脾、肾三脏，故临床常分为肾虚、痰湿阻滞、气滞血瘀、肝经湿热等证型辨证论治。

（一）肾虚症

【主要症候】 月经迟至，周期延迟，经量少，色淡质稀，渐致闭经，或月经周期紊乱，经量多或淋漓不尽；或婚后不孕，腰腿酸软，头晕耳鸣，面色不华，身疲倦怠，畏寒，便溏，舌淡苔薄，脉沉细。

【治疗法则】 益肾调冲。

膏方一：补肾活血膏

【来源】 本方来源于《金匮要略》。

【组成】 当归 100 克、菟丝子 200 克、杜仲 100 克、肉苁蓉 100 克、车前草 100 克、茜草 100 克、桂枝 30 克、薏苡仁 200 克、川芎 60 克、车前子 60 克、皂角刺 60 克、茯苓 90 克、蒲公英 90 克、甘草 60 克。

【图解】

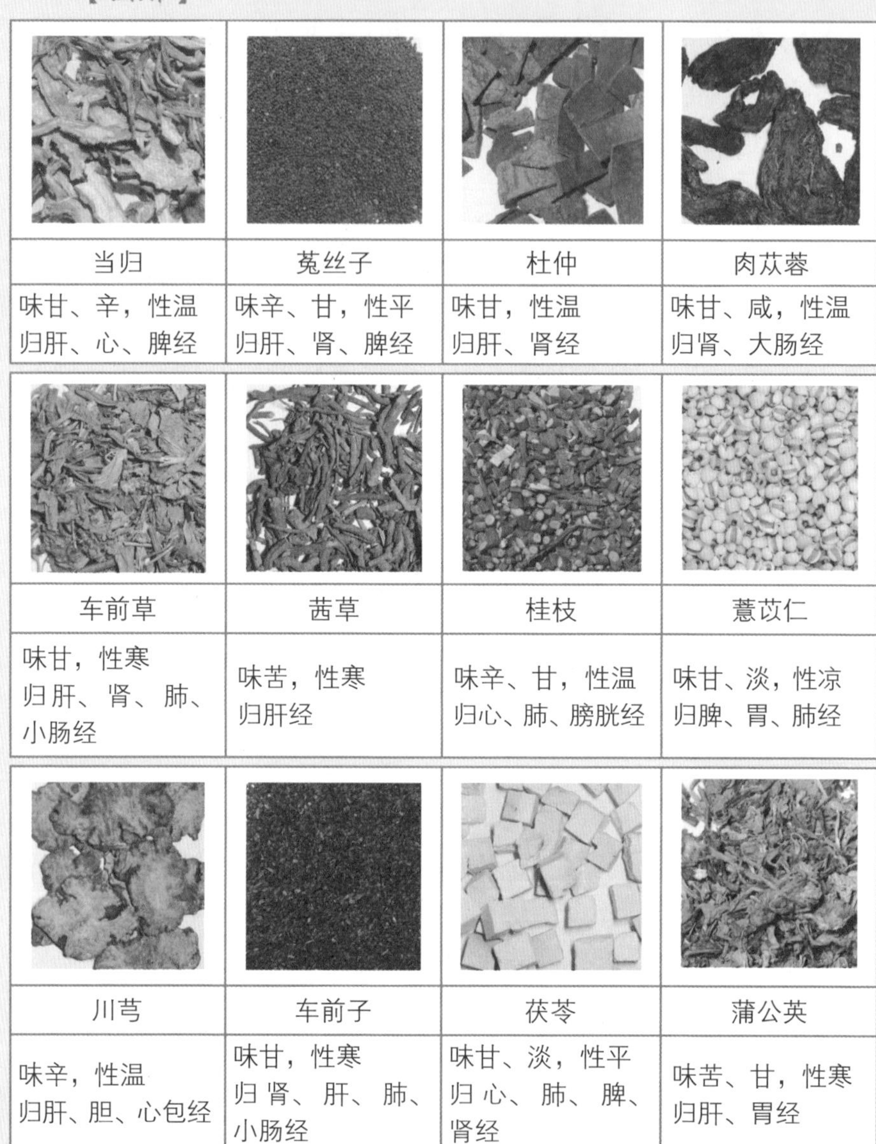

当归	菟丝子	杜仲	肉苁蓉
味甘、辛，性温 归肝、心、脾经	味辛、甘，性平 归肝、肾、脾经	味甘，性温 归肝、肾经	味甘、咸，性温 归肾、大肠经
车前草	茜草	桂枝	薏苡仁
味甘，性寒 归肝、肾、肺、小肠经	味苦，性寒 归肝经	味辛、甘，性温 归心、肺、膀胱经	味甘、淡，性凉 归脾、胃、肺经
川芎	车前子	茯苓	蒲公英
味辛，性温 归肝、胆、心包经	味甘，性寒 归肾、肝、肺、小肠经	味甘、淡，性平 归心、肺、脾、肾经	味苦、甘，性寒 归肝、胃经

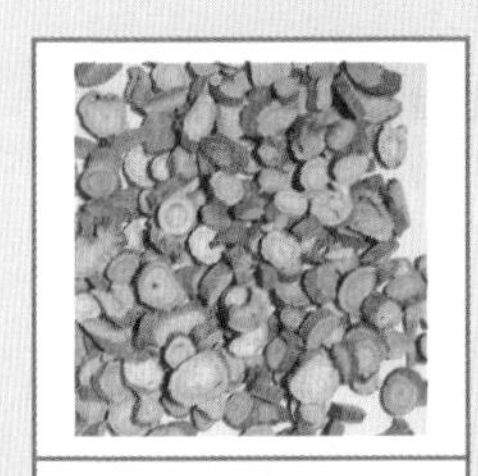

甘草

味甘，性平
归心、脾、胃、肺经

【制法】　将膏方药物放入铜锅或不锈钢锅内，加水适量，浸泡 12 小时，先用武火煮开，再以文火煎煮 90 分钟后取汁，上法连续煎煮 3 次，去渣，合并药汁，用文火浓缩熬糊，再加入胶类和糖收膏，以滴水成珠为度。人参等贵重药物，则不宜与他药同煎，以免造成浪费，应该用小火另煎浓汁，于收膏时将药汁冲入，或将人参研成细粉，于收膏时调入膏中，这样可以充分发挥其药效。糖一般用冰糖为宜，胃病者用麦芽糖，妇女产后用赤砂糖（红糖），糖尿病者用蛋白糖，便秘者加用蜂蜜。胶类首选阿胶，阳虚者加用鹿角胶，阴虚者加用龟板胶，阴阳两虚者，则龟、鹿胶同用。胶应先以绍兴酒浸泡而后入药汁内溶化。

【功效】　补肾助阳，活血调经。

【用法】　每日早晚各服 30 克（约 1 汤匙），开水冲服；早晨与晚上睡前 1 小时空腹服用为好；1 周后可增至 1.5 汤匙。

【注意事项】

① 服药时忌食萝卜，饮浓茶、咖啡，如遇感冒发热、咳嗽、大便溏薄或胃口不佳时，暂停数日，待病愈后再进服。饮食忌生冷油腻，以免阻碍脾胃运化，影响膏药吸收。

② 若冲服时有微量沉淀（为药粉），请搅匀再服。

③ 所用汤匙应洗净，并避免生水进入盛药容器；每次开盖的时

间要短，避免污染；为防止霉变也可放入冰箱内贮存。

④ 糖尿病患者忌用冰糖、饴糖、蜂蜜，可以用木糖醇或女贞糖。

膏方二：右归丸膏

【来源】 本方来源于《中医妇科学》教材。

【组成】 熟地黄250克、山药120克、（炒）山茱萸90克、（微炒）枸杞120克、（微炒）鹿角胶120克、（炒珠）菟丝子120克、（制）杜仲120克、（姜汤炒）当归90克、（便溏勿用）肉桂60克、（可渐加至120克）附子60克、（可渐加至150～160克）石楠叶100克、仙茅100克。

【图解】

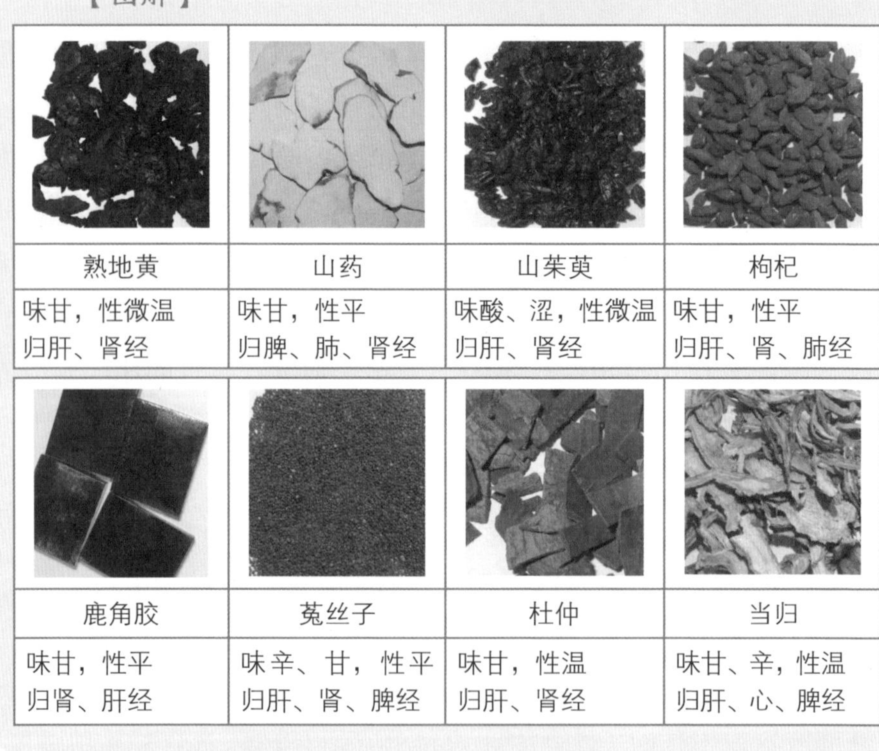

熟地黄	山药	山茱萸	枸杞
味甘，性微温 归肝、肾经	味甘，性平 归脾、肺、肾经	味酸、涩，性微温 归肝、肾经	味甘，性平 归肝、肾、肺经

鹿角胶	菟丝子	杜仲	当归
味甘，性平 归肾、肝经	味辛、甘，性平 归肝、肾、脾经	味甘，性温 归肝、肾经	味甘、辛，性温 归肝、心、脾经

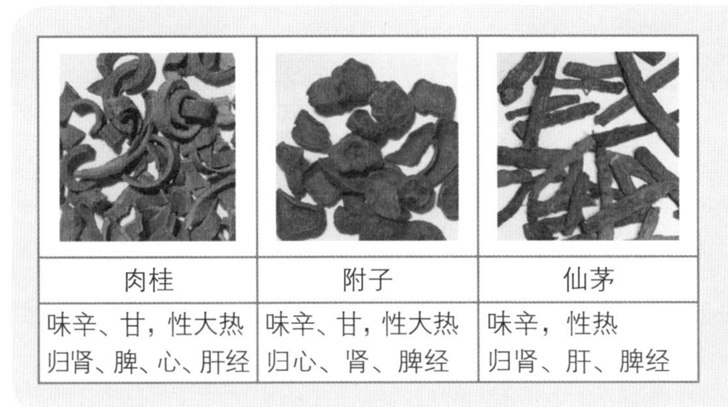

肉桂	附子	仙茅
味辛、甘，性大热 归肾、脾、心、肝经	味辛、甘，性大热 归心、肾、脾经	味辛，性热 归肾、肝、脾经

【制法】　将膏方药物放入铜锅或不锈钢锅内，加水适量，浸泡 12 小时，先用武火煮开，再以文火煎煮 90 分钟后取汁，上法连续煎煮 3 次，去渣，合并药汁，用文火浓缩熬糊，再加入胶类和糖收膏，以滴水成珠为度。糖一般用冰糖为宜，胃病者用麦芽糖，妇女产后用赤砂糖（红糖），糖尿病者用蛋白糖，便秘者加用蜂蜜。胶类首选阿胶，阳虚者加用鹿角胶，阴虚者加用龟板胶，阴阳两虚者，则龟、鹿胶同用。胶应先以绍兴酒浸泡而后入药汁内溶化。

【功效】　益肾调冲。

【用法】　每日早晚各服 30 克（约 1 汤匙），开水冲服；早晨与晚上睡前 1 小时空腹服用为好；1 周后可增至 1.5 汤匙。

【注意事项】

① 服药时忌食萝卜，饮浓茶、咖啡，如遇感冒发热、咳嗽、大便溏薄或胃口不佳时，暂停数日，待病愈后再进服。饮食忌生冷油腻，以免阻碍脾胃运化，影响膏药吸收。

② 若冲服时有微量沉淀（为药粉），请搅匀再服。

③ 所用汤匙应洗净，并避免生水进入盛药容器；每次开盖的时间要短，避免污染；为防止霉变也可放入冰箱内贮存。

④ 糖尿病患者忌用冰糖、饴糖、蜂蜜，可以用木糖醇或女贞糖。

（二）痰湿阻滞症

【主要症候】 月经周期延后，经量少，色淡质黏稠，渐致闭经，或婚后不孕，带下量多，胸闷泛恶，形体丰满或肥胖，喉间多痰，毛发浓密，神疲肢重，苔白腻，脉滑或沉滑。

【治疗法则】 化痰燥湿，活血调经。

膏方一：苍附导痰膏

【来源】 本方来源于《中医妇科学》教材。

【组成】 苍术200克、香附200克、枳壳200克、陈皮150克、茯苓150克、胆南星100克、甘草100克、桃仁100克、当归100克、红花100克、夏枯草100克。

【图解】

苍术	香附	枳壳	陈皮
味辛、苦，性温 归脾、胃、肝经	味辛、微苦、微甘，性平 归肝、脾、三焦经	味苦、辛、酸，性微寒 归脾、胃经	味苦、辛，性温 归肺、脾经

茯苓	胆南星	甘草	桃仁
味甘、淡，性平 归心、肺、脾、肾经	味苦、辛，性温 归肺、肝、脾经	味甘，性平 归心、脾、胃、肺经	味苦、甘，性平 归心、肝、大肠经

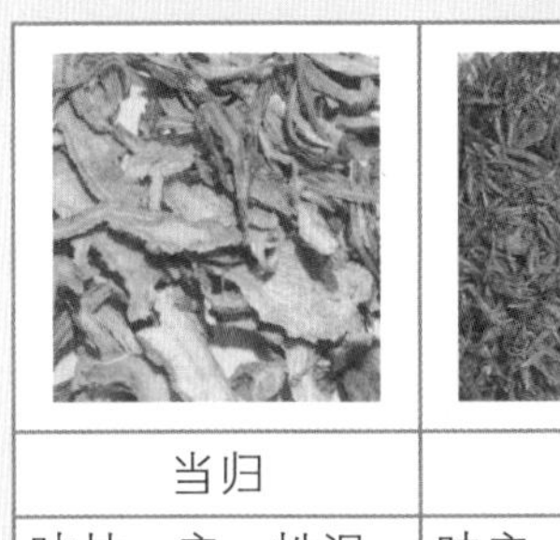	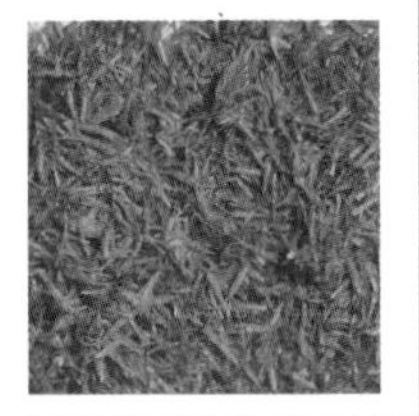	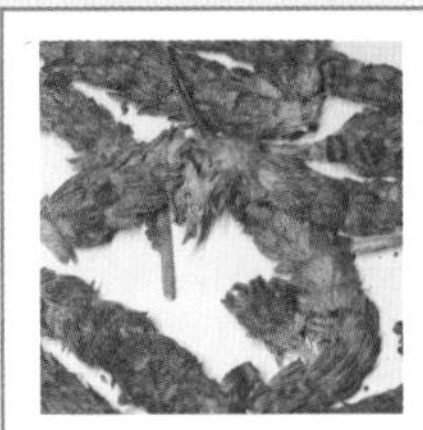
当归	红花	夏枯草
味甘、辛，性温 归肝、心、脾经	味辛，性温 归心、肝经	味辛、苦，性寒 归肝、胆经

【制法】 将膏方药物放入铜锅或不锈钢锅内，加水适量，浸泡12小时，先用武火煮开，再以文火煎煮90分钟后取汁，上法连续煎煮3次，去渣，合并药汁，用文火浓缩熬糊，再加入胶类和糖收膏，以滴水成珠为度。糖一般用冰糖为宜，胃病者用麦芽糖，妇女产后用赤砂糖（红糖），糖尿病者用蛋白糖，便秘者加用蜂蜜。胶类首选阿胶，胶应先以绍兴酒浸泡而后入药汁内溶化。

【功效】 化痰燥湿、活血调经。

【用法】 每日早晚各服30克（约1汤匙），开水冲服；早晨与晚上睡前1小时空腹服用为好；1周后可增至1.5汤匙。

【注意事项】 ①服药时忌食萝卜，饮浓茶、咖啡，如遇感冒发热、咳嗽、大便溏薄或胃口不佳时，暂停数日，待病愈后再进服。饮食忌生冷油腻，以免阻碍脾胃运化，影响膏药吸收。

②若冲服时有微量沉淀（为药粉），请搅匀再服。

③所用汤匙应洗净，并避免生水进入盛药容器；每次开盖的时间要短，避免污染；为防止霉变也可放入冰箱内贮存。

④糖尿病患者忌用冰糖、饴糖、蜂蜜，可以用木糖醇或女贞糖。

膏方二：化痰促排膏

【来源】 本方来源于《太平惠民和剂局方》。

【组成】 苍术100克、胆南星90克、半夏60克、陈皮60克、

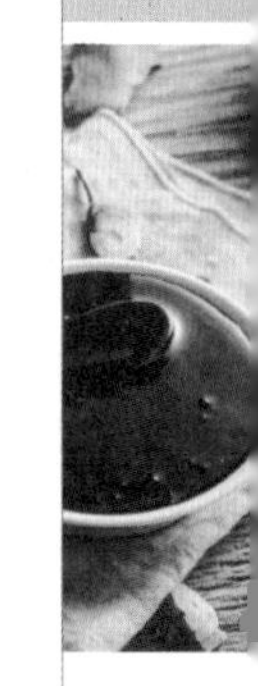

香附100克、枳壳90克、川芎60克、赤芍100克、紫石英100克。

若见形寒腹冷、口泛冷痰，应加入姜半夏60克、干姜50克、制附片60克；若见烦躁口苦、入夜不寐，加入黄连30克、远志60克、钩藤150克、合欢皮100克；若腹胀矢气、大便溏泄者，加入煨木香90克、砂仁50克、神曲100克；若见胸闷烦躁、头昏头痛加钩藤150克、郁金90克、荆芥50克。

【图解】

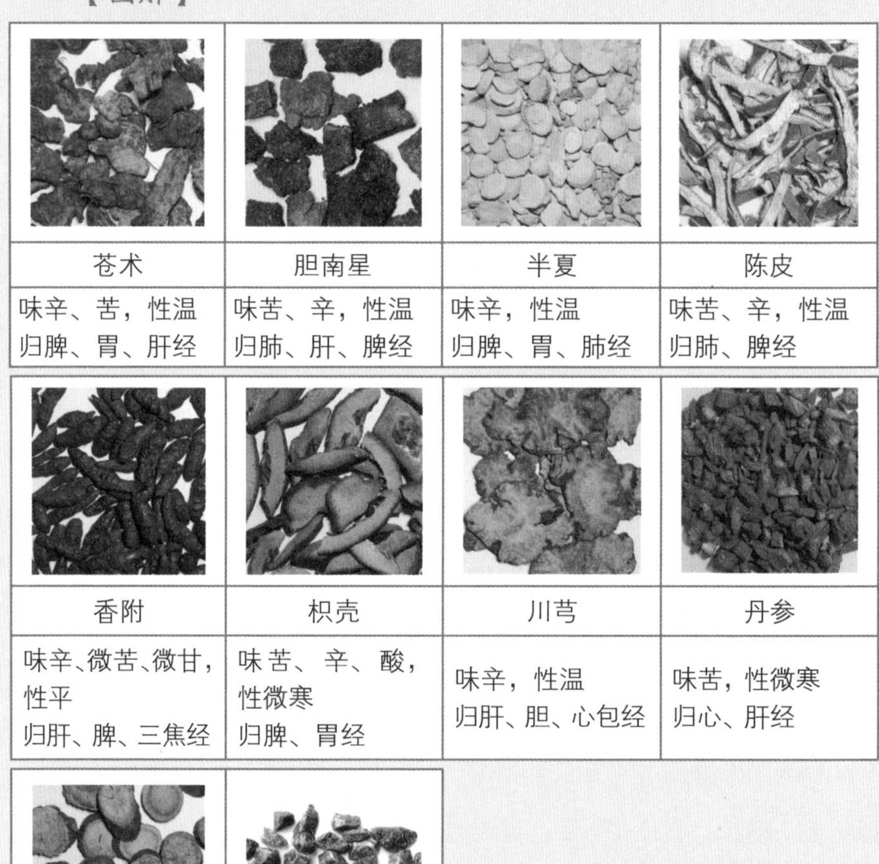

苍术	胆南星	半夏	陈皮
味辛、苦，性温 归脾、胃、肝经	味苦、辛，性温 归肺、肝、脾经	味辛，性温 归脾、胃、肺经	味苦、辛，性温 归肺、脾经

香附	枳壳	川芎	丹参
味辛、微苦、微甘，性平 归肝、脾、三焦经	味苦、辛、酸，性微寒 归脾、胃经	味辛，性温 归肝、胆、心包经	味苦，性微寒 归心、肝经

赤芍	紫石英
味苦，性微寒 归肝经	味甘，性温 归肾、心、肺经

【制法】　将膏方药物放入铜锅或不锈钢锅内，加水适量，浸泡12小时，先用武火煮开，再以文火煎煮90分钟后取汁，上法连续煎煮3次，去渣，合并药汁，用文火浓缩熬糊，再加入胶类和糖收膏，以滴水成珠为度。糖一般用冰糖为宜，胃病者用麦芽糖，妇女产后用赤砂糖（红糖），糖尿病者用蛋白糖，便秘者加用蜂蜜。胶类首选阿胶，胶应先以绍兴酒浸泡而后入药汁内溶化。

【功效】　化痰燥湿、活血助阳、促动排卵。

【用法】　每日早晚各服30克（约1汤匙），开水冲服；早晨与晚上睡前1小时空腹服用为好；1周后可增至1.5汤匙。

【注意事项】

① 服药时忌食萝卜，饮浓茶、咖啡，如遇感冒发热、咳嗽、大便溏薄或胃口不佳时，暂停数日，待病愈后再进服。饮食忌生冷油腻，以免阻碍脾胃运化，影响膏药吸收。

② 若冲服时有微量沉淀（为药粉），请搅匀再服。

③ 所用汤匙应洗净，并避免生水进入盛药容器；每次开盖的时间要短，避免污染；为防止霉变也可放入冰箱内贮存。

④ 糖尿病患者忌用冰糖、饴糖、蜂蜜，可以用木糖醇或女贞糖。

（三）气滞血瘀症

【主要症候】　月经周期延后，经量多或少，经期淋漓不净，色黯红，质稠或有血块，渐致闭经，或婚久不孕；伴乳房胀痛，小腹胀痛拒按，胸胁胀痛；舌暗红或有瘀点，苔薄，脉沉涩。

【治疗法则】　理气活血，祛瘀通经。

膏方：膈下逐瘀膏

【来源】　本方来源于《中医妇科学》教材。

【组成】　灵脂120克、（炒）当归200克、川芎120克、桃仁150克、（研泥）牡丹皮120克、赤芍120克、乌药120克、

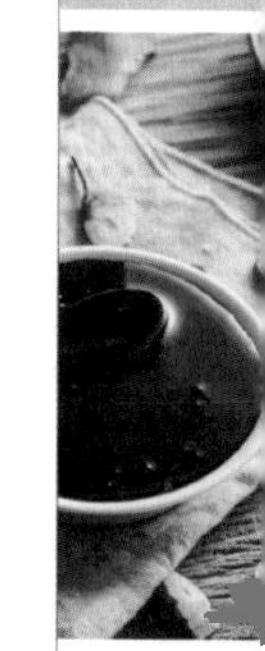

延胡索 60 克、甘草 150 克、香附 90 克、红花 90 克、枳壳 90 克。

【图解】

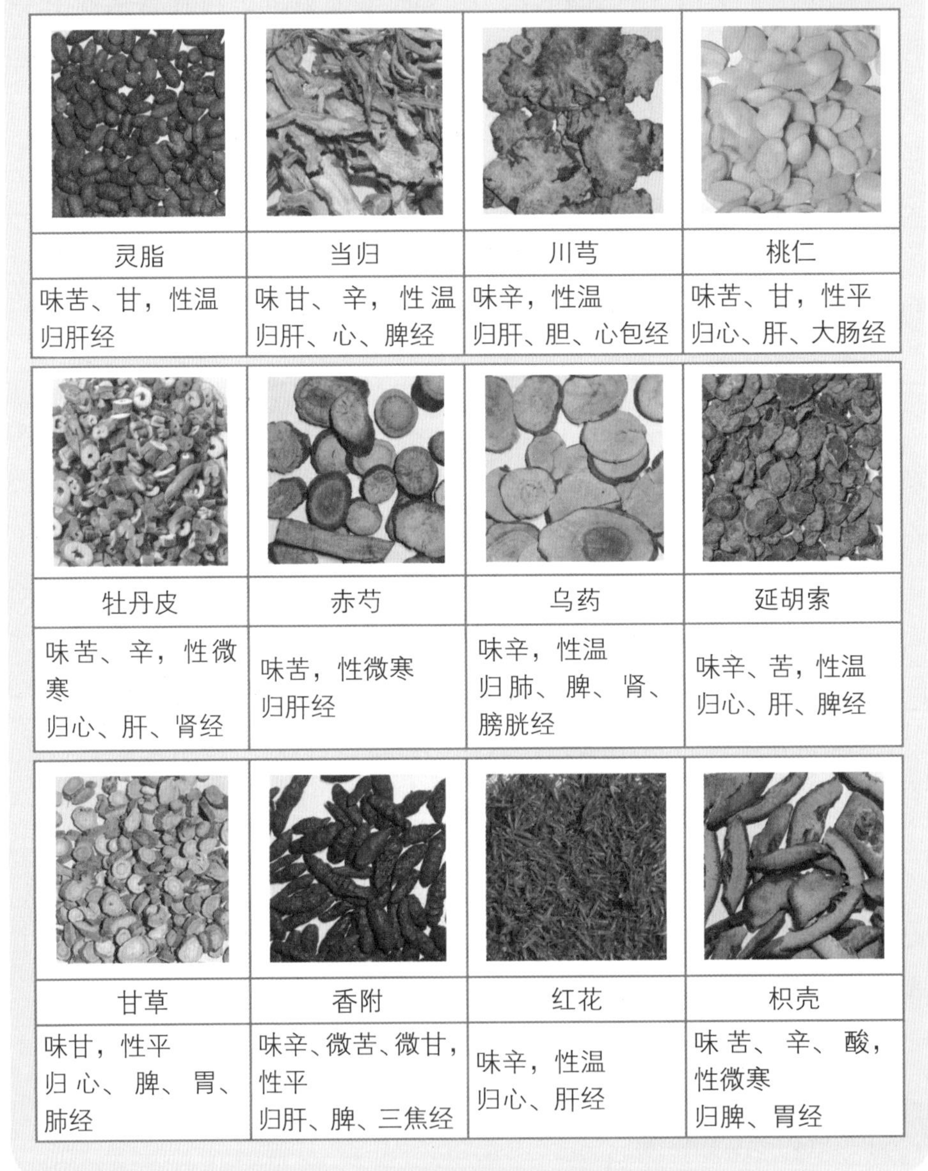

灵脂	当归	川芎	桃仁
味苦、甘，性温 归肝经	味甘、辛，性温 归肝、心、脾经	味辛，性温 归肝、胆、心包经	味苦、甘，性平 归心、肝、大肠经
牡丹皮	**赤芍**	**乌药**	**延胡索**
味苦、辛，性微寒 归心、肝、肾经	味苦，性微寒 归肝经	味辛，性温 归肺、脾、肾、膀胱经	味辛、苦，性温 归心、肝、脾经
甘草	**香附**	**红花**	**枳壳**
味甘，性平 归心、脾、胃、肺经	味辛、微苦、微甘，性平 归肝、脾、三焦经	味辛，性温 归心、肝经	味苦、辛、酸，性微寒 归脾、胃经

【制法】　将膏方药物放入铜锅或不锈钢锅内，加水适量，浸泡 12 小时，先用武火煮开，再以文火煎煮 90 分钟后取汁，上法连续煎煮 3 次，去渣，合并药汁，用文火浓缩熬糊，再加入胶类和糖

收膏，以滴水成珠为度。糖一般用冰糖为宜，胃病者用麦芽糖，胶应先以绍兴酒浸泡而后入药汁内溶化。

【功效】 理气活血，祛瘀通经。

【用法】 每日早晚各服30克（约1汤匙），开水冲服；早晨与晚上睡前1小时空腹服用为好；1周后可增至1.5汤匙。

【注意事项】

① 服药时忌食萝卜，饮浓茶、咖啡，如遇感冒发热、咳嗽、大便溏薄或胃口不佳时，暂停数日，待病愈后再进服。饮食忌生冷油腻，以免阻碍脾胃运化，影响膏药吸收。

② 若冲服时有微量沉淀（为药粉），请搅匀再服。

③ 所用汤匙应洗净，并避免生水进入盛药容器；每次开盖的时间要短，避免污染；为防止霉变也可放入冰箱内贮存。

④ 糖尿病患者忌用冰糖、饴糖、蜂蜜，可以用木糖醇或女贞糖。

（四）肝经湿热症

【主要症候】 月经稀发，月经稀少或闭经，或月经紊乱，婚久不孕。体型壮实，毛发浓密，面部痤疮，经前乳房胀痛，大便秘结；苔薄黄，脉弦或弦数。

【治疗法则】 泻肝清热，除湿调经。

膏方：龙胆泻肝膏

【来源】 本方来源于《中医妇科学》教材。

【组成】 龙胆草60克、黄芩90克、山栀子90克、泽泻120克、木通90克、车前子90克、当归80克、生地黄200克、柴胡100克、生甘草60克。

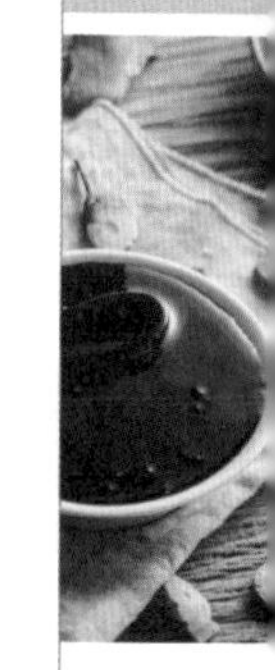

【图解】

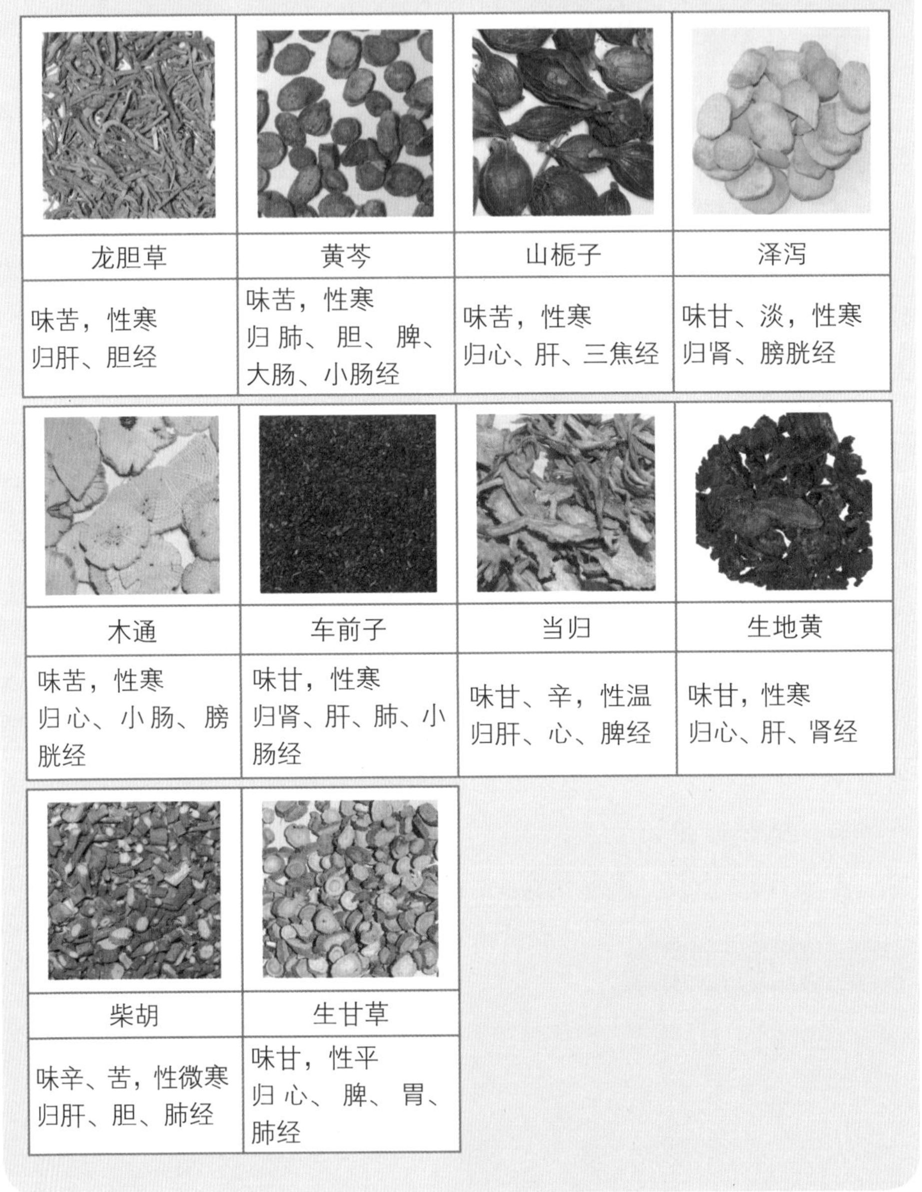

龙胆草	黄芩	山栀子	泽泻
味苦，性寒 归肝、胆经	味苦，性寒 归肺、胆、脾、大肠、小肠经	味苦，性寒 归心、肝、三焦经	味甘、淡，性寒 归肾、膀胱经
木通	**车前子**	**当归**	**生地黄**
味苦，性寒 归心、小肠、膀胱经	味甘，性寒 归肾、肝、肺、小肠经	味甘、辛，性温 归肝、心、脾经	味甘，性寒 归心、肝、肾经
柴胡	**生甘草**		
味辛、苦，性微寒 归肝、胆、肺经	味甘，性平 归心、脾、胃、肺经		

【制法】　将膏方药物放入铜锅或不锈钢锅内，加水适量，浸泡12小时，先用武火煮开，再以文火煎煮90分钟后取汁，上法连续煎煮3次，去渣，合并药汁，用文火浓缩熬糊，再加入胶类和糖收膏，以滴水成珠为度。糖一般用冰糖为宜，胃病者用麦芽糖，妇

女产后用赤砂糖（红糖），糖尿病者用蛋白糖，便秘者加用蜂蜜。胶类首选阿胶，胶应先以绍兴酒浸泡而后入药汁内溶化。

【功效】 泻肝清热，除湿调经。

【用法】 每日早晚各服 30 克（约 1 汤匙），开水冲服；早晨与晚上睡前 1 小时空腹服用为好；1 周后可增至 1.5 汤匙。

【注意事项】

① 服药时忌食萝卜，饮浓茶、咖啡，如遇感冒发热、咳嗽、大便溏薄或胃口不佳时，暂停数日，待病愈后再进服。饮食忌生冷油腻，以免阻碍脾胃运化，影响膏药吸收。

② 若冲服时有微量沉淀（为药粉），请搅匀再服。

③ 所用汤匙应洗净，并避免生水进入盛药容器；每次开盖的时间要短，避免污染；为防止霉变也可放入冰箱内贮存。

④ 糖尿病患者忌用冰糖、饴糖、蜂蜜，可以用木糖醇或女贞糖。

参考文献

[1] 华浩明 . 膏方的历史渊源初探 [J]. 南京中医药大学学报，1997，13（4）：248.
[2] 李具双 . 唐以前的膏方文献及其特点 [J]. 中医文献杂志，2008（1）：16.
[3] 李祥云 . 妇科膏方应用指南 [M]. 上海：上海中医药大学出版社，2005：328.
[4] 胡国华 . 海派中医妇科膏方选 [M]. 上海：上海交通大学出版社，2008：114.
[5] 胡冬裴 . 试论中医膏方之源流 [J]. 上海中医药大学学报，2003：115.
[6] 朱南孙 . 朱南孙膏方经验方 [M]. 上海：上海科学技术出版社，2010：1：41.
[7] 胡国华 . 江南中医妇科流派膏方精选 [M]. 北京：中国中医药出版社，2014：9：20.
[8] 李俭，谢英彪 . 中医膏滋方临床应用荟萃 [M]. 北京：人民军医出版社，2010：32–33.
[9] 李俭，谢英彪 . 中医膏滋方临床应用荟萃 [M]. 北京：人民军医出版社，2010：33.
[10] 胡国华 . 江南中医妇科流派膏方精选 [M]. 北京：中国中医药出版社，2014.
[11] 朱南孙 . 朱南孙膏方经验方 [M]. 上海：上海科学技术出版社，2010.
[12] 李祥云 . 李祥云治疗妇科病精华 [M]. 北京：中国中医药出版社 .
[13] 董震初，冯祖良 . 石斛与金钗 [J]. 中药通报，1957，3（1）：38–39.
[14] 陈彩珍，孙宗祥，薛祥骥 . 华东地区的石斛商品 [J]. 今日科技，1988，6：34.
[15] 许巧慧，蔚秀敏，马艳 . 紫河车在妇科的临床应用 [J]. 湖南中医杂志，2014，30（1）：55–56.
[16] 王卫霄，吕艳茹，姚苗苗，等 . 灵芝孢子粉抗肿瘤活性的研究进展 [J]. 河北医药，2015，37（1）：105–108.
[17] 余伯成，唐亮，茅孝先，等 . 虫草多糖药理学研究进展 [J]. 世界科学技术（中医药现代化），2011，13（3）：585–590.
[18] 李红碑，钟艳，林星辉，等 . 耳穴贴压法与田七痛经胶囊治疗原发性痛经的疗效对比观察针灸临床杂志 [J]. 2014，30（12）：27，29.

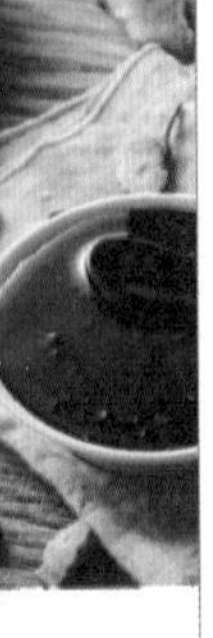

[19] 黄健玲，司徒仪，程兰，等 . 蒲田胶囊治疗子宫内膜异位症的临床疗效 [J]. 广州中医药大学学报，2000，17（1）：40–42.
[20] 杨觅 . 长寿之果话核桃 [J]. 绿色生活，2013，2：5961.
[21] 胡国华 . 江南中医妇科流派膏方精选 [M]. 北京：中国中医药出版社，2014.